Schilddrüsenkrankheiten – Diagnose und Therapie

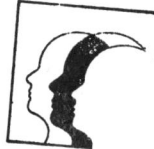

PRAXIS
DR. MED. BORIS KIRSCHSIEPER
FACHARZT FÜR NUKLEARMEDIZIN
FACHARZT FÜR DIAGNOSTISCHE RADIOLOGIE

BALGER STRASSE 50   TEL: (07221) 91 27 94
79532 BADEN-BADEN   FAX: (07221) 91 27 98
WEB: WWW.PRAXIS-KIRSCHSIEPER.DE
E-MAIL: INFO@PRAXIS-KIRSCHSIEPER.DE

D1574603

Peter Pfannenstiel
Lothar-Andreas Hotze
Bernhard Saller

SCHILDDRÜSENKRANKHEITEN DIAGNOSE UND THERAPIE

4. erweiterte und vollständig überarbeitete Auflage

Herausgegeben von Henning Berlin

42 Abbildungen, 126 Tabellen

Berliner Medizinische Verlagsanstalt GmbH

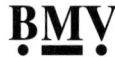

Prof. Dr. med. Peter Pfannenstiel
Internist und Nuklearmediziner
Prof. Dr. med. Lothar-Andreas Hotze
Nuklearmediziner
Schilddrüsenpraxis
Peter-Sander-Straße 15 • D-55252 Mainz-Kastel
(Casa Europa, Gewerbegebiet Petersweg)
Fon 0 6134/72 02-0 • Fax: 0 6134/72 91 55
eMail: info@schilddruesenpraxis.de
Internet: http://www.schilddruesenpraxis.de

Dr. med. Bernhard Saller
Internist
Abteilung für Endokrinologie
Zentrum für Innere Medizin
Universitätsklinikum
Hufelandstraße 55 • D-45122 Essen
Fon 0 201/72 32 822 • Fax: 0 201/72 35 972
eMail: tpe010@sp2.power.uni-essen.de

Die Deutsche Bibliothek – CIP Einheitsaufnahme

Pfannenstiel, Peter; Hotze, Lothar-Andreas; Saller, Bernhard
Schilddrüsenkrankheiten: Diagnose und Therapie/Peter Pfannenstiel; Bernhard Saller, Lothar-Andreas Hotze, hrsg. von Henning Berlin.
4. erweiterte und vollständig überarbeitete Aufl. – Berlin:
Berliner Med. Verl.-Anst., 1999
ISBN 3-88040-206-X

© BMV Berliner Medizinische Verlagsanstalt GmbH Berlin, 1999. Alle Rechte vorbehalten. Nachdruck, auch auszugsweise, sowie fotomechanische Wiedergabe nur mit Genehmigung des Verlages.
Satz und Gestaltung: BMV.
Litho: DTF, Berlin.
Druck: Möller Druck und Verlag GmbH, Berlin

Vorwort zur 4. Auflage

Warum bereits jetzt eine 4. Auflage? Es gibt zwei Gründe für das relativ zeitnahe Erscheinen dieser 4. zur vorangegangenen 3. Auflage.'

Der erste Grund hat zu tun mit dem Fortschreiten des Wissens. Bereits kurz nach Erscheinen der 3. Auflage im Herbst 1997 hat sich aufgrund neuerer Erkenntnisse die Notwendigkeit der Änderung und Ergänzung inhaltlicher Art ergeben (z.B. in Bezug auf die Wertigkeit der Jodausscheidung im Urin oder der Nachbehandlung nicht radiojodspeichernder Schilddrüsenkarzinom-Metastasen).

Zweitens fiel den Autoren nach nochmaliger Durchsicht der letzten Auflage auf, daß sich trotz sorgfältigen Korrekturlesens kleine Druck- und Satzfehler (z.B. bei dem Arrangement von Tabellen) eingeschlichen hatten. Der Wunsch nach einer „perfekten" formalen Gestaltung des Buches war eine weitere Triebfeder für die rasche Überarbeitung.

Die Autoren wissen es sehr zu schätzen, daß die wissenschaftliche Abteilung der Fa. Henning Berlin GmbH dieses Vorhaben trotz der damit verbundenen zusätzlichen Kosten in vorzüglicher Weise gefördert hat. Ohne die fortwährende Unterstützung – die Zusammenarbeit mit dem Senior-Autor geht zurück bis Anfang der 70er Jahre! – wäre es sicherlich nicht möglich gewesen, unser von vielen Ärzten mittlerweile als „Klassiker" bezeichnetes Schilddrüsen-Buch in einer bisher erreichten Auflage von über 200.000 Exemplaren herauszugeben. Die Autoren möchten daher an dieser Stelle diese langjährige hervorragende Zusammenarbeit besonders hervorheben und der Henning Berlin GmbH dafür ihren Dank aussprechen!

Im Rahmen des Generationswechsels wird sich der Senior-Autor aus der aktiven Mitgestaltung künftiger Auflagen des Buches zurückziehen. Er wird jedoch gerne weiterhin beratend zur Verfügung stehen und hofft, daß das von ihm begründete Buch in den kommenden Jahren noch in vielen Auflagen von den derzeitigen Co-Autoren und der Fa. Henning Berlin GmbH in Zusammenarbeit mit der Berliner Medizinischen Verlagsanstalt GmbH herausgegeben werden wird.

April 1999   Peter Pfannenstiel
                                             Lothar-Andreas Hotze
                                             Bernhard Saller

Inhalt

Vorwort		5
Verwendete Abkürzungen		13
1	**Einleitung**	17
2	**Pathophysiologische Grundlagen**	19
2.1	Anatomie der Schilddrüse	21
2.2	Physiologie der Schilddrüse	23
2.2.1	Jodstoffwechsel	23
2.2.2	Schilddrüsenhormonsynthese	25
2.2.3	Sekretion der Schilddrüsenhormone	27
2.2.4	Transport der Schilddrüsenhormone	29
2.2.5	Metabolismus der Schilddrüsenhormone	30
2.2.6	Stoffwechselwirkung der Schilddrüsenhormone	31
2.2.7	Hypothalamisch-hypophysäre Steuerung	34
3	**Diagnose von Schilddrüsenkrankheiten**	37
3.1	Symptome und körperliche Befunde	39
3.2	In-vitro-Diagnostik	42
3.2.1	Thyreoidea-stimulierendes Hormon (TSH)	43
3.2.2	Stimulationstest mit Thyreotropin-Releasing-Hormon (TRH-Test)	50
3.2.3	Schilddrüsenhormone	52
3.2.4	Schilddrüsenautoantikörper	58
3.2.4.1	Antikörper gegen den TSH-Rezeptor (TSH-R AK)	59

3.2.4.2	Antikörper gegen Schilddrüsenperoxidase (TPO AK)	63
3.2.4.3	Antikörper gegen Thyreoglobulin (Tg AK)	66
3.2.5	Thyreoglobulin	68
3.2.6	Calcitonin	71
3.2.7	Andere Tumormarker	74
3.2.8	Molekulargenetische Diagnostik	74
3.2.8.1	Familiäres medulläres Schilddrüsenkarzinom und MEN 2	76
3.2.8.2	Schilddrüsenhormon-Resistenz	78

3.3	**In-vivo-Diagnostik**	**78**
3.3.1	Schilddrüsensonographie	78
3.3.2	Farbkodierte Dopplersonographie	85
3.3.3	Szintigraphie	86
3.3.4	Punktionszytologie	94
3.3.5	Weitere bildgebende Verfahren	99
3.3.5.1	Röntgendiagnostik	100
3.3.5.2	Computertomographie und Kernspintomographie	100
3.3.5.3	Andere szintigraphische Verfahren	101
3.3.5.4	Bildgebende Verfahren bei endokriner Orbitopathie	102

3.4	**Empfehlungen zum differentialdiagnostischen Vorgehen**	**103**
3.4.1	Struma mit Euthyreose	103
3.4.2	Schilddrüsenknoten	104
3.4.3	Hyperthyreose	105
3.4.4	Hypothyreose	106

4	**Schilddrüsenkrankheiten**	**115**
4.1	**Therapieverfahren**	**117**
4.1.1	Thyreostatische Therapie	117
4.1.1.1	Standardpräparate	117
4.1.1.2	Alternative Präparate	119
4.1.1.3	Durchführung der thyreostatischen Therapie	120
4.1.1.4	Dauer der thyreostatischen Therapie	121
4.1.1.5	Nebenwirkungen der thyreostatischen Therapie	121
4.1.1.6	Therapiekontrollen	123
4.1.1.7	Thyreostatische Therapie in der Schwangerschaft	124

4.1.2	Chirurgische Therapie	125
4.1.2.1	Immunhyperthyreose	125
4.1.2.2	Funktionelle Autonomie	125
4.1.2.3	Struma nodosa	126
4.1.2.4	Schilddrüsenkarzinome	127
4.1.3	Radiojodtherapie	128
4.1.4	Alternative Therapien	132
4.2	**Jodversorgung und Empfehlungen zur Strumaprophylaxe mit Jod**	**132**
4.3	**Struma diffusa und nodosa mit Euthyreose**	**138**
4.3.1	Pathogenese und Epidemiologie	138
4.3.2	Klinische Befunde	144
4.3.3	Diagnostik	146
4.3.4	Therapie	149
4.3.4.1	Konservative Therapie	149
4.3.4.2	Chirurgische Therapie	158
4.3.4.3	Radiojodtherapie	160
4.3.4.4	Rezidivprophylaxe und Verlaufskontrollen nach Operation	161
4.3.4.5	Der „kalte" Schilddrüsenknoten	163
4.3.4.6	Schilddrüsenzyste	164
4.4	**Funktionelle Autonomie der Schilddrüse**	**166**
4.4.1	Pathogenese und Epidemiologie	166
4.4.2	Symptome und klinische Befunde	170
4.4.3	Diagnose	173
4.4.4	Therapie	175
4.4.4.1	Medikamentöse Therapie	176
4.4.4.2	Chirurgische Therapie	178
4.4.4.3	Radiojodtherapie	180
4.4.4.4	Perkutane Ethanol-Injektion	184
4.5	**Immunhyperthyreose**	**185**
4.5.1	Pathogenese und Epidemiologie	185
4.5.2	Symptome und klinische Befunde	189
4.5.3	Diagnose	191
4.5.4	Therapie	194

4.5.4.1	Medikamentöse Therapie	195
4.5.4.2	Chirurgische Therapie	199
4.5.4.3	Radiojodtherapie	202

4.6	**Endokrine Orbitopathie**	**204**
4.6.1	Pathogenese und Epidemiologie	204
4.6.2	Symptome und klinische Befunde	206
4.6.3	Diagnose	210
4.6.4	Therapie	213
4.6.4.1	Allgemeine und lokale Maßnahmen	214
4.6.4.2	Systemische Glukokortikoid-Therapie	214
4.6.4.3	Andere systemische Therapien	215
4.6.4.4	Strahlentherapie (Retrobulärbestrahlung)	216
4.6.4.5	Chirurgische Therapie	217
4.6.4.6	Kontrolluntersuchungen	219

4.7	**Jodinduzierte Hyperthyreose**	**220**
4.7.1	Grundlagen	220
4.7.2	Therapie	224
4.7.3	Prophylaxe	225

4.8	**Thyreotoxische Krise**	**226**
4.8.1	Grundlagen	226
4.8.2	Therapie	228

4.9	**Thyreoiditis**	**229**
4.9.1	Akute Thyreoiditis	229
4.9.2	Subakute Thyreoiditis	235
4.9.3	Autoimmunthyreoiditis	237
4.9.4	Postpartale Thyreoiditis	240
4.9.5	Subakute lymphozytäre Thyreoiditis	241
4.9.6	Iatrogen bedingte Thyreoiditiden	241
4.9.6.1	Arzneimittelinduzierte Thyreoiditis	241
4.9.6.2	Thyreoiditis nach Radiojodtherapie	242
4.9.6.3	Thyreoiditis nach perkutaner Strahlentherapie	242
4.9.7	Invasiv-sklerosierende Thyreoiditis	242
4.9.8	Spezifische Thyreoiditiden	243

4.9.9	Beziehung zwischen Jodzufuhr und Autoimmunthyreoiditis	244
4.10	**Hypothyreose**	**245**
4.10.1	Grundlagen	245
4.10.2	Primäre Hypothyreose	247
4.10.2.1	Ursachen	247
4.10.2.2	Symptome und klinische Befunde	248
4.10.2.3	Diagnostik	250
4.10.2.4	Therapie	251
4.10.3	Subklinische Hypothyreose	254
4.10.4	Sekundäre und tertiäre Hypothyreose	256
4.10.5	Hypothyreotes Koma	257
4.11	**Low-T_3- und Low-T_4-Syndrom**	**259**
4.12	**TSH-produzierende Hypophysentumoren**	**261**
4.13	**Maligne Tumoren der Schilddrüse**	**262**
4.13.1	Klassifikation der Schilddrüsentumoren	262
4.13.2	Pathogenese und Epidemiologie	263
4.13.3	Symptome und klinische Befunde	266
4.13.4	Differenzierte Schilddrüsenkarzinome	268
4.13.4.1	Diagnostik	268
4.13.4.1.1	Diagnostik – Histologie	269
4.13.4.2	Therapie	271
4.13.4.3	Nachsorge	278
4.13.5	Undifferenziertes Schilddrüsenkarzinom	281
4.13.5.1	Therapie	282
4.13.6	Medulläres Schilddrüsenkarzinom	283
4.13.6.1	Diagnostik	284
4.13.6.2	Therapie	286
4.13.6.3	Nachsorge	287
4.13.6.4	Familienscreening	288
4.13.7	Andere Schilddrüsentumoren	288
4.14	**Besonderheiten im Kindes- und Jugendalter**	**289**
4.14.1	Diagnostik	289
4.14.2	Neonatale Hypothyreose	290

4.14.3	Erworbene Hypothyreosen	296
4.14.4	Schilddrüsenhormon-Resistenz	297
4.14.5	Struma	299
4.14.6	Hyperthyreose	301
4.14.7	Autoimmunthyreoiditis	305
4.14.8	Latente Hypothyreose	307
4.14.9	Schilddrüsentumoren	307
4.15	**Besonderheiten in der Schwangerschaft und Stillzeit**	**311**
4.15.1	In-vitro-Diagnostik	311
4.15.2	Strumaprophylaxe mit Jod	315
4.15.3	Struma	316
4.15.4	Hyperthyreose	317
4.15.5	Hypothyreose	321
4.15.6	Post-partum Thyreoiditis	322
4.16	**Besonderheiten im höheren Lebensalter**	**323**
4.16.1	Diagnose und Therapie der Struma	324
4.16.2	Hyperthyreose	325
4.16.3	Hypothyreose	327
4.17	**Schilddrüse und andere Krankheiten**	**330**
5	**Anhang**	**335**
5.1	**Jodhaltige Pharmaka**	**337**
5.2	**Jodgehalt von Nahrungsmitteln**	**342**
5.3	**Blockade der Schilddrüse bei Reaktorunfällen**	**343**
5.4	**Radionuklide zur Schilddrüsendiagnostik und Therapie**	**344**
6	**Sachverzeichnis**	**349**

Verwendete Abkürzungen

AAH = Albuminassoziierte Hyperthyroxinämie
ACTH = Adrenocorticotropes Hormon
AIT = Autoimmunthyreoiditis
AK = Antikörper
ASR = Achillessehnen Reflexzeit
Bq = Becquerel
BKS = Blutsenkungsgeschwindigkeit
Ca = Calcium
cAMP = cyklische AMP
CD 4 = Cluster of differentiation
CEA = Carcino-embryonales Antigen
CRP = C-reaktives Protein
CT = Computertomographie
D = Dalton
DD= Differentialdiagnose
DIT = Dijodtyrosin
DMSA= Dimercapto-succinat-acid
DNA = Desoxyribonukleinsäure
EGF = Epidermal growth factor
e.O. = endokrine Ophtalmopathie
EIA = Enzymimmunoassay
ELISA = Enzyme linked immunosorbant assay
ER = Endoplasmatisches Retikulum
F-18 = Fluor-18
FDG = Fluoro-deoxy-Glukose
FGF= Fibroblast growth factor
FIA = Fluoreszenzimmunoassay
FMTC = Familiäres medulläres Schilddrüsen (thyroid) Karzinom
FNP = Feinnadelpunktion
FSH = Follikel stimulierendes Hormon
fT_3 = freies T_3
fT_4 = freies T_4
GBq = Giga Becquerel
Gy = Gray
GOT = Glutamat-Oxalazetat-Transaminase
GPT= Glutamat-Pyruvat-Transaminase
γ-GT = Gamma-Glutamyl-Transferase
hCG = Human chorionic gonadotropin
HLA- B8 = Humanes Lymphozyten-Antigen, Spezifität B 8
HLA-DR3 = Humanes Lymphozyten-Antigen, Spezifität DR 3
HVL = Hypophysen Vorderlappen
HWZ = Halbwertszeit
I = Jod
I-123 = Jod-123
I-127 = Jod-127
I-131 = Jod-131
IE = Internationale Einheit
IGF I = Insulin like growth factor I
IRMA = Immunradiometrischer Assay
IL = Interleukin
IU = International Unit
KeV = Kilo-Elektronenvolt
KG = Körpergewicht
KM = Kontrastmittel
LH = Luteinisierendes Hormon
LIA = Lumineszenzimmunoassay
LK = Lymphknoten
MBq = Mega Becquerel
MDP = Methyldiphosphonat
MEN = Multiple endokrine Neoplasie
mCi = Millicurie
mg = Milligramm

MIBG = Metajodbenzylguanidin
MHC = Major Histocompatibility Complex
MHz = Megahertz
ml = Milliliter
mmol = Millimol
mRNA = Messenger RNA
mSv = Millisievert
mU = Milli-Unit
µCI = Mikrocurie
µg = Mikrogramm
MIBI = 2-Methoxyisobutylisonitril
MIT = Monojodtyrosin
MRT = Magnetresonanz Tomographie
MW = Molecular weight
NTI = Non-thyroidal illness
PET = Positronen-Emmisions-Tomographie
PEZ = Pulswellenerscheinungszeit
pg = Pikogramm
pmol = Picomol
PTU = Propylthiouracil
NTI = Non-thyroidal illness
RJT = Radiojodtherapie
RIA = Radioimmunoassay
RNA = Ribonukleinsäure
rT_3 = reverse T_3
SRE = Schilddrüsen-responsible-Elemente
STH = Somatotropes Hormon
TBG = Thyroxin bindendes Globulin
Tc-99m = Technetium-99m
TcU = (Thyreoidaler) Technetium Uptake
Tg = Thyreoglobulin
Tg AK = Antikörper gegen Thyreoglobulin
TGF = Transforming growth factor

Tl-201 = Thallium-201
TNF = Tumor necrosis factor
TPO = Thyroidale Peroxidase
TPO AK = Antikörper gegen thyreoidale Peroxidase
TRH = Thyreotropin releasing Hormon
TSH = Thyreoidea stimulierendes Hormon
TSH-R AK = Antikörper gegen den TSH-Rezeptor
TTR = Transthyretin
T_3 = Trijodthyronin
T_4 = Tetrajodthyronin (= Thyroxin)
WHO = World Health Organisation

1 Einleitung

1. Einleitung

Schilddrüsenkrankheiten sind häufig. Etwa 50% der Bevölkerung haben eine vergrößerte Schilddrüse, 20 bis 30%, d.h. etwa 20 Millionen Deutsche, haben eine behandlungsbedürftige Struma. Die wichtigsten Gründe für diese hohe Prävalenz von Schilddrüsenkrankheiten sind die bis vor kurzem ungenügende gesetzliche Verankerung der Strumaprophylaxe durch Jod in Deutschland und die weiterhin mangelnde Aufklärung der Bevölkerung über die Bedeutung einer ausreichenden Jodversorgung. Eine zu geringe Zufuhr von Jod über die Nahrung führt zunächst zu einer kompensatorischen Hyperplasie der Schilddrüse. Besteht der Jodmangel über Jahre fort, kommt es in der zunächst diffus vergrößerten Schilddrüse zum knotigen Umbau, zum Auftreten zystischer Veränderungen oder Verkalkungen und zum Wachstum funktionell autonom wirksamer Bezirke. Viele der bei uns häufig vorkommenden Schilddrüsenkrankheiten müssen daher als Folgekrankheiten eines lange bestehenden Jodmangels angesehen werden.

Neben diesen jodmangelbedingten Krankheiten führen auch eine Reihe anderer Schilddrüsenkrankheiten – Immunthyreopathien, Entzündungen oder Tumoren – zur Schilddrüsenvergrößerung. Die Struma kann somit als Symptom angesehen werden, dem verschiedene Krankheiten zugrunde liegen können (Abb. 1).

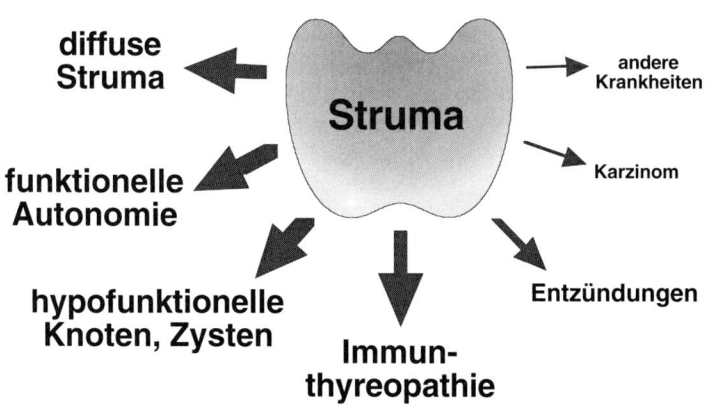

Abb. 1: *Darstellung der wichtigsten Schilddrüsenkrankheiten ausgehend vom Leitsymptom Struma*

Die überwiegende Mehrzahl der Patienten mit einer Struma besitzt eine normale Schilddrüsenfunktion. Nur bei einem kleinen Teil liegen entweder eine hyperthyreote Stoffwechsellage, meist als Folge einer funktionellen Autonomie der Schilddrüse oder immunogen im Rahmen eines Morbus Basedow, oder eine Hypothyreose vor.

Ziel dieses Buches ist es, eine aktuelle und praxisnahe Übersicht über Pathogenese, Diagnose und Therapie von Schilddrüsenkrankheiten zu geben. Dabei werden neue, klinisch relevante wissenschaftliche Erkenntnisse berücksichtigt. Es wird versucht, auf der Grundlage von Empfehlungen der Fachgesellschaften, insbesondere der Sektion Schilddrüse der Deutschen Gesellschaft für Endokrinologie, dem in Praxis oder Klinik tätigen Arzt klare diagnostische und therapeutische Strategien an die Hand zu geben. Diese sollen ihm bei der Betreuung von Patienten mit Schilddrüsenkrankheiten helfen und einen Beitrag zu einer qualitativ hochwertigen und zugleich kostenbewußten Diagnose und Therapie leisten.

Da im Einzelfall ein Abweichen von den gegebenen Empfehlungen erforderlich sein kann, sollte in diagnostisch und therapeutisch schwierigen Situationen immer zusätzlich der Rat von Ärzten mit besonderer Erfahrung bei der Betreuung Schilddrüsenkranker eingeholt werden.

Die Autoren

2 Pathophysiologische Grundlagen

2. Pathophysiologische Grundlagen

Für den gezielten Einsatz und die kritische Interpretation der verschiedenen Methoden, die heute für die Diagnose und Therapie von Schilddrüsenkrankheiten zur Verfügung stehen, sind Kenntnisse der Anatomie, der Schilddrüsenfunktion und des Stoffwechsels der Schilddrüsenhormone eine wichtige Grundlage.

2.1 Anatomie der Schilddrüse

Die Schilddrüse liegt als schmetterlingsförmiges Organ unmittelbar vor und beiderseits neben der Trachea dicht unterhalb des Kehlkopfes. Sie besteht aus zwei Lappen, die durch einen kleinen Mittellappen, den Schilddrüsenisthmus, miteinander verbunden sind.

Die Entwicklung der Schilddrüse, ausgehend vom Entoderm der Schlundtasche, setzt frühzeitig in der Embryonalentwicklung ein. Die Schilddrüsenanlage wandert nach unten und erreicht etwa in der 7. Schwangerschaftswoche ihre endgültige Position vor der Trachea. Sie bleibt zunächst durch den Ductus thyreoglossus mit ihrem Ursprungsort am Zungengrund verbunden. Der Ductus thyreoglossus obliteriert im weiteren Verlauf der Entwicklung. In seinem Verlauf kann sich jedoch dystop gelegenes Schilddrüsengewebe ansiedeln (z.B. eine Zungengrundstruma). Kaudale Reste können den gelegentlich nachweisbaren Lobus pyramidalis bilden.

Etwa ab der 10. Schwangerschaftswoche besitzt die kindliche Schilddrüse die Fähigkeit, Jod aufzunehmen. Kurze Zeit später kann sie Schilddrüsenhormone synthetisieren und sezernieren. Zur selben Zeit kommt es zur Reifung der fetalen hypothalamisch-hypophysären Funktion, so daß fetales TSH nachweisbar wird. Das für die Hormonsynthese des Fetus essentielle Jod wird diaplazentar von der Mutter übertragen. Zusätzlich konnte in den letzten Jahren gezeigt werden, daß auch mütterliche Schilddrüsenhormone entgegen einer früheren Annahme die Plazenta permeieren können und in geringer Menge auf den Fetus übertragen werden. Von klinischer Bedeutung ist, daß auch Thyreostatika und maternale Autoantikörper die Plazenta permeieren.

Bei der Geburt wiegt die normale Schilddrüse etwa 2 g, bei 6jährigen etwa 4 g, bei 13jährigen etwa 8 g, bei 15- bis 18jährigen etwa 15 g, bei erwachsenen Frauen bis 18 g und bei erwachsenen Männern bis 25 g.

Jenseits des 30. bis 40. Lebensjahres finden sich häufig Zeichen einer allmählichen Atrophie des Schilddrüsenparenchyms sowie, besonders im Jodmangelgebiet, regressiv-degenerative Veränderungen mit Kalkherden, Zysten und knotiger Umwandlung des Schilddrüsengewebes.

Mikroskopisch sind die einzelnen Schilddrüsenzellen, die Thyreozyten, zu funktionellen Einheiten, den Schilddrüsenfollikeln, zusammengeschlossen (Abb. 2). Diese etwa 50 bis 200 µm großen Follikel werden von einschichtig angeordneten Thyreozyten mit meist kubischer Gestalt begrenzt und enthalten im Lumen das Kolloid, welches im wesentlichen aus Thyreoglobulin besteht. Zwischen den Follikelzellen und Follikeln finden sich die calcitoninbildenden C-Zellen.

Form und Größe der Follikel, Gestalt des Follikelepithels und der Gehalt an Kolloid sind nicht konstant. Je nach Funktionszustand der Schilddrüse ändern sich die Form und das Volumen der Thyreozyten sowie die Zusammensetzung des Follikelinhalts.

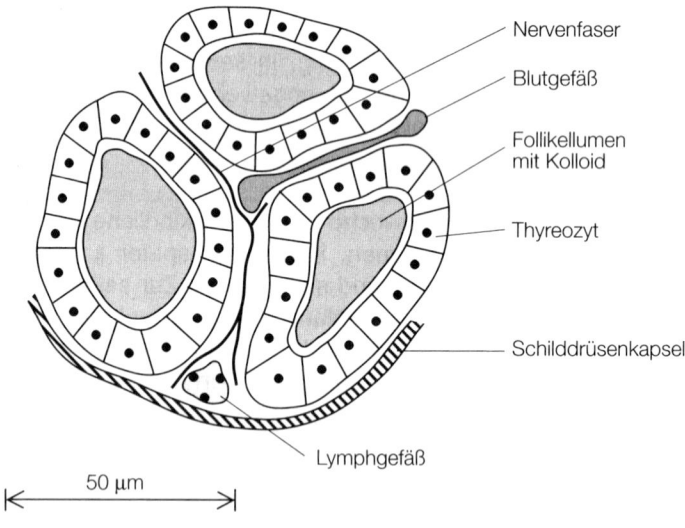

Abb. 2: *Mikroanatomie der Schilddrüse*

Die Schilddrüsenfollikel sind von einem dichten Netz von Nervenfasern umspannt. Im Interstitium zwischen den Follikeln finden sich Lymphkanäle mit Schilddrüsenlymphozyten sowie eine große Anzahl von Blutgefäßen. Die Blutversorgung der Schilddrüse geschieht in erster Linie über die paarig angelegte A. thyreoidea superior aus der A. carotis externa und die ebenfalls paarig angelegte A. thyreoidea inferior aus der A. subclavia. Die Schilddrüse ist stark durchblutet. Der Blutfluß beträgt etwa 4 bis 6 ml Blut/min/g Gewebe. In stimulierten Schilddrüsen kann dieser Gefäßraum erheblich anschwellen. Dies führt zum klinischen Phänomen der rauschenden und schwirrenden Struma.

Der Lymphabfluß der Schilddrüse erfolgt über die prälaryngealen und prätrachealen, die paratrachealen und tiefen zervikalen Lymphknoten und von dort über die vorderen mediastinalen und supraclavikulären Lymphknotengruppen.

2.2 Physiologie der Schilddrüse

2.2.1 Jodstoffwechsel

Aufgabe der Schilddrüse ist es, den Organismus mit den Hormonen L-3,5,3',5'-Tetrajodthyronin (Thyroxin = T_4) und L-3,5,3'-Trijodthyronin (T_3) zu versorgen.

Der gewichtsmäßig größte Bestandteil der Schilddrüsenhormone T_4 und T_3 ist das Spurenelement Jod. Veränderungen der über die Nahrung zugeführten Jodmenge haben aus diesem Grund Einfluß auf die Morphologie und die Funktion der Schilddrüse. Nach Berechnungen der Weltgesundheitsorganisation (WHO) beträgt der tägliche Jodbedarf des Erwachsenen etwa 150 bis 250 µg, d.h. im ganzen Leben nur etwa 4 bis 5 g (s. 4. 2).

In Abb. 3 sind die wichtigsten Bestandteile des Jodstoffwechsels schematisch dargestellt. Das mit der Nahrung aufgenommene Jod wird rasch und nahezu vollständig im Dünndarm als anorganisches Jodid resorbiert. Das auf diesem Weg aufgenommene Jodid stellt die Hauptquelle des Jodpools im Extrazellulärraum dar. Dieser Pool wird zu einem geringen Teil zusätzlich gefüllt durch Jodid, welches direkt aus den Thyreozyten abgegeben wird und durch Jodid, welches durch den Abbau von Schilddrüsenhormonen im peripheren Gewebe freigesetzt wird. Die Konzentration von Jodid im Plasma beträgt bei normaler Jodzufuhr etwa 10 bis 15 µg/l, die Gesamtmenge an Jod im Extrazellulärraum beträgt etwa 250 µg. Aus der Blutbahn wird Jodid gegen ein Konzentrationsgefälle energieabhängig in die Schilddrüse transportiert.

Diese aktive Aufnahme wird durch den kürzlich klonierten Na⁺/Jodid-Symporter, einem Transportprotein der basalen Zellmembran, vermittelt. Der Na⁺/Jodid-Symporter wird unter physiologischen Bedingungen durch TSH stimuliert.

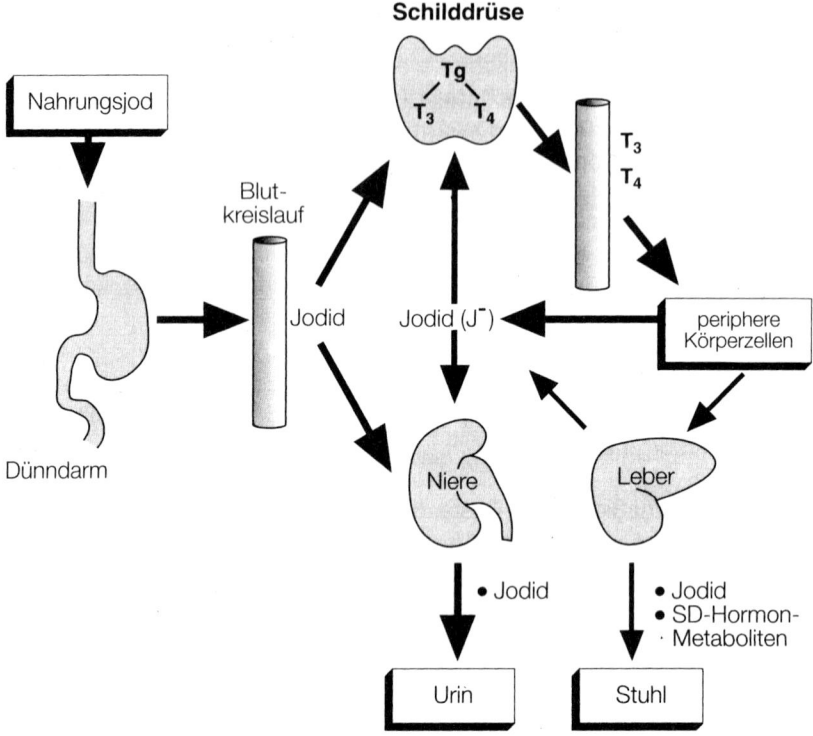

Abb. 3: *Schematische Darstellung des Jodstoffwechsels*

Zusätzlich unterliegt der Jodidtransport einem Autoregulationssystem, über das die Jodkonzentration im Plasma, intrazelluläres Jodid und organische Jodverbindungen die Jodaufnahme in die Zelle beeinflussen können. Wird durch eine hochdosierte Jodgabe eine bestimmte Jodidkonzentration überschritten, führt dies akut zu einer Hemmung des Einbaus von Jodid in organische Verbindungen und damit zu einer Hemmung der Hormonsynthese. Zusätzlich wird hierdurch die Schilddrüsenhormonsekretion akut blockiert. Dieser Mechanismus wird nach den Erstbeschreibern als **Wolff-Chaikoff-Effekt** bezeichnet. Er wird klinisch genutzt, wenn hohe

Joddosen therapeutisch zur Blockade der Schilddrüse eingesetzt werden. Innerhalb von etwa zwei Wochen adaptiert sich der Organismus an diese hohen Jodidkonzentrationen, so daß der Hemmeffekt auf die Hormonsynthese und -freisetzung verloren geht.

Kompetitiv gehemmt wird der Jodidtransport durch die Anionen Perchlorat, Thiocyanat und Pertechnetat. Auf dieser Kompetition mit Jodid beruht die therapeutische Wirkung von Perchlorat bzw. der Einsatz von Pertechnetat bei der Schilddrüsenszintigraphie.

In geringer Menge sind auch einige andere Gewebe wie die Speicheldrüsen oder die Magenschleimhaut in der Lage, Jodid aufzunehmen. Diese Gewebe können Jodid jedoch nicht wie die Schilddrüsenzelle in organische Verbindungen einbauen.

Nicht in die Schilddrüse aufgenommenes Jod wird über die Nieren ausgeschieden. Während die renale Jodidclearance sehr geringe Schwankungen aufweist, paßt sich die Jodidclearance der Schilddrüse der Jodversorgung an. Sie beträgt bei ausreichender Jodaufnahme etwa 25 ml/min und kann bei Jodmangel bis auf 800 ml/min ansteigen. Nur ein geringer Anteil des beim Abbau der Schilddrüsenhormone freiwerdenden Jods wird über den Stuhl ausgeschieden.

In Deutschland werden mit der Nahrung derzeit täglich nur etwa 60 bis 100 µg Jod aufgenommen, so daß trotz der Verbesserung der Jodversorgung in den letzten Jahren weiterhin ein mittleres Joddefizit von etwa 100 bis 150 µg/Tag angenommen werden muß. Da die Schilddrüse die Jodaufnahme dem Angebot anpassen kann und da sie in der Lage ist, Jod zu speichern, ist nicht unbedingt eine tägliche Jodzufuhr erforderlich, sondern auch die Aufnahme größerer Jodmengen in mehrtägigen Abständen ausreichend.

2.2.2 Schilddrüsenhormonsynthese

Die Synthese der Schilddrüsenhormone T_4 und T_3 ist in Abb. 4 schematisch dargestellt.

In einem ersten Schritt wird Jodid, wie in Abschnitt 2.2.1 beschrieben, durch den Na^+/Jodid-Symporter gegen ein Konzentrationsgefälle in die Schilddrüsenzelle transportiert. Dieses Konzentrationsgefälle kann unter Jodmangelbedingungen bis auf 500:1 ansteigen. Das aufgenommene

Jodid wird sofort zur apikalen Zellmembran befördert, oxidiert und in organische Jodverbindungen, insbesondere in die Tyrosylreste des Thyreoglobulin, eingebaut. Die Jodierung des Thyreoglobulins findet an der apikalen Zellmembran unter Mitwirkung der **Schilddrüsenperoxidase** (Thyroid Peroxidase = TPO) statt. Die Schilddrüsenperoxidase als Schlüsselenzym bei der Synthese der Schilddrüsenhormone konnte vor einigen Jahren kloniert werden und stellt ein 103 000 D großes, membranständiges Protein der apikalen Zellmembran dar. Thyreoglobulin und die Schilddrüsenperoxidase werden in exozytotischen Vesikeln vom endoplasmatischen Retikulum zur apikalen Membran transportiert. Dort wird Jodid durch die Schilddrüsenperoxidase in Anwesenheit von H_2O_2 oxidiert. Es entsteht als Zwischenprodukt das sehr reagible elementare Jod (I_2), das sofort organisch gebunden wird. Der Hauptanteil wird in die Tyrosylreste des Thyreoglobulin eingebaut. Es entstehen die Hormonvorläufer 3-Monojodtyrosin (MIT) und 3,5-Dijodtyrosin (DIT). Ein geringer Anteil wird an andere organische Jodverbindungen angelagert.

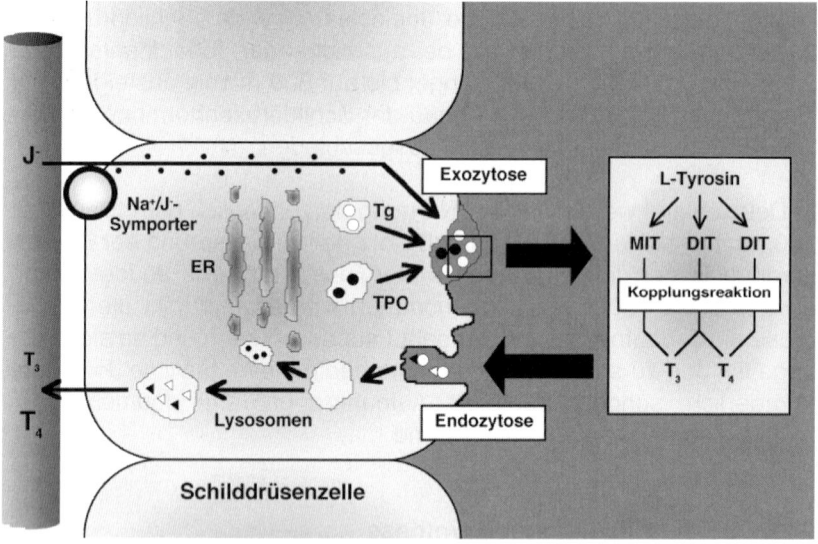

Abb. 4: *Schilddrüsenhormonsynthese*

Thyreoglobulin (Tg) ist ein Glykoprotein mit einem Molekulargewicht von etwa 660 000 D, das von Thyreozyten in großer Menge synthetisiert wird. Es besteht aus zwei Untereinheiten mit einem Molekulargewicht von 300 000 bis 330 000 D, die über Disulfidbrücken gekoppelt sind. Der Anteil an Kohlenhydraten beträgt etwa 10%. Jedes Thyreoglobulinmolekül enthält 140 Tyrosinreste, von denen jedoch nur etwa 25% in der

Lage sind, Jod aufzunehmen. In vivo jodiertes Thyreoglobulin enthält daher nur etwa 1 bis 20 Jodatome, verteilt auf MIT, DIT, T_3 und T_4.

In geringen Mengen ist Thyreoglobulin auch in der Blutbahn nachweisbar. So kann neu synthetisiertes Thyreoglobulin direkt über die basale Zellmembran ins Blut sezerniert werden oder nach Aufnahme aus dem Follikellumen und Transport durch die Zelle an der Basalmembran in die Blutbahn abgegeben werden. Zusätzlich tritt Thyreoglobulin aus dem Follikellumen über Interzellulärspalten oder Unterbrechungen in der Follikelwand („Leakage") in das Blut über. Dieser letztgenannte Mechanismus erklärt die erhöhten Thyreoglobulinkonzentration im Serum bei Follikelnekrosen und bei Patienten mit Knotenstrumen.

Im nächsten Schritt der Schilddrüsenhormonsynthese entsteht durch eine wahrscheinlich ebenfalls von der Schilddrüsenperoxidase katalysierte Kopplungsreaktion aus zwei DIT-Molekülen das Schilddrüsenhormon T_4 (3,5,3',5'-Tetrajodthyronin = Thyroxin, Molekulargewicht 777 D), das zu diesem Zeitpunkt kovalent an Thyreoglobulin gebunden ist. Das zweite Schilddrüsenhormon T_3 (3,5,3'-Trijodthyronin, Molekulargewicht 651 D) wird einerseits durch die Kopplung von MIT und DIT, vor allem jedoch durch eine intra- oder extrathyreoidale enzymatische 5'-Dejodierung von T_4 zu T_3 gebildet. Bei Jodmangel steigt im Thyreoglobulin der Anteil an MIT im Verhältnis zu DIT an. Dies führt zu einer Erhöhung der T_3/T_4-Relation. Die abhängig vom Jodangebot unterschiedlich jodierten Thyreoglobulinmoleküle werden im Follikellumen gespeichert. Reverse-T_3 entsteht durch Monodejodierung aus T_4. Es ist biologisch inaktiv.

Die Schilddrüse ist das einzige endokrine Organ, das – wohl als Anpassung an die unregelmäßige Zufuhr des Spurenelementes Jod – große Hormonmengen speichern kann. Zusätzlich einmalig ist, daß dieser Speicher extrazellulär im Follikellumen liegt. Der Vorrat an Schilddrüsenhormonen reicht für etwa zwei Monate.

2.2.3 Sekretion der Schilddrüsenhormone

Die Schilddrüse gibt entsprechend dem Bedarf des Organismus – reguliert durch das hypophysäre thyreoideastimulierende Hormon (TSH) – ihre Hormone an die Blutbahn ab. Der Prozeß der Hormonsekretion beginnt mit der Aufnahme von Kolloidanteilen in die Zelle durch Endozytose. Die „Kolloidtropfen" verbinden sich mit Lysosomen zu „Phagolysosomen".

Durch enzymatische Zerlegung der Thyreoglobulinmoleküle erfolgt die Freisetzung von T_4 und T_3. Die Schilddrüsenhormone werden über die Basalmembran an das Blut abgegeben (Abb. 4).

Beim Sekretionsvorgang der Schilddrüsenhormone intrazellulär freiwerdendes Jod und nicht verwendete Jodthyrosinmoleküle gehen erneut in den intrathyreoidalen Jodkreislauf ein.
Die Schilddrüse sezerniert täglich etwa 100 µg (129 nmol) T_4. Dies entspricht über 90% der beim Gesunden von der Schilddrüse freigesetzten Hormone. T_3 wird nur zu einem geringen Teil aus der Schilddrüse sezerniert und zum größten Teil extrathyreoidal aus T_4 durch die Wirkung der Typ I 5´-Dejodase gebildet. Täglich entstehen etwa 30 µg T_3 (= 45 nmol). Daneben wird etwa die gleiche Menge des zu T_3 struktur-isomeren reverse-T_3 (rT_3 = 3,3',5'-T_3) gebildet, das biologisch inaktiv ist. Es entsteht ebenfalls fast ausschließlich extrathyreoidal durch die Wirkung der 5-Dejodase Typ III (Abb. 5).

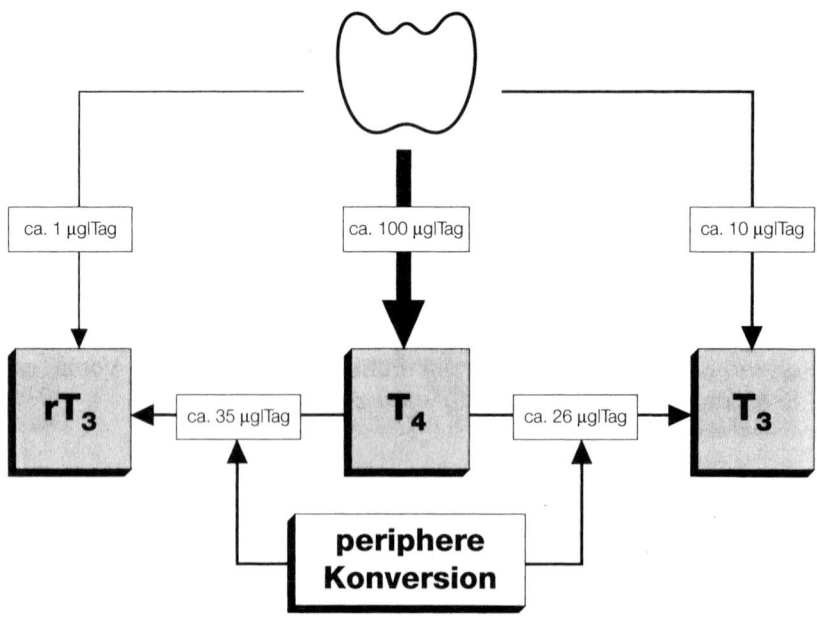

Abb. 5: Hormonsekretion der Schilddrüse

2.2.4 Transport der Schilddrüsenhormone

T_4 ist im Serum zu über 99,9% an Transportproteine gebunden, nur etwa 0,03% liegen in freier Form vor. Die Transportproteine sind in absteigender Bedeutung das **Thyroxin bindende Globulin** (TBG, MW etwa 54 000 D), das **Transthyretin** (TTR, früher Thyroxin bindendes Präalbumin, MW 54 000 D) und das **Albumin** (MW 68 000 D). TBG, das aufgrund seiner starken Bindungsaffinität an T_4 das wichtigste Transportprotein darstellt, kann pro Molekül ein Schilddrüsenhormonmolekül binden. Seine Konzentration, die beim Menschen etwa 15 µg/ml (260 nmol/l) beträgt, ist damit äquivalent zu seiner Bindungskapazität.

Durch die Proteinbindung wird eine rasche Ausscheidung von T_4 verhindert und damit seine biologische Halbwertszeit im Serum auf etwa 5 bis 8 Tage verlängert. Für den transkapillaren Transport und die Aufnahme in die Zellen stehen wahrscheinlich nur das freie und das mit relativ geringer Affinität an Albumin und Transthyretin gebundene T_4 zur Verfügung. Daher bestimmt auch nur die Menge der freien Hormone, nicht die Gesamthormonkonzentration die Stoffwechsellage.

TBG erhöht	TBG erniedrigt
• Schwangerschaft	• Medikamente (Androgene, Glukokortikoide in hoher Dosierung, Asparaginase)
• Orale Kontrazeptiva und andere Östrogenpräparate	
• Andere Medikamente (Tamoxifen, Clofibrat, Opiate)	• Dekompensierte Leberzirrhose
• Hungerzustände	• schwere katabole Zustände
• akute Hepatitis	• nephrotisches Syndrom
• komp. Leberzirrhose	• aktive Akromegalie
• akut intermitt. Porphyrie	• genetisch bedingt
• genetisch bedingt	

Tab. 1: Veränderungen der Konzentration an Thyroxin bindendem Globulin (TBG) im Serum

T_3 ist im Serum ebenfalls zu über 99% an Transportproteine gebunden. Der Anteil des freien T_3 liegt jedoch mit etwa 0,3% höher als beim T_4. Grund hierfür ist eine etwa 10 bis 20fach niedrigere Affinität an das TBG und eine fehlende Bindung an Transthyretin. Die geringere

Proteinbindung führt zu einer deutlich kürzeren Halbwertszeit im Serum von nur etwa 19 Stunden. Da T_3 vorwiegend erst extrathyreoidal durch Monodejodierung aus dem als Prohormon wirkenden T_4 gebildet wird, ist es zu einem hohen Anteil von etwa 85% an intrazelluläre Proteine und Rezeptoren gebunden. Das biologisch inaktive rT_3 zeigt eine noch geringere Bindung an Serumproteine als T_3 und auch eine geringere Bindung an intrazelluläre Proteine. Es besitzt eine Halbwertszeit im Serum von nur etwa 4 Stunden.

Für die Wirkung der Schilddrüsenhormone in der Körperperipherie stehen nur die freien Hormone zur Verfügung. Die Gesamthormonkonzentration wird jedoch bei normaler Schilddrüsenfunktion und intaktem hypothalamisch-hypophysären Regelkreis im wesentlichen durch die Konzentration und Zusammensetzung der Transportproteine bestimmt. Auf diese Weise wird bei sich ändernden Transportproteinkonzentrationen die Menge an freien Schilddrüsenhormonen konstant gehalten. Dieser Zusammenhang ist zu berücksichtigen, wenn die Schilddrüsenstoffwechsellage bei Patienten mit veränderter Transportproteinkonzentration beurteilt werden muß. Da die Konzentration der Bindungsproteine im Serum die Gesamtkonzentration der Schilddrüsenhormone, nicht jedoch die Konzentration der freien Hormone beeinflußt, ist für die richtige Beurteilung der Gesamthormonkonzentrationen der Status der Bindungsproteine zu berücksichtigen. Tab. 1 faßt die wichtigsten Zustände zusammen, die zu einer veränderten TBG-Konzentration im Serum führen.

2.2.5 Metabolismus der Schilddrüsenhormone

Die Verstoffwechselung der Schilddrüsenhormone geschieht zu über 80% über eine schrittweise enzymatische Dejodierung. Durch Dejodierung von T_4 entstehen einerseits als wichtigstes Stoffwechselprodukt das aktive T_3, andererseits die inaktiven Metaboliten rT_3, **MIT, DIT** und schließlich jodfreies Tyrosin und freies Jodid. Das anfallende freie Jodid geht in den Jodidpool des Extrazellulärraumes ein und steht erneut zur Hormonsynthese zur Verfügung. Welche Anteile von T_3 und rT_3 durch thyreoidale Sekretion und welche Anteile durch periphere Dejodierung zur Verfügung gestellt werden, ist in Abb.5 dargestellt.

Für die Dejodierung stehen drei verschiedene Dejodasen zur Verfügung. Die **Typ I 5´-Dejodase** katalysiert als wichtigstes Enzym in der Schilddrüse, Leber, Niere und in der Hypophyse sowie im Zentral-Nerven-System (ZNS) die Umwandlung von T_4 zu T_3 und den Abbau von

rT_3 zu 3,3´-T_2. Sie ist damit an der peripheren Produktion des aktiven Schilddrüsenhormons T_3 maßgeblich beteiligt. Die Aktivität der Typ I 5´-Dejodase wird stimuliert durch die Schilddrüsenhormone selbst, durch Selen, durch ein erhöhtes Kohlenhydratangebot und in der Schilddrüse durch die Wirkung von TSH. Die Enzymaktivität nimmt ab durch Fasten, schwere Allgemeinkrankheiten und die Wirkung einiger Zytokine. Zusätzlich besitzen Propylthiouracil und jodierte gallengängige Röntgenkontrastmittel wie Iopan-Säure eine hemmende Wirkung auf die Typ I 5´-Dejodase und damit auf die periphere Konversion von T_4 zu T_3.

An der Dejodierung der Schilddrüsenhormone sind zusätzlich die **Typ II 5´-Dejodase** und die **5-Dejodase (Typ III)** beteiligt. Die Typ II 5´-Dejodase katalysiert ebenfalls die Dejodierung von T_4 zum aktiven T_3 und wird vor allem bei der Hypothyreose im ZNS und in der Hypophyse sowie in der normalen Plazenta exprimiert. Die 5-Dejodase (Typ III) katalysiert die Inaktivierung von T_4 zum inaktiven rT_3 und den Abbau von T_3, vor allem zum 3,3'-T_2. Sie wird fast ubiquitär im Körper exprimiert.

Etwa 20% der Schilddrüsenhormone werden über andere Stoffwechselwege abgebaut. Zu nennen ist zum einen die Ausscheidung in die Galle, entweder unverändert oder konjugiert an Glucuronat oder Sulfat. Ein Teil der so ausgeschiedenen Schilddrüsenhormone wird über den enterohepatischen Kreislauf reabsorbiert. Zusätzliche Stoffwechselwege sind die Desaminierung und die Decarboxylierung von Schilddrüsenhormonen.

2.2.6 Stoffwechselwirkung der Schilddrüsenhormone

Die Schilddrüsenhormone werden wahrscheinlich passiv durch Diffusion in die Zielzelle aufgenommen. Für diesen Transport stehen nur die freien und die an Albumin und Transthyretin gebundenen Hormone zur Verfügung, nicht jedoch das T_4, das mit hoher Affinität an TBG gebunden ist. Zusätzlich liegen inzwischen gute Hinweise dafür vor, daß Schilddrüsenhormone auch über einen aktiven, energieabhängigen Carrier in die Zelle aufgenommen werden können (Abb. 6).

In der Zelle stehen für die Schilddrüsenhormone verschiedene Stoffwechselwege zur Verfügung. Die zentrale Rolle spielt die möglicherweise auch aktive Aufnahme in den Zellkern und die Bindung von T_3 an einen spezifischen nukleären Rezeptor. Nachdem bereits über viele

Jahre hindurch vermutet wurde, daß T_3 einen nukleären Angriffspunkt hat, konnten 1986 zwei Gene identifiziert werden, die für spezifische Schilddrüsenhormon-Rezeptoren, TRα und TRβ, kodieren. Es handelt sich um zwei nukleäre Rezeptoren mit hoher Homologie, die T_3 mit erhöhter Affinität und T_4 mit etwa 10fach geringerer Affinität binden. Die Rezeptoren entsprechen Transkriptionsfaktoren, die mit einer DNA-bindenden Domäne spezifisch im Bereich einer Vielzahl von Zielgenen an sog. „Schilddrüsenhormon-responsible Elemente" (SRE) binden. Diese SRE liegen meist in der Promotorregion schilddrüsenhormonregulierter Gene. Auf diese Weise wird nach Bindung des Liganden T_3 an den Schilddrüsenhormonrezeptor die Transkription bestimmter Gene induziert und dadurch die Schilddrüsenhormonwirkung vermittelt.

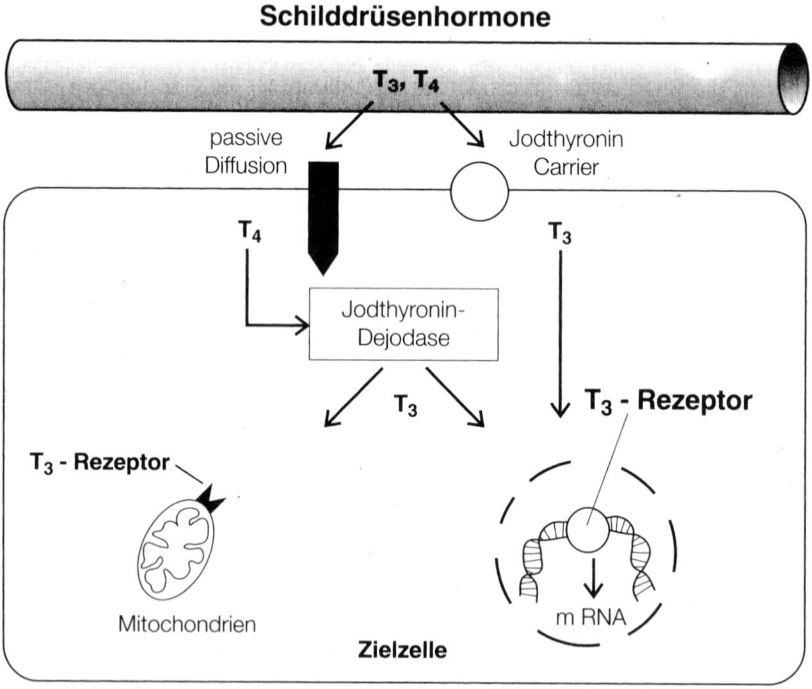

Abb. 6: *Wirkung der Schilddrüsenhormone an der Zielzelle*

Zusätzlich führt T_3 unabhängig von diesem Rezeptor zu Veränderungen von Transportvorgängen an der Zellmembran, etwa zu einer vermehrten Aufnahme von Kohlenhydraten und Aminosäuren in die Zelle.

Daneben werden die Schilddrüsenhormone im Zytosol, im endoplasmatischen Retikulum und an den Mitochondrien an verschiedene andere Proteine gebunden. Diese Bindungen führen wohl zu keiner direkten Hormonwirkung, besitzen aber möglicherweise regulierende Einflüsse. Intrazelluläre Dejodasen bewirken darüber hinaus die Bildung des aktiven T_3 aus T_4, leiten aber auch durch weitere Dejodierung den Abbau der Schilddrüsenhormone ein.

Die Schilddrüsenhormone sind im gesamten Organismus für einen normalen Ablauf verschiedener physiologischer Vorgänge erforderlich und führen in der Regel zu einer Aktivierung von Stoffwechselprozessen. In der Entwicklungsphase hängen von ihnen das geregelte Wachstum und die normale Reifung des Gehirns ab.

Schilddrüsenhormone beeinflussen:

* *den Kohlenhydratstoffwechsel:*
Schilddrüsenhormone führen zu einer Beschleunigung der intestinalen Resorption von Kohlenhydraten, zu einer Steigerung der Glukoneogenese und zu einem gesteigerten Kohlenhydratabbau. Zusätzlich werden sowohl die Glykogensynthese als auch die Glykogenolyse stimuliert. Die Insulinwirkung wird durch Schilddrüsenhormone verstärkt. Gleichzeitig wird Insulin jedoch vermehrt abgebaut, so daß der Insulinbedarf insgesamt ansteigt.

* *den Fettstoffwechsel:*
Schilddrüsenhormone führen zu einer Steigerung der Fettmobilisierung, des Abbaus von Speicherfetten und in geringerem Maße auch zu einer erhöhten Lipidsynthese. Durch diese Veränderungen kommt es bei der Hyperthyreose zu einem Abfall der Cholesterinwerte, bei der Hypothyreose zu einem Anstieg.

* *den Eiweißstoffwechsel:*
Schilddrüsenhormone wirken in physiologischen Dosen anabol. Bei erhöhter Hormonkonzentration herrscht eine katabole Wirkung vor.

An dieser Stelle ist auch die Bedeutung der Schilddrüsenhormone für ein normales Wachstum zu nennen. Eine Hypothyreose im Wachstumsalter führt zum Minderwuchs, eine Hyperthyreose dagegen zu einem verstärkten Wachstum mit verzögertem Schluß der Epiphysenfugen.

* *den Knochenstoffwechsel:*
Eine ausreichende Versorgung mit Schilddrüsenhormonen ist Voraussetzung für eine normale Reifung des Skelettsystems. Eine Mangelversorgung

führt zu einer verzögerten Skelettreifung und einem disproportionierten Minderwuchs.

Beim Erwachsenen bewirken Schilddrüsenhormone eine Erhöhung des Knochenumsatzes mit Aktivierung von Osteoblasten und Osteoklasten. Dies kann bei einer Hyperthyreose einerseits zu einem Anstieg von Parametern für den Knochenanbau wie der knochenspezifischen alkalischen Phosphatase führen, andererseits auch zu einem Anstieg von Parametern der Knochenresorption wie der Ausscheidung von Pyridinolin-Crosslinks im Urin. Zusätzlich kann bei der Hyperthyreose ein leicht erhöhter Calciumwert im Serum nachgewiesen werden.

Bei Überwiegen der Knochenresorption können diese Veränderungen im Rahmen einer Hyperthyreose zu einem Verlust an Knochenmasse führen.

- *das zentrale Nervensystem, die neuromuskuläre Übertragung und die Muskulatur:*
Schilddrüsenhormone sind für eine normale Reifung des Gehirns unerläßlich, so daß ein Hormonmangel in der Fetalzeit zu irreversiblen Schäden führt (Kretinismus). Auch beim Erwachsenen führt ein Mangel oder Überschuß an Schilddrüsenhormonen zu Veränderungen des zentralen Nervensystems, der neuromuskulären Übertragung (Sehnenreflexe) und der Muskulatur.

Dies wirkt sich auch am Herzmuskel aus, so daß es unter dem Einfluß von Schilddrüsenhormonen zu einer Steigerung der Kontraktilität des Myokards, zu einem erhöhten Schlagvolumen, zu einer gesteigerten Schlagfrequenz und damit zur Zunahme der Blutdruckamplitude kommt. Der dadurch gesteigerte Sauerstoffverbrauch und die gesteigerte Erregbarkeit des Erregungsleitungssystems können zu kardialen Komplikationen wie Extrasystolen, Vorhofflimmern oder Zunahme einer Angina pectoris führen.

Zusätzlich sind Schilddrüsenhormone für eine normale Gonadenfunktion und eine Reihe anderer physiologischer Prozesse von großer Bedeutung.

2.2.7 Hypothalamisch-hypophysäre Steuerung

Die Steuerung der Synthese und Sekretion von Schilddrüsenhormonen, die an den Zielorganen ihre biologische Wirkung ausüben können, unterliegt einerseits der übergeordneten Regulation durch das Thyreoidea stimulierende Hormon (TSH), andererseits der bereits erwähnten intrathyreoidalen

Autoregulation von Jodaufnahme, Schilddrüsenhormonsynthese und Zellstoffwechsel. Auch wenn der letztgenannte Mechanismus prinzipiell unabhängig von der Wirkung von TSH ist, scheint seine wesentliche Rolle unter physiologischen Bedingungen die Modulation der TSH-Wirkung auf der Ebene der Schilddrüsenzelle zu sein. Zunehmend wird auch die Bedeutung von lokal gebildeten Wachstumsfaktoren und Zytokinen für die Regulation von Funktion und Wachstum der Schilddrüsenzelle erkannt.

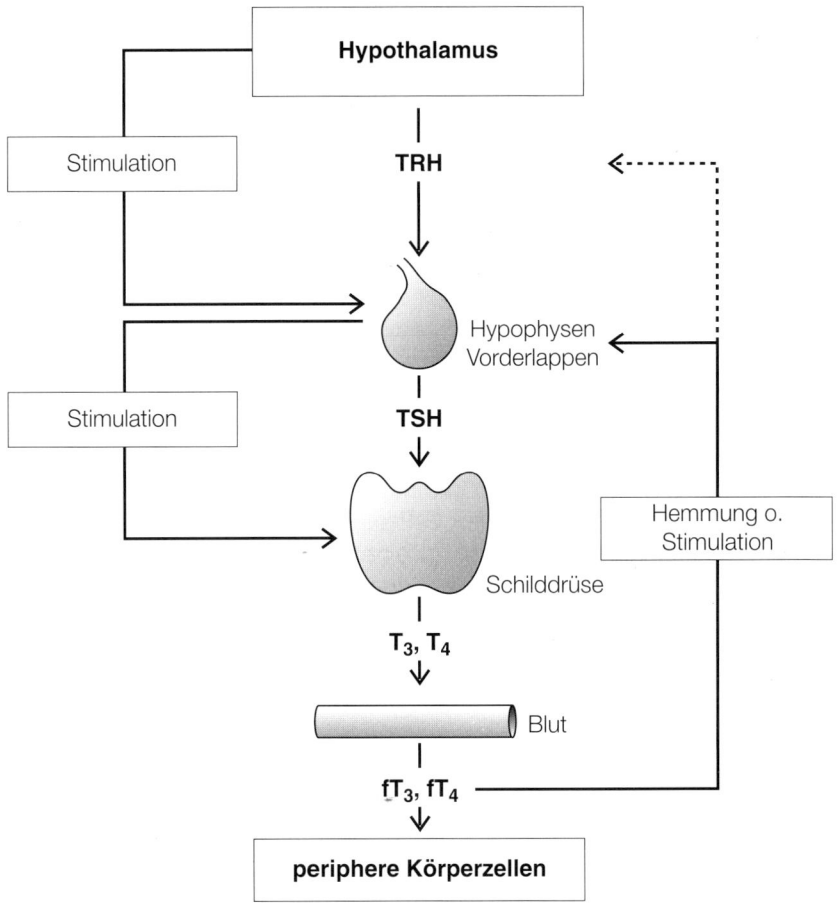

Abb. 7: *Hypothalamisch-hypophysäre Steuerung*

TSH ist ein Glykoproteinhormon (MW 28 000 D), das aus zwei kovalent gebundenen Untereinheiten, einer α-Untereinheit und einer β-Untereinheit, zusammengesetzt ist. Es wird in den basophilen, thyreotropen Zellen des Hypophysenvorderlappens (HVL) gebildet. Seine Freisetzung wird reguliert einerseits durch das Thyreotropin Releasing Hormon (TRH), einem aus dem Hypothalamus freigesetzten Tripeptid, andererseits durch die Konzentration der freien Schilddrüsenhormone im Serum. Diese Regulation durch die Schilddrüsenhormonkonzentrationen geschieht über die Bindung von T_3 an den nukleären T_3-Rezeptor in den thyreotropen Zellen des HVL. Daneben scheint die Konzentration der Schilddrüsenhormone auch einen Einfluß auf die Freisetzung von TRH im Hypothalamus zu haben (Abb. 7).

TSH wird ähnlich wie andere Hormone des HVL pulsatil freigesetzt. Die Serumkonzentrationen von TSH unterliegen einer Tagesrhythmik, wobei die höchsten Konzentrationen um Mitternacht, die niedrigsten am Nachmittag gemessen werden.

Auf Ebene der Schilddrüsenzelle bindet TSH an einen spezifischen Rezeptor an der Zelloberfläche. Der TSH-Rezeptor konnte vor einigen Jahren kloniert werden und gehört zur Superfamilie der G-Protein-gekoppelten membranständigen Rezeptoren. Er besteht aus einer einzelnen Polypeptidkette mit einem extrazellulären, einem transmembranären und einem intrazellulären Anteil. Der transmembranäre Anteil setzt sich aus sieben Segmenten zusammen. Für die Bindung von TSH ist der extrazelluläre Anteil verantwortlich. Die intrazellulären und transmembranären Anteile sind an die intrazellulären Signalsysteme, in erster Linie an ein stimulierendes G-Protein Gs gekoppelt. Die Bindung von TSH führt auf diese Weise zu einer Aktivierung der Adenylat-Zyklase und möglicherweise auch anderer Postrezeptor-Mechanismen. In Folge werden die differenzierten Funktionen der Schilddrüsenzelle wie die aktive Aufnahme von Jodid über die Basalmembran, die Thyreoglobulinsynthese und die Synthese und Freisetzung von Schilddrüsenhormonen stimuliert.

Zusätzlich stimuliert TSH das Wachstum von Schilddrüsenzellen. Der wachstumsstimulierende Effekt von TSH scheint nur in Anwesenheit von Kofaktoren, in erster Linie von Wachstumsfaktoren wie dem epidermalen Wachstumsfaktor (EGF) oder dem „insulin-like-growth-factor I" (IGF I), vorhanden zu sein.

3 Diagnose von Schilddrüsenkrankheiten

3. Diagnose von Schilddrüsenkrankheiten

Erster Schritt bei der Diagnose sollten immer die Anamnese und der klinische Befund sein. Sie erlauben die Formulierung einer konkreten Fragestellung, auf deren Basis weiterführende in-vitro- und in-vivo-Untersuchungen gezielt eingesetzt werden können. Das diagnostische Vorgehen bei Patienten, bei denen lediglich eine Schilddrüsenkrankheit ausgeschlossen werden soll, unterscheidet sich grundsätzlich von dem bei Patienten, bei denen aufgrund der Vorgeschichte und des körperlichen Befundes bereits der konkrete Verdacht auf eine Schilddrüsenkrankheit besteht.

Neben der richtigen Auswahl technischer Untersuchungsverfahren ist es wichtig, daß diese methodisch richtig durchgeführt und die Ergebnisse kritisch sowie in Kenntnis der jeweiligen Fragestellung bewertet werden. Geltende Empfehlungen zur Qualitätssicherung sollten beachtet werden. Zusätzlich ist der enge Kontakt zwischen dem primär untersuchenden Arzt und der Stelle, an der die weiterführenden Untersuchungen durchgeführt werden, von besonderer Bedeutung.

3.1 Symptome und körperliche Befunde

Besteht der Verdacht auf das Vorliegen einer Schilddrüsenkrankheit, sind bei der Erhebung der Anamnese folgende Gesichtspunkte besonders zu beachten:

- **Haben bereits früher Schilddrüsenkrankheiten bestanden? Welche diagnostischen und therapeutischen Maßnahmen – etwa eine thyreostatische Therapie, eine Operation oder eine Radiojodtherapie – sind erfolgt?**

- **Wurde früher eine perkutane Radiatio der Halsregion durchgeführt, etwa im Rahmen der Behandlung eines Morbus Hodgkin?**
Patienten mit einer perkutanen Radiatio im Halsbereich in der Vorgeschichte besitzen zum einen ein erhöhtes Risiko für die Entwicklung eines Schilddrüsenmalignoms, andererseits kann sich bei diesen Patienten langfristig eine Hypothyreose entwickeln.

- **Bestehen in der Familie gehäuft Schilddrüsenkrankheiten?**
Verschiedene Schilddrüsenkrankheiten treten familiär gehäuft auf. Zu nennen sind die Jodmangelstrumen und Autoimmunthyreopathien

wie der Morbus Basedow und die Hashimoto-Thyreoiditis. Besonders zu beachten sind die familiären Formen des medullären Schilddrüsenkarzinoms.

- **Werden oder wurden in letzter Zeit Medikamente eingenommen, die eine Wechselwirkung mit der Schilddrüse haben oder zu einer Beeinflussung von in-vitro-Parametern führen können?**
Zu achten ist besonders auf die Einnahme jodhaltiger Medikamente (s. Anhang), auf die Einnahme von oralen Antikonzeptiva oder anderen Östrogenpräparaten sowie im Hinblick auf eine Feinnadelpunktion der Schilddrüse auf die Einnahme von Medikamenten zur Verhinderung der Blutgerinnung.

- **Gibt es andere Hinweise für eine vorausgegangene höhergradige, exogene Jodexposition?**
Wurden in den letzten Monaten jodhaltige Röntgenkontrastmittel appliziert? Wurden jodhaltige Externa angewandt?

- **Besteht eine Schwangerschaft?**
Die Kenntnis einer Schwangerschaft ist von Bedeutung, da hierdurch die Wahl der Untersuchungs- und Behandlungsverfahren beeinflußt wird und zudem verschiedene in-vitro-Parameter unter dem Einfluß erhöhter Östrogenkonzentrationen verändert sind.

- **Bestehen Symptome, die auf eine Funktionsstörung der Schilddrüse hinweisen?**
Auf eine Hyperthyreose können hinweisen: vermehrte Nervosität, Tachykardien, Gewichtsverlust, Wärmeintoleranz, Hyperhidrosis, Diarrhoen, u.a.
Auf eine Hypothyreose können hinweisen: trockene Haut, Müdigkeit, Leistungsminderung, Kälteempfindlichkeit, Zunahme des Körpergewichts, Obstipation, eine heisere und rauhe Stimme, die Neigung zu Depressionen u.a.

- **Bestehen lokale Beschwerden im Halsbereich, die durch eine Schilddrüsenvergrößerung verursacht sein können?**
Oft klagen Patienten mit einer Schilddrüsenvergrößerung über ein unbestimmtes, nicht genau lokalisierbares Druckgefühl ventral im Halsbereich oder etwas dorsal im Bereich des Pharynx. Ebenso häufig wird ein Kloß- oder Fremdkörpergefühl angegeben, das lageabhängig verstärkt sein kann, etwa nur in Rückenlage auftritt oder Schluckbeschwerden verursacht. Manche Patienten schildern eine Abneigung

gegen hochgeschlossene Kleider und sind empfindlich gegen Berührungen im Halsbereich. Das Engegefühl kann sich bis zur Luftnot steigern. Diese Symptome sind keineswegs spezifisch und lassen sich oft nicht durch eine Schilddrüsenvergrößerung erklären.
Bei deutlicher Schilddrüsenvergrößerung mit nach retrosternal reichenden Strumen kann es zur oberen Einflußstauung und zur Trachea-Einengung mit inspiratorischem Stridor kommen.
Berichten Patienten selbst über lokale Veränderungen, etwa eine Zunahme des Halsumfanges oder das Auftreten eines Knotens im Halsbereich, sollte der Zeitraum der beobachteten Veränderungen möglichst exakt erfragt werden.
Einige typische Symptome können konkrete Hinweise auf seltenere Schilddrüsenkrankheiten geben. Eine rasche Zunahme des Halsumfanges und das Auftreten von Heiserkeit können Zeichen einer subakuten Thyreoiditis oder eines rasch wachsenden, undifferenzierten Karzinoms sein. Ein schmerzlos wachsender Knoten der Schilddrüse sowie die Vergrößerung regionaler Halslymphknoten sind Hinweise auf ein Schilddrüsenmalignom. Plötzlich auftretende, schmerzhafte Knoten entsprechen meist Blutungen in die Schilddrüse oder in vorbestehende Zysten.

Den nächsten Schritt stellt die **körperliche Untersuchung** des Patienten dar. Besonders geachtet werden sollte auf:

• **Die Untersuchung der Schilddrüsenregion:**
Der Befund im Bereich der Schilddrüsenregion wird durch die Palpation erhoben. Sie kann von vorne oder mit beiden Händen von hinten am sitzenden Patienten erfolgen. Nacheinander werden der Isthmus zwischen Ringknorpel und Jugulum, die medialen Anteile der beiden Schilddrüsenlappen und jeweils deren oberer und unterer Pol abgegrenzt. Die Befundbeschreibung sollte zusätzlich die Konsistenz und Schluckverschieblichkeit des Organs enthalten. Sind knotige Veränderungen abgrenzbar, so sollten auch hier Lage, Konsistenz und Verschieblichkeit geprüft und dokumentiert werden. Zusätzlich wird die übrige Halsregion genau mituntersucht und z.B. auf eine Vergrößerung regionaler Lymphknoten geachtet. Auch ein Stridor oder eine obere Einflußstauung sollten erfaßt werden.
Eine orientierende Einteilung einer Schilddrüsenvergrößerung ist nach den **Empfehlungen der WHO** möglich. **Grad I** entspricht hierbei der tastbaren, jedoch nicht (I a) oder nur bei zurückgebeugtem Kopf (I b) sichtbaren Struma, **Grad II** der auch ohne Zurückbeugen sicht-

baren Struma und **Grad III** der großen, gut sichtbaren Struma. Da diese Einteilung von subjektiven Kriterien und auch von Faktoren wie dem Ernährungszustand des Patienten und der Dicke der Halsmuskulatur abhängt, sollte sie nur zur orientierenden Beschreibung des körperlichen Befundes, nicht jedoch zur Quantifizierung einer Schilddrüsenvergrößerung verwendet werden.

- **Klinische Zeichen einer Schilddrüsenfunktionsstörung:**
Auf eine Hyperthyreose können hinweisen eine Tachykardie, eine erhöhte Blutdruckamplitude, ein systolisches Strömungsgeräusch, warme und feuchte Haut, ein feinschlägiger Tremor und eine Beschleunigung der Muskeleigenreflexe. Klinische Zeichen einer endokrinen Orbitopathie weisen auf einen Morbus Basedow hin.
Hinweise für eine Hypothyreose sind eine allgemeine Verlangsamung, eine trockene, schuppige, blasse Haut, eine heisere und rauhe Stimme sowie kloßige Sprache, teigige Schwellungen von Augenlidern und Händen, eine Bradykardie, verlangsamte Muskeleigenreflexe und Zeichen einer begleitenden Myopathie.

- **Die Erfassung von klinischen Zeichen einer endokrinen Orbitopathie:**
Patienten mit einer endokrinen Orbitopathie klagen häufig über ein Druckgefühl hinter den Augen, über Kopfschmerzen, Lichtempfindlichkeit, Fremdkörpergefühl, vermehrtes Tränen und in fortgeschritteneren Stadien über das Auftreten von Doppelbildern. Klinisch finden sich neben dem Exophthalmus lokale Entzündungszeichen und Lidschwellungen.

3.2 In-vitro-Diagnostik

Die Bestimmung von In-vitro-Parametern im Rahmen der Schilddrüsendiagnostik muß den allgemeinen Empfehlungen und gesetzlich vorgeschriebenen Richtlinien zur Qualitätssicherung in medizinischen Laboratorien folgen. Zu nennen sind hier die regelmäßige Durchführung laborinterner Präzisions- und Richtigkeitskontrollen und die regelmäßige Teilnahme an externen Ringversuchen, etwa den Ringversuchen der Deutschen Gesellschaft für Klinische Chemie. Darüber hinaus sollte jedes Labor die Referenzbereiche für seine Methoden und sein Einzugsgebiet an einer ausreichend großen Zahl von schilddrüsengesunden Personen überprüfen.

Nur wenn diese Qualitätskriterien erfüllt sind, ist eine Vergleichbarkeit von Befunden aus verschiedenen Labors gegeben und eine sichere Einordnung der Befunde möglich. Anderenfalls kann eine nicht präzis durchgeführte Laboruntersuchung zu einer unnötigen Verunsicherung führen und eine Reihe von überflüssigen Zusatzuntersuchungen verursachen.

Die Interpretation der Ergebnisse sollte durch einen in der Schilddrüsendiagnostik erfahrenen Arzt erfolgen, um unnötige Zusatzuntersuchungen infolge einer Fehlinterpretation zu vermeiden.

3.2.1 Thyreoidea-stimulierendes Hormon (TSH)

Die hypophysäre Freisetzung von TSH ist der zentrale Regulationsmechanismus für die Freisetzung von Schilddrüsenhormonen. Die TSH-Konzentration im Serum spiegelt damit indirekt die Hormonsekretion durch die Schilddrüse und damit die Versorgung peripherer Organe mit Schilddrüsenhormonen wider (Abb. 8).

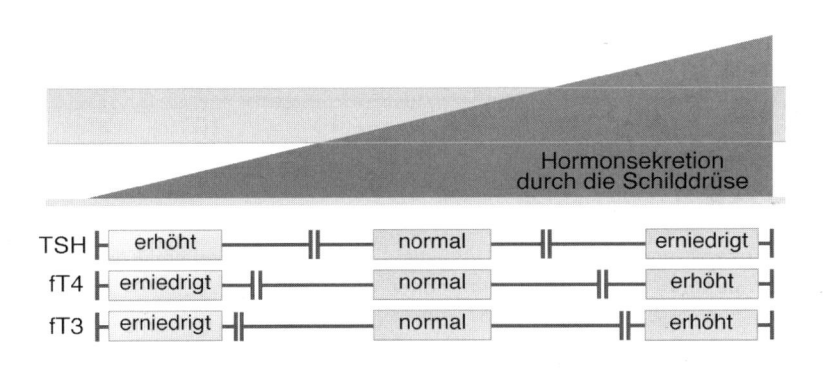

Abb. 8: *Zusammenhang zwischen der Schilddrüsenhormonsekretion aus der Schilddrüse und der Höhe der TSH- und Schilddrüsenhormonkonzentration im peripheren Blut*

Ein Mangel an Schilddrüsenhormonen in der Körperperipherie führt zu einem Anstieg der TSH-Sekretion und, solange eine Schilddrüsenkrankheit nicht vorliegt, zur Zunahme der Synthese und Freisetzung von Schilddrüsenhormonen. Hierbei reagiert die TSH-Konzentration im Serum sehr empfindlich auf kleinste Veränderungen der Schilddrüsenhormonkonzentrationen. Ein geringes Absinken der T_4-Konzentration innerhalb des Referenzbereichs kann bereits zu einem deutlichen Anstieg der TSH-Konzentration auf Werte oberhalb des Referenzbereichs führen. Dieser Mechanismus, der in Abb. 9 verdeutlicht wird, erklärt die häufig in Frühstadien von Schilddrüsenfunktionsstörungen zu beobachtende Konstellation erhöhter oder erniedrigter TSH-Konzentrationen bei noch im Referenzbereich liegenden Schilddrüsenhormonparametern. Die Bestimmung von TSH ist daher ein sehr sensitiver Parameter für die frühzeitige Erkennung von Störungen der Schilddrüsenfunktion.

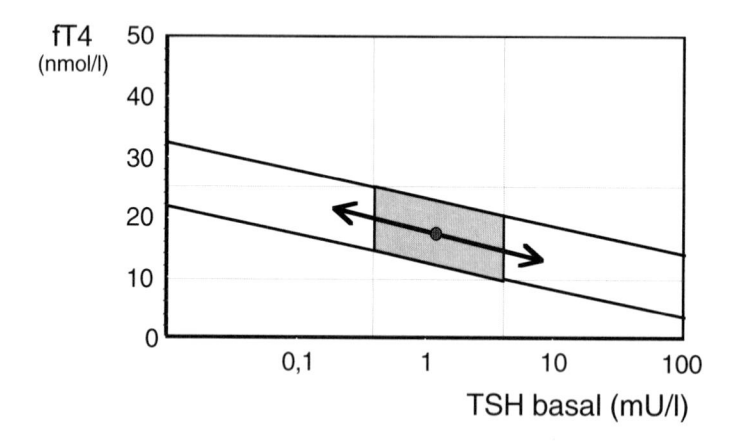

Abb. 9: *Zusammenhang zwischen Höhe der TSH-Konzentration und Konzentration der peripheren Schilddrüsenhormone*

Bis zum Ende der 80er Jahre wurden als Routineverfahren zur Bestimmung von TSH Radioimmunoassays eingesetzt, deren untere Nachweisgrenze bei etwa 0,5-2,0 mU/l TSH lag. Aufgrund dieser geringen Empfindlichkeit war es mit diesen Testverfahren der sog. „1. Generation" nicht möglich, normale von erniedrigten TSH-Konzentrationen sicher abzugrenzen. Zur Beantwortung der Fage, ob bei einem Patienten eine verminderte oder normale TSH-Freisetzung vorliegt, war in der Regel die exogene Stimulation der TSH-Freisetzung durch die Gabe von TRH erforderlich.

Heute werden in der klinischen Routine zur TSH-Bestimmung Verfahren der sog. „2. oder 3. Generation" eingesetzt (Abb. 10). Bei diesen immunometrischen Verfahren kommen zwei meist monoklonale Anti-

TSH-Antikörper zur Anwendung, die an unterschiedliche Regionen des TSH-Moleküls binden (Abb. 11). Der erste Antikörper, der an eine feste Phase, etwa an die Röhrchenwand oder an Polystyrolkugeln gebunden ist, bindet das in der Probe vorhandene TSH. Die quantitative Erfassung erfolgt anschließend durch Bindung des zweiten, markierten Antikörpers mit Bildung eines sog. „Sandwich". Für die Markierung des zweiten Antikörpers werden heute statt der herkömmlichen radioaktiven Verfahren (immunoradiometrischer Test) zunehmend nicht-radioaktive Verfahren wie die Markierung mit Enzymen (Enzymimmunoassay), fluoreszierenden Substanzen (Fluoreszenz-Immunoassay) oder Luminogenen (Lumineszenz-Immunoassay) eingesetzt.

TSH (mU/l)

4,0

0,3

— „1. Generation" (0,5 mU/l)

— „2. Generation" (0,05 mU/l)
— „3. Generation" (0,005 mU/l)

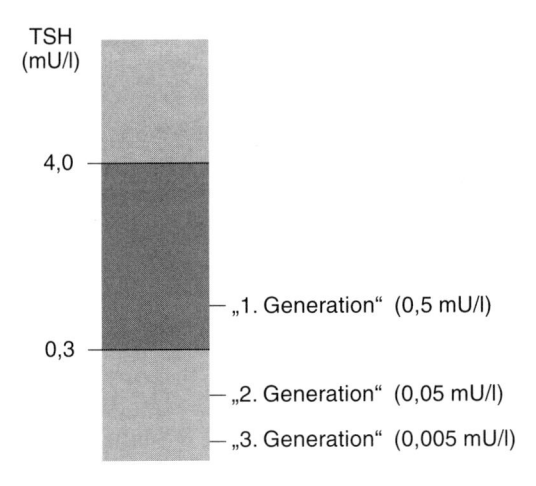

Abb. 10: *Untere Nachweisgrenzen der verschiedenen „Generationen" von TSH-Assays. Heute verwendete Testverfahren der „2. und 3. Generation" besitzen eine deutlich unterhalb des Referenzbereichs von TSH liegende untere Nachweisgrenze. Sie erlauben damit eine sichere Differenzierung zwischen einer normalen und einer erniedrigten TSH-Konzentration*

Die derzeit kommerziell angebotenen Testverfahren der „2. Generation" besitzen eine untere Nachweisgrenze im Bereich von etwa 0,05 bis 0,1 mU TSH/l Serum, die Verfahren der „3. Generation" von etwa 0,005 bis 0,01 mU/l. Mit diesen Verfahren ist somit eine sichere Abgrenzung zwischen normalen und erniedrigten TSH-Konzentrationen und damit eine sichere Unterscheidung zwischen euthyreoten und hyperthyreoten Kollektiven möglich.

Die breite Verfügbarkeit dieser empfindlichen Testverfahren zum Nachweis von TSH hat die Bestimmung des basalen TSH zum wichtigsten In-vitro-Parameter in der Schilddrüsenfunktionsdiagnostik gemacht. Da das basale TSH besonders in der Ausschlußdiagnostik häufig als einziger Parameter zur Beurteilung der Schilddrüsenfunktion eingesetzt wird, ist es unerläßlich, daß die TSH-Konzentration auch im unteren Meßbereich ausreichend präzise und zuverlässig ermittelt wird.

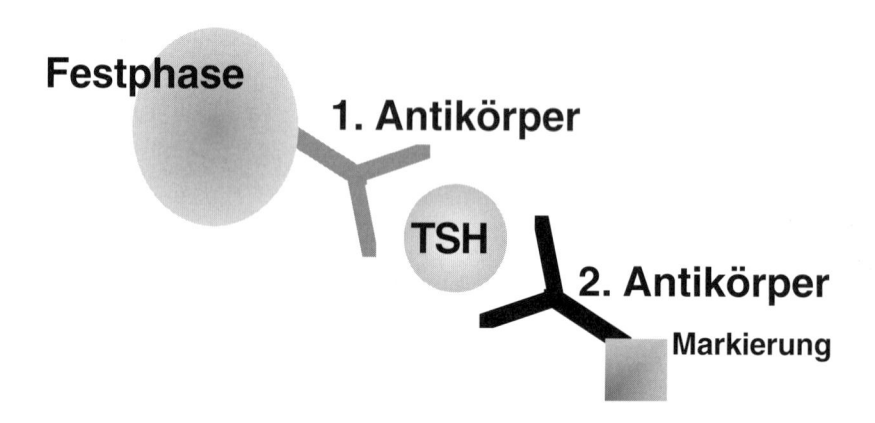

Abb. 11: *Prinzip des immunometrischen Tests für TSH*

TSH-Assays, die in der Routinediagnostik eingesetzt werden, müssen daher eine Reihe von Qualitätskriterien erfüllen. Diese sind in den Empfehlungen zur Qualitätssicherung der Sektion Schilddrüse der Deutschen Gesellschaft für Endokrinologie niedergelegt. Eine zentrale Forderung ist, daß vom Hersteller eines TSH-Testes die untere Nachweisgrenze als die sog. **funktionelle Sensitivität** angegeben wird. Die funktionelle Sensitivität entspricht der TSH-Konzentration, die von einem Testverfahren miteinem Inter-Assay-Variationskoeffizienten von unter 20% bestimmt werden kann. Sie soll für TSH-Tests unterhalb von 0,1 mU TSH/l Serum liegen. Erfüllt ein Testverfahren diese Anforderung, ist von einer sicheren Trennung euthyreoter und hyperthyreoter Patientenkollektive auszugehen. Die Überlappung der beiden Gruppen liegt bei deutlich unter 1%.

Da diese Qualitätskriterien leider noch nicht bei allen kommerziell angebotenen TSH-Assays erfüllt werden und die Erfüllung der Kriterien zudem von der Testdurchführung im jeweiligen Labor abhängt, ist es wünschenswert, daß die funktionelle Sensitivität des verwendeten TSH-Testes in jedem Labor überprüft wird.

Bei Verwendung eines geeigneten Testsystems liegt der Referenzbereich für TSH bei Gesunden zwischen 0,3 und 4,0 mU/l (Tab. 2). Die Werte zeigen eine asymmetrische Verteilung und weisen nach Logarithmierung eine annähernde Normalverteilung auf. Basale TSH-Konzentrationen zwischen 0,3 und 4,0 mU/l Serum schließen eine Funktionsstörung weitgehend aus. Nicht ausgeschlossen werden können Frühstadien von Schilddrüsenkrankheiten (etwa einer thyreoidalen Autonomie), die noch zu keiner Funktionsstörung führen, und seltene Krankheiten wie die sekundäre Hypothyreose und die Schilddrüsenhormonresistenz.

Bei erniedrigten (< 0,3 mU/l) oder erhöhten (> 4 mU/l) TSH-Konzentrationen ist ergänzend immer die Bestimmung der Schilddrüsenhormonparameter zur Erkennung einer Hyper- oder Hypothyreose erforderlich. Bei manifester Hyperthyreose sind die TSH-Konzentrationen vollständig supprimiert (< 0,1 mU/l), bei manifester Hypothyreose meist deutlich erhöht (mindestens > 10 mU/l). Grenzwertig erniedrigte (0,1-0,3 mU/l) oder leicht erhöhte (4-10 mU/l) TSH-Konzentrationen weisen auf eine latente Funktionsstörung hin und verlangen eine weiterführende Diagnostik zur Erkennung einer zugrundeliegenden Schilddrüsenkrankheit. Häufigste Ursache leicht erniedrigter TSH-Konzentrationen ist besonders bei älteren Patienten eine latente thyreoidale Autonomie.

In Zweifelsfällen kann bei grenzwertig erniedrigten oder erhöhten TSH-Konzentrationen durch einen TRH-Test geklärt werden, ob eine normale, verminderte oder erhöhte TSH-Freisetzung vorliegt (s. 3.2.2).

Die seltene **sekundäre Hypothyreose** weist in der Regel erniedrigte TSH-Konzentrationen auf. Sie kann jedoch diagnostische Schwierigkeiten bereiten, da bei manchen Patienten trotz im unteren Referenzbereich liegender TSH-Konzentrationen peripher bereits eine ausgeprägte Hypothyreose besteht. Ursache der sekundären Hypothyreose ist eine gestörte Funktion des Hypophysenvorderlappens, in der Regel aufgrund einer hypophysären Raumforderung oder eines sog. „empty sella"-Syndroms. Meist sind neben der thyreotropen Funktion noch andere Funktionen des Hypophysenvorderlappens wie die somatotrope, gonadotrope und corticotrope Funktion ausgefallen.

Eine Hyperthyreose durch einen **TSH-produzierenden Hypophysentumor** ist sehr selten und durch die Kombination erhöhter oder hochnormaler TSH-Konzentrationen bei erhöhten Schilddrüsenhormonparametern charakterisiert. Typischerweise finden sich bei diesen Patienten deutlich erhöhte Konzentrationen der freien α-Untereinheit im Serum.

Basales TSH

Referenzbereich*:	0,3-4,0 mU/l
Testverfahren:	Immunometrische Tests der sog. „2. oder 3. Assay-Generation": funktionelle Sensitivität < 0,1 mU/l TSH
Untersuchungsmaterial:	Serum
Indikationen:	Ausschluß einer Schilddrüsenfunktionsstörung V.a. Hyperthyreose oder Hypothyreose
Beurteilung der Meßwerte:	Basales TSH im Referenzbereich: • Vorliegen einer Schilddrüsenfunktionsstörung weitgehend ausgeschlossen • Bei konkretem klinischen Verdacht auf eine Funktionsstörung ergänzend Bestimmung der Schilddrüsenhormone, um ggf. seltene Ursachen einer Funktionsstörung (sekundäre Hypothyreose, Schilddrüsenhormonresistenz, TSH-produzierender Hypophysentumor) zu erkennen.
Basales TSH < 0,3 mU/l:	• Ergänzende Bestimmung der Schilddrüsenhormone zur Klärung der Frage, ob eine latente oder manifeste Hyperthyreose vorliegt. • Weiterführende Diagnostik zur Erkennung der zugrundeliegenden Schilddrüsenkrankheit (Schilddrüsensonographie, ggf. Schilddrüsenszintigraphie, Bestimmung von Autoantikörpern).
Basales TSH > 4,0 mU/l:	• Ergänzende Bestimmung der Schilddrüsenhormone (bes. fT_4) zur Klärung der Frage, ob eine latente oder manifeste Hypothyreose vorliegt. • Weiterführende Diagnostik zur Erkennung der zugrundeliegenden Schilddrüsenkrankheit (Schilddrüsensonographie, ggf. Bestimmung von Autoantikörpern).

Tab. 2: Basales TSH (Fortsetzung s. S. 49)

Einflußfaktoren:	**Erniedrigung** der TSH-Konzentration: Schilddrüsenhormongabe, hochdosierte Glukokortikoidtherapie, Dopamin, L-Dopa. Zusätzlich beim Cushing-Syndrom, beim Wachstumshormonexzeß, bei der Anorexia nervosa, bei der endogenen Depression und bei schweren extrathyreoidalen Krankheiten. **Erhöhung** der TSH-Konzentration: Gabe von Thyreostatika, versch. Psychopharmaka, Metoclopramid. Zusätzlich beim Morbus Addison.

* Die Referenzbereiche unterscheiden sich in geringem Maß bei den verschiedenen Testverfahren und können daher nur als Anhaltspunkte gelten.

Tab. 2 (Fortsetzung): Basales TSH

Eine weitere, ebenfalls sehr seltene Ursache erhöhter TSH- und Schilddrüsenhormonkonzentrationen ist die **Schilddrüsenhormonresistenz** (s. auch 4.14.4), die je nach Ausprägung entweder alle Organe oder überwiegend die hypothalamisch-hypophysäre Hormonwirkung betrifft. Es handelt sich um eine angeborene Krankheit, bei der ein genetischer Defekt des nukleären T_3-Rezeptors zu einer verminderten Wirkung der Schilddrüsenhormone an den Zielzellen führt. Durch eine gestörte Hormonwirkung an den thyreotropen Zellen des HVL kommt es zu der für diese Krankheit typischen Erhöhung der TSH-Freisetzung. Betrifft die Hormonresistenz den gesamten Körper, wird durch kompensatorisch erhöhte TSH-Konzentrationen und Schilddrüsenhormonkonzentrationen eine peripher euthyreote oder gering hypothyreote Stoffwechsellage erreicht. Sind nur die Zellen des HVL betroffen, führen die vermehrte Freisetzung von TSH und die damit erhöhten Schilddrüsenhormonkonzentrationen klinisch zur Hyperthyreose.

Die Schwankungen der TSH-Konzentrationen beim individuellen Patienten aufgrund der bekannten pulsatilen Freisetzung von TSH und der zirkadianen Rhythmik sind zu gering, um in der Praxis diagnostische Schwierigkeiten zu bereiten. Zu berücksichtigen ist jedoch die Verminderung der TSH-Freisetzung durch eine Reihe nicht-thyreoidaler Einflüsse wie Mangelernährung, Störungen der Nebennierenrindenfunktion und durch verschiedene Medikamente, besonders Glukokortikoide und Dopamin. Auch Patienten mit schweren nichtthyreoidalen Krankheiten haben häufig erniedrigte TSH-Konzentrationen bei gleichzeitig niedrigen Schilddrüsenhormonkonzentrationen (s. 5.4).

Eine wichtige Rolle spielt die Bestimmung des basalen TSH im Rahmen des **Neugeborenenscreening**. Hierfür stehen spezielle Reagentiensätze zur Verfügung, die auf der Verwendung geringer Mengen Vollblut, das auf Filterpapier aufgetropft wird, beruhen. Die funktionelle Sensitivität dieser Testverfahren sollte bei unter 5 mU/l liegen.

Mit einer konnatalen Hypothyreose ist mit einer Inzidenz von etwa 1:3 000 bis 4 000 zu rechnen. Primär konnatale Hypothyreosen weisen in der Regel TSH-Konzentrationen von deutlich über 15 mU/l auf. Trotzdem ist der Einsatz sensitiver Testverfahren sinnvoll und wichtig, da hierdurch die Rate kontrollbedürftiger Befunde deutlich reduziert werden kann. Besondere Bedeutung besitzt dieser Aspekt, wenn in Zukunft die Blutentnahme wegen der frühen Entlassung nach der Entbindung bereits vor dem dritten Lebenstag und nicht wie bisher üblich am fünften Lebenstag durchgeführt wird.

Aufgrund der Bedeutung des TSH-Screenings und aufgrund der schwerwiegenden Folgen einer verspätet eingeleiteten Substitutionstherapie sollte die Bestimmung zentral in spezialisierten Labors oder Abteilungen erfolgen.

3.2.2 Stimulationstest mit Thyreotropin-Releasing-Hormon (TRH-Test)

Durch die Verfügbarkeit sensitiver Testverfahren für TSH der sog. „2. und 3. Assay-Generation" und der damit präzisen Bestimmung des basalen TSH auch im erniedrigten Bereich erbringt die Durchführung eines TRH-Testes heute in der Regel keine zusätzliche Information. Die basalen TSH-Konzentrationen und die TSH-Konzentrationen nach TRH-Stimulation zeigen eine sehr enge Korrelation.

Die Durchführung des TRH-Testes ist daher heute nur noch bei Problemfällen erforderlich, bei denen durch die Bestimmung des basalen TSH keine eindeutige Zuordnung möglich ist. Zu nennen sind im stationären Bereich Patienten mit schweren extrathyreoidalen Krankheiten („non-thyroidal illness", NTI), bei denen gleichzeitig der Verdacht auf eine Schilddrüsenkrankheit besteht, und Patienten mit einer hypophysären oder hypothalamischen Krankheit. Bei letztgenannten Patienten zeigt der TRH-Test in der Regel auch dann eine verminderte Stimulierbarkeit, wenn die basalen TSH-Konzentrationen noch im Referenzbereich liegen.

Zusätzlich kann der TRH-Test in Einzelfällen bei grenzwertig erniedrigten oder erhöhten TSH-Konzentrationen zur Klärung der Frage durchgeführt werden, ob eine normale, verminderte oder erhöhte TSH-Freisetzung vorliegt.

Die Applikation von TRH kann intravenös, nasal oder oral erfolgen:

- **Intravenöse** Gabe von 200 µg TRH, bei Kindern von 7 µg/kg Körpergewicht. 30 Minuten nach der Applikation zweite Blutentnahme zur Bestimmung des stimulierten TSH-Wertes im Vergleich zum basalen Ausgangswert. Die i.v.-Injektion von 400 µg TRH führt zu einer stärkeren TSH-Antwort, die jedoch keinen diagnostischen Zugewinn bringt. Gelegentlich treten nach intravenöser Gabe von TRH flüchtige, nicht länger als drei Minuten dauernde Mißempfindungen wie Wärme- und Hitzegefühl, Übelkeit, Herzklopfen, Schwindel und/oder Harndrang auf.
- **Nasale** Applikation von 2 mg TRH (je ein Sprühstoß in jedes Nasenloch) und Blutentnahme nach 30 Minuten (die zweite Blutentnahme ist aufgrund einer Plateaubildung der TSH-Konzentration bis 2 Stunden nach TRH-Applikation möglich). Vorteil des nasalen TRH-Testes ist eine gegenüber der intravenösen Gabe geringere Nebenwirkungsrate.
- **Orale** Applikation von 40 mg TRH. Die zweite Blutentnahme erfolgt nach 3 bis 4 Stunden. Die mit dem intravenösen oder nasalen TRH-Test mögliche Feinbeurteilung der TSH-Antwort ist mit diesem Test nicht möglich. Daher und wegen des Zeitaufwandes kann er für die Routinediagnostik nicht empfohlen werden.

Bei der Beurteilung der basalen und stimulierten TSH-Konzentrationen sind eine Reihe extrathyreoidaler Faktoren zu berücksichtigen, die die TSH-Freisetzung auf hypothalamischer oder hypophysärer Ebene beeinflussen. So zeigen Patienten unter Östrogenzufuhr, offenbar infolge einer Zunahme der Bindungsstellen für TRH an den thyreotropen Zellen des HVL, eine veränderte TSH- Antwort. Beim Cushing-Syndrom, unter Therapie mit Glukokortikoiden, beim Wachstumshormonexzeß und bei der Hyperkalzämie sind die basalen TSH-Konzentrationen und die Antwort auf TRH vermindert. Auch beim totalen Fasten, bei schweren extrathyreoidalen Krankheiten nicht endokrinen Ursprungs, bei psychiatrischen Krankheiten und unter verschiedenen Medikamenten wie Dopamin, Psychopharmaka und selbstverständlich unter der Gabe von Schilddrüsenhormonen kann die TSH-Antwort geringer als normal ausfallen. Umgekehrt verstärkt ein Morbus Addison, ein Mangel an Wachstumshormonen oder die Behandlung mit Metoclopramid den TSH-Anstieg nach TRH-Gabe.

Patienten mit hypothalamisch bedingter Hypothyreose weisen, da die thyreotropen Zellen des HVL intakt sind, eine positive Antwort von TSH im TRH-Test auf, die jedoch oft verzögert eintritt. Während Patienten mit großen Hypophysentumoren in der Regel erniedrigte oder niedrig normale basale und stimulierte TSH-Werte zeigen, kann der TSH-Anstieg nach TRH bei suprasellärer Ausdehnung der Tumoren gelegentlich normal oder sogar erhöht sein. Das freigesetzte TSH hat bei diesen Patienten jedoch möglicherweise eine verminderte biologische Aktivität, so daß trotzdem keine ausreichende Stimulation der Schilddrüsenhormonfreisetzung erfolgt. Der TRH-Test differenziert daher nicht zuverlässig zwischen Hypothyreosen hypophysärer und hypothalamischer Genese.

3.2.3 Schilddrüsenhormone

Die thyreoidale Hormonproduktion wird gut durch die Konzentration von T_4 im Serum widergespiegelt. T_4 entsteht im Gegensatz zu T_3 ausschließlich in der Schilddrüse. Aufgrund dieser Tatsache ist T_4 der zentrale Hormonparameter bei der Diagnostik der Hypothyreose, bei der die Abnahme der Hormonfreisetzung aus der Schilddrüse, etwa auf dem Boden einer chronischen Thyreoiditis, Ursache der Funktionsstörung ist.

Umgekehrt kann eine Hyperthyreose durch eine isolierte Erhöhung von T_3 verursacht werden, so daß zur Erkennung dieser Funktionsstörung immer ein Parameter für das T_4 und ein Parameter für das T_3 zu bestimmen sind. Bevor es zu einer Erniedrigung bzw. Erhöhung der Hormonkonzentrationen im Serum kommt, zeigt sich – wie beschrieben – ein Anstieg bzw. eine Erniedrigung der TSH-Konzentration als Ausdruck der Störung des hypothalamisch-hypophysären Regelkreises.

Wie in 2.2.4 erwähnt, liegen die Schilddrüsenhormone im Serum zu über 99% in proteingebundener Form vor. Da nur die freien Schilddrüsenhormone die Versorgung der Körperperipherie mit Schilddrüsenhormonen widerspiegeln, sollten nur sie zur Diagnose von Schilddrüsenfunktionsstörungen herangezogen werden. Eine alleinige Bestimmung von Gesamt-T_4 ohne Parameter für die Proteinbindung sollte nicht durchgeführt werden. Bei T_3 kann aufgrund der geringeren Proteinbindung anstatt der Bestimmung des freien T_3 auch das Gesamthormon bestimmt werden.

Wird dies vernachlässigt und Gesamt-T_4 allein bestimmt, führen Veränderungen der Transportproteine wie des TBG zu Fehlbeurteilungen der Schilddrüsenstoffwechsellage. Um die Menge an freien Hormonen konstant zu halten, kommt es nämlich in diesen Situationen zu einer gleichsinnigen Veränderung der Gesamthormonkonzentrationen. Häufigste Ursache einer Fehlbeurteilung ist in diesem Zusammenhang eine Erhöhung der Gesamt-T_4-Konzentration während der Schwangerschaft oder unter der Einnahme von oralen Kontrazeptiva. Tab. 1 stellt die wichtigsten Ursachen für eine Veränderung der TBG-Konzentration im Serum zusammen.

Zur Bestimmung der freien Hormonkonzentrationen (fT_4 und fT_3) stehen direkte und indirekte Verfahren zur Verfügung. Die direkte Messung von fT_4 und fT_3 mittels Gleichgewichtsdialyse oder Ultrafiltration ist wegen des großen Aufwandes nicht für die Routinediagnostik geeignet.

Die indirekte Messung der freien Schilddrüsenhormone erfolgt durch:

Die Indexmethode: Der Index berechnet sich aus der Bestimmung der Gesamthormone und einem Parameter für die Proteinbindung (direkte Bestimmung des TBG und z.b. Berechnung des T_4/TBG-Quotienten oder sog. T_3- oder T_4-Uptake-Test).

Ein-Schritt-Verfahren: In diesen einfach durchführbaren Verfahren werden radioaktiv-, enzym-, lumineszenz- oder fluoreszenzmarkierte T_3- bzw. T_4-Derivate („Analog-Tracer") eingesetzt, die nur von exogen zugesetzten spezifischen Antikörpern, nicht aber von den Bindungsproteinen im Serum gebunden werden. Die freien Hormone konkurrieren in diesen Verfahren mit diesem Analog-Tracer.

In neueren Ein-Schritt-Verfahren kommen statt markierter Hormonanaloge markierte Antikörper gegen Schilddrüsenhormone zum Einsatz.

Zwei-Schritt-Verfahren: Bei den 2-Schritt-Verfahren werden im ersten Schritt freie Schilddrüsenhormone von den Serumbindungsproteinen abgetrennt, etwa durch Bindung an einen festphasegebundenen Antikörper oder durch Adsorption an Sephadex. In einem zweiten Schritt wird die Konzentration der extrahierten Hormone bestimmt.

Nachteil aller Verfahren zur indirekten Bestimmung von freien Schilddrüsenhormonen ist die mögliche Beeinflussung der Testergebnisse durch eine Reihe schilddrüsenunabhängiger Faktoren. Dies gilt, auch wenn die Zuverlässigkeit dieser Bestimmungsmethoden in den letzten Jahren deutlich verbessert wurde, in besonderer Weise für die sog.

„Analog-Tracer-Verfahren". Fehlbeurteilungen kommen vor bei Patienten mit schweren nichtthyreoidalen Krankheiten (non-thyroidal illness, NTI) und bei der Anwendung bestimmter Medikamente (z.B. Lipidinfusionen, Plasmaproteinpräparationen, Barbiturate, Heparin, Salizylsäure, Furosemid). Da moderne Ein-Schritt-Verfahren und Zwei-Schritt-Verfahren in diesen Situationen zuverlässigere Ergebnisse liefern, sollten diese Verfahren bei multimorbiden Patienten im stationären Bereich bevorzugt eingesetzt werden.

T_4 und freies T_4

Referenzbereiche*: Erwachsene
T_4: 5,5-11,0 µg/dl (77-142 nmol/l)
freies T_4 (fT_4): 0,8-1,8 ng/dl (10-23 pmol/l)

Kinder u. Jugendliche
T_4:
Alter bis 2 Tage 10,7-25,8 µg/dl (138-332 nmol/l)
Alter 3-30 Tage 7,8-19,7 µg/dl (100-254 nmol/l)
Alter 1-12 Monate 5,4-13,8 µg/dl (69-178 nmol/l)
Alter 1-7 Jahre 5,3-12,3 µg/dl (68-158 nmol/l)
Alter 7-13 Jahre 6,0-11,1 µg/dl (77-143 nmol/l)
Alter 13-18 Jahre 4,9-10,7 µg/dl (63-138 nmol/l)

freies T_4 (fT_4):
Alter bis 2 Tage 1,6-3,8 ng/dl (21-49 pmol/l)
Alter 3-30 Tage 1,5-3,0 ng/dl (19-39 pmol/l)
Alter 1-12 Monate 1,1-1,8 ng/dl (14-23 pmol/l)
Alter 1-7 Jahre 0,9-1,7 ng/dl (12-22 pmol/l)
Alter 7-13 Jahre 0,9-1,7 ng/dl (12-22 pmol/l)
Alter 13-18 Jahre 0,9-1,8 ng/dl (12-23 pmol/l)

Testverfahren: T_4:
Radioimmunoassays, Enzymimmunoassays, Lumineszenzimmunoassays
freies T_4:
Direkte Bestimmung mittels Gleichgewichtsdialyse (kein Routineverfahren), indirekte Bestimmung durch die Indexmethode, Ein-Schritt- oder Zwei-Schritt-Verfahren.

Tab. 3: T_4 *und freies* T_4 *(Fortsetzung S. 55)*

Untersuchungsmaterial:	Serum
Indikationen:	V.a. Hyperthyreose oder Hypothyreose; Ausschluß einer manifesten Hyperthyreose oder Hypothyreose, besonders bei erniedrigtem oder erhöhtem basalen TSH.
Beurteilung der Meßwerte:	**Im Referenzbereich:** Euthyreote Schilddrüsenfunktion, latente Hyperthyreose oder latente Hypothyreose.
	Erhöht: Manifeste Hyperthyreose.
	Erniedrigt: Manifeste Hypothyreose.
Einflußfaktoren:	**Erniedrigung ohne Hypothyreose:** Erniedrigte Konzentration an Transportproteinen wie TBG (fT_4 normal), schwere extrathyreoidale Allgemeinkrankheit (NTI). Medikamente (Barbiturate, Rifampicin).
	Erhöhung ohne Hyperthyreose: Erhöhte Konzentration an Transportproteinen wie TBG (fT_4 normal), nach hochdosierter Jodgabe, Einnahme von Levothyroxin-Präparaten. Andere Medikamente (Salizylate, Heparin, Furosemid).

* Die Referenzbereiche unterscheiden sich in geringem Maß bei den verschiedenen Testverfahren und können daher nur als Anhaltspunkte gelten.

Tab. 3 (Fortsetzung): T_4 und freies T_4

Methodenabhängige Fehlbeurteilungen der Konzentration an freien Schilddrüsenhormonen finden sich auch bei verschiedenen angeborenen **Anomalien der Transportproteine.** Eine wichtige Rolle spielt die autosomal dominant vererbte albuminassoziierte Hyperthyroxinämie (AAH), die eine Prävalenz von etwa 0,1% besitzt und durch eine deutlich erhöhte Bindung von T_4 an Albumin gekennzeichnet ist. Die Patienten weisen eine mäßige Erhöhung der Gesamt-T_4-Konzentration und eine deutliche Erhöhung der fT_4-Konzentration im Ein-Schritt-Verfahren, des fT_4-Index und des T_4/TBG-Quotienten bei klinisch euthyreoter Stoffwechsellage auf.

Die Laborveränderungen führen häufig zur Fehldiagnose einer Hyperthyreose, obwohl diese Patienten ein normales basales TSH zeigen. Sowohl mit der Gleichgewichtsdialyse als auch mit Zwei-Schritt-Verfahren werden bei der AAH im Referenzbereich liegende fT_4-Konzentrationen gemessen.

T_3 und freies T_3

Referenzbereiche*:	Erwachsene		
	T_3:	0,9-1,8 ng/ml	(1,4-2,8 nmol/l)
	freies T_3 (fT_3):	3,5-8,0 ng/l	(5,4-12,3 pmol/l)
	Kinder u. Jugendliche		
	T_3:		
	Alter bis 2 Tage	0,8-2,6 ng/ml	(1,2-4,0 nmol/l)
	Alter 3-30 Tage	0,7-2,0 ng/ml	(1,1-3,1 nmol/l)
	Alter 1-12 Monate	1,1-2,3 ng/ml	(1,7-3,5 nmol/l)
	Alter 1-7 Jahre	1,2-2,0 ng/ml	(1,8-3,1 nmol/l)
	Alter 7-13 Jahre	1,1-2,0 ng/ml	(1,7-3,1 nmol/l)
	Alter 13-18 Jahre	1,0-1,8 ng/ml	(1,5-2,8 nmol/l)
	freies T_3 (fT_3):		
	Alter bis 2 Tage	3,4-9,3 ng/l	(5,2-14,3 pmol/l)
	Alter 3-30 Tage	2,8-6,9 ng/l	(4,3-10,6 pmol/l)
	Alter 1-12 Monate	3,3-6,5 ng/l	(5,1-10,0 pmol/l)
	Alter 1-7 Jahre	3,4-6,6 ng/l	(5,2-10,2 pmol/l)
	Alter 7-13 Jahre	4,0-6,2 ng/l	(6,2-9,5 pmol/l)
	Alter 13-18 Jahre	3,4-5,6 ng/l	(5,2-8,6 pmol/l)
Testverfahren:	T_3: Radioimmunoassays, Enzymimmunoassays, Lumineszenzimmunoassays		
	freies T_3: direkte Bestimmung mittels Gleichgewichtsdialyse (kein-Routineverfahren), indirekte Bestimmung durch die Indexmethode, Ein-Schritt- oder Zwei-Schritt-Verfahren.		
Untersuchungsmaterial:	Serum		
Indikationen:	V.a. Hyperthyreose; Ausschluß einer manifesten Hyperthyreose, besonders bei erniedrigtem basalen TSH.		

Tab. 4: T_3 und freies T_3 (Fortsetzung S. 57)

Beurteilung der Meßwerte:	**Im Referenzbereich:** Euthyreote Schilddrüsenfunktion, latente Hyperthyreose oder latente Hypothyreose.
	Erhöht: Manifeste Hyperthyreose.
	Erniedrigt: s.u.
Einflußfaktoren:	**Erniedrigung der T_3-Konzentrationen:** Erniedrigte Konzentration an Transportproteinen wie TBG (fT_3 normal), schwere extrathyreoidale Allgemeinkrankheit (NTI), Verminderung der peripheren Konversion, z.B. durch hochdosierte Jodgabe, Gabe von Propranolol, Glukokortikoiden, jodhaltigen Röntgenkontrastmitteln, Amiodaron.
	Erhöhung der T_3-Konzentrationen ohne Hyperthyreose: Erhöhte Konzentration an Transportproteinen wie TBG (fT_3 normal), Einnahme von T_3-Präparaten

* Die Referenzbereiche unterscheiden sich in geringem Maß bei den verschiedenen Testverfahren und können daher nur als Anhaltspunkte gelten.

Tab. 4 (Fortsetzung): T_3 und freies T_3

Durch **endogene Schilddrüsenhormonantikörper** können Schilddrüsenhormonbestimmungen ebenfalls beeinflußt werden. Sie sind selten im Serum bei Patienten mit Autoimmunkrankheiten der Schilddrüse nachzuweisen. Das markierte Antigen wird von den endogenen Antikörpern gebunden und führt so zu einer Konzentrationsänderung des Tracers im Reaktionsansatz. Zwei-Schritt-Verfahren zur Bestimmung von fT_4 werden durch diese Antikörper nicht beeinflußt und ergeben normale fT_4-Werte.

Eine Indikation zur Bestimmung der Schilddrüsenhormone besteht bei erniedrigten TSH-Konzentrationen (< 0,3 mU/l), besonders bei supprimierten TSH-Konzentrationen (< 0,1 mU/l), um das Vorliegen einer manifesten Hyperthyreose nachzuweisen oder auszuschließen (Tab. 3 und 4). In diesen Fällen ist immer fT_4 und zusätzlich T_3 oder fT_3 zu bestimmen, da in etwa 10% aller Hyperthyreosen eine isolierte T_3-Erhöhung Ursache ist.

Bei erhöhtem TSH (> 4,0 mU/l) reicht die alleinige Bestimmung von fT_4 zum Nachweis oder zum Ausschluß einer manifesten Hypothyreose aus. T_3 oder fT_3 besitzen keine zusätzliche Aussagekraft.

Daneben kann die Bestimmung der Schilddrüsenhormone auch bei normalem TSH sinnvoll sein, wenn sich klinische Hinweise für das Vorliegen einer Hyperthyreose oder Hypothyreose ergeben. So kann bei einigen seltenen Schilddrüsenkrankheiten eine Funktionsstörung trotz normaler basaler TSH-Werte vorliegen (sekundäre Hypothyreose, Schilddrüsenhormonresistenz, TSH-produzierender Hypophysentumor).

Das zu T_3 strukturisomere, aber biologisch inaktive **reverse-T_3 (= rT_3)** entsteht fast ausschließlich extrathyreoidal durch 5-Dejodierung aus T_4. Bei schweren Allgemeinkrankheiten kommt es zu einem Absinken der T_3-Konzentrationen im Serum und zu einem fast spiegelbildlichen Anstieg von rT_3. Der Abfall von T_3 ist am ehesten durch eine verminderte extrathyreoidale Produktion, d.h. durch eine verminderte Konversion von T_4 zu T_3 zu erklären. Diese ist möglicherweise Folge einer verminderten Aktivität einer bestimmten Dejodase. Da dieses Enzym auch die Dejodierung von rT_3 vermittelt, ist gut verständlich, daß der Anstieg von rT_3 Folge eines gestörten Abbaus, jedoch nicht einer vermehrten Produktion ist.

Die Bestimmung von rT_3 ist mit Radioimmunoassays möglich. Sie besitzt jedoch in der Routinediagnostik kaum eine Bedeutung. Der Referenzbereich beträgt 0,10 bis 0,30 µg/l (0,15-0,50 nmol/l).

3.2.4 Schilddrüsenautoantikörper

Autoimmunkrankheiten der Schilddrüse sind durch eine Vielzahl von immunologischen Phänomenen gekennzeichnet, die den Autoimmunprozeß widerspiegeln. Dabei hat die In-vitro-Bestimmung von Autoantikörpern gegen Schilddrüsenantigene eine breite klinische Anwendung bei der Diagnostik und Differentialdiagnostik von Immunthyreopathien gewonnen. Breit eingesetzt wird die Bestimmung von **Antikörpern gegen den TSH-Rezeptor (TSH-R AK), gegen die Schilddrüsenperoxidase (TPO AK)** und **gegen das Thyreoglobulin (Tg AK).**

Im folgenden Überblick wird versucht, die Aussagekraft der verschiedenen Autoantikörper bei der Diagnose und Verlaufsbeurteilung der Autoimmunkrankheiten der Schilddrüse und die Wertigkeit der verschiedenen zur Verfügung stehenden Meßmethoden darzustellen.

Nicht näher eingegangen wird auf weitere Autoantikörper, die in den letzten Jahren nachgewiesen werden konnten, die jedoch keinen Einzug in die Routinediagnostik gefunden haben. Zudem muß deren Existenz oder pathophysiologische Rolle aufgrund neuerer Befunde teilweise in Frage gestellt werden. Zu nennen sind hier **Autoantikörper gegen Augenmuskelgewebe** und **wachstumsstimulierende Antikörper.**

Gewisse klinische Bedeutung besitzen **Autoantikörper gegen Schilddrüsenhormone.** Diese Antikörper gegen die Schilddrüsenhormone T_3 und T_4 lassen sich selten bei Patienten mit Schilddrüsenkrankheiten, insbesondere bei Autoimmunkrankheiten der Schilddrüse, nachweisen. Die Neutralisierung bzw. Inaktivierung der endogenen Hormone durch diese Antikörper führt dazu, daß die Gesamthormonkonzentration über eine vermehrte TSH-Freisetzung ansteigt, bis nach Absättigung der Hormonantikörper ein neues Gleichgewicht erreicht ist.

Zusätzlich können diese Hormonantikörper durch eine Interferenz mit bestimmten Nachweismethoden für T_3, T_4 und besonders für freie Hormone zu „falsch-niedrigen" oder „falsch-hohen" Schilddrüsenhormonwerten führen. Schilddrüsenhormonwerte, die nicht mit dem klinischen Bild des Patienten und mit dem Ergebnis der TSH-Bestimmung übereinstimmen, sollten an das Vorliegen solcher Hormonantikörper denken lassen. Der Nachweis dieser Schilddrüsenhormonantikörper ist möglich, steht jedoch nur in wenigen Labors und nicht kommerziell zur Verfügung.

3.2.4.1 Antikörper gegen den TSH-Rezeptor (TSH-R AK)

Die Abgrenzung der immunogenen Hyperthyreose vom Typ Morbus Basedow von den anderen, nicht immunogen bedingten Formen der Hyperthyreose, insbesondere von der funktionellen Autonomie ist allein mit Hilfe klinischer Methoden und bildgebender Verfahren häufig nicht eindeutig möglich. Für diese Fragestellung steht mit der Bestimmung der TSH-Rezeptor-Antikörper (TSH-R AK) ein sehr sensitiver und spezifischer In-vitro-Parameter zur Verfügung.

TSH-Rezeptoren sind auf der basalen Zellmembran jeder Schilddrüsenzelle nachzuweisen. Sie vermitteln die stimulierende Wirkung von TSH auf die Synthese und Freisetzung von Schilddrüsenhormonen. Die TSH-R AK richten sich als Autoantikörper gegen den TSH-Rezeptor und besitzen eine TSH-ähnliche Wirkung. Sie stehen jedoch nicht unter hypothalamisch-hypophysärer Kontrolle. Die Bindung dieser Autoantikörper an den TSH-Rezeptor führt zu einer unkontrollierten Stimulation der Schilddrüsenzellen und damit zur Hyperthyreose. Die TSH-R AK stellen beim Morbus Basedow den pathogenetisch zentralen Faktor bei der Entstehung der Hyperthyreose dar.

Neben diesen die Schilddrüse stimulierenden TSH-R AK können in bestimmten klinischen Situationen auch Autoantikörper nachgewiesen werden, die ebenfalls an den TSH-Rezeptor binden, ihn jedoch nicht stimulieren, sondern im Gegenteil eine blockierende Wirkung ausüben, d.h. die physiologische TSH-Wirkung antagonisieren.

Der Nachweis der schilddrüsenstimulierenden Wirkung von TSH-R AK gelang zuerst in den 50er Jahren in einem In-vivo-Modell an Mäusen. Seren von Patienten mit Morbus Basedow führten zu einer im Vergleich mit TSH protrahierten Stimulation der Schilddrüse. Diese Beobachtung führte zum Begriff des „lange wirksamen Schilddrüsenstimulators" (long-acting thyroid stimulator = LATS). Erst später erkannte man, daß es sich bei diesem Faktor um Autoantikörper gegen den TSH-Rezeptor handelt. Der Begriff des LATS wird seit der Einführung anderer Nachweisverfahren für diese Antikörper nicht mehr verwendet und wurde durch die Begriffe TSH-Rezeptor Antikörper (TSH-R AK), schilddrüsenstimulierende Antikörper oder schilddrüsenstimulierende Immunglobuline (TSAb, TSI) ersetzt.

Heute ist das Standardverfahren zur Bestimmung von TSH-R AK der Radioligandenassay mit solubilisierten Thyreozytenmembranen vom Schwein. Gemessen wird in diesem Testverfahren die Fähigkeit von Autoantikörpern, radioaktiv markiertes TSH aus der Bindung an den TSH-Rezeptor zu verdrängen. Die Quantifizierung der Ergebnisse des Radioligandentestes sollte an einer TSH-Standardkurve erfolgen, da somit eine bessere Abgrenzung von Normalbefunden und erhöhten Antikörpertitern möglich ist.

Der Radioligandenassay prüft lediglich die Bindung von Autoantikörpern an den TSH-Rezeptor und erlaubt keine Aussage über die funktionelle Aktivität von TSH-R AK, d.h. er kann nicht zwischen funktionell stimulierenden und blockierenden TSH-R AK unterscheiden. Für die Beurteilung der funktionellen Aktivität stehen für wissenschaftliche Fragestellungen Testsysteme zur Verfügung, bei denen in vitro die Fähigkeit von TSH-R AK geprüft wird, die Adenylat-Zyklase oder die Synthese und Freisetzung von Schilddrüsenhormonen an menschlichen oder tierischen Schilddrüsenzellen oder an Zellinien, die mit dem rekombinanten humanen TSH-Rezeptor transfiziert wurden, zu stimulieren. Diese Testverfahren und auch Testverfahren, in denen als Antigen der rekombinante menschliche TSH-Rezeptor eingesetzt wird, stehen bisher nicht für die Routinediagnostik zur Verfügung.

Mit den für die Routinediagnostik verfügbaren Testsystemen lassen sich in etwa 80 bis 90% der Patienten mit unbehandelter immunogener Hyperthyreose (Typ Morbus Basedow) TSH-R AK nachweisen. Daneben finden sich positive TSH-R AK selten (< 20%) bei Patienten mit chronisch lymphozytärer Thyreoiditis Hashimoto und gelegentlich auch bei der atrophischen Thyreoiditis. Bei Gesunden und bei Patienten mit nicht-immunogenen Schilddrüsenkrankheiten sind nur in Ausnahmefällen erhöhte TSH-R AK nachzuweisen (< 5%).

Daß in 10 bis 20% der Patienten mit florider immunogen bedingter Hyperthyreose im Serum keine Antikörper nachweisbar sind, kann dadurch erklärt werden, daß TSH-R AK vorwiegend von intrathyreoidal lokalisierten Lymphozyten produziert werden und die im peripheren Blut meßbaren Antikörpertiter nur einem Überlauf-Phänomen entsprechen. Sie spiegeln daher nicht die tatsächliche intrathyreoidale Antikörperaktivität wider.

Unter thyreostatischer Therapie eines Morbus Basedow fallen die TSH-R AK in der Mehrzahl der Patienten im Verlauf eines Jahres in den Referenzbereich ab. Anhaltend hohe Titer für TSH-R AK weisen auf eine Persistenz des Autoimmunprozesses hin und zeigen ein erhöhtes Risiko für einen rezidivierenden Krankheitsverlauf an. Im Einzelfall kann jedoch weder eine langanhaltende Remission der Krankheit bei hohen TSH-R AK noch ein rasches Hyperthyreoserezidiv bei negativen TSH-R AK ausgeschlossen werden.

Patienten mit positiven Titern für TSH-R AK am Ende einer etwa einjährigen thyreostatischen Therapie haben statistisch ein Risiko von etwa 75%, ein Rezidiv ihrer Krankheit zu erleiden, während das Risiko bei TSH-R AK-negativen Patienten bei etwa 25% liegt.

Antikörper gegen den TSH-Rezeptor (TSH-R AK)

Referenzbereiche*:	Negativ	< 9	U/l
	Grenzwertig	9-14	U/l
	Positiv	> 14	U/l

Testverfahren: Radioligandenassay mit solubilisierten Thyreozytenmembranen vom Schwein.

Untersuchungsmaterial: Serum

Indikationen: Differentialdiagnose der immunogenen und nicht-immunogenen Hyperthyreose, kein gesicherter Stellenwert für die Verlaufsbeurteilung einer immunogenen Hyperthyreose (Morbus Basedow).

Beurteilung der Meßwerte: Bei florider immunogener Hyperthyreose Nachweisrate etwa 80-90%; Rückgang der Rate positiver Befunde unter thyreostatischer Therapie.
In ca. 20% positive Befunde bei der Autoimmunthyreoiditis. Selten positive Befunde bei nicht-immunogenen Schilddrüsenkrankheiten.

Einflußfaktoren: Keine

* Die Referenzbereiche unterscheiden sich in geringem Maß bei den verschiedenen Testverfahren und können daher nur als Anhaltspunkte gelten.

Tab. 5: TSH-Rezeptor Antikörper (TSH-R AK)

Zusammenfassend ist die Bestimmung von TSH-R AK angezeigt, wenn aufgrund des klinischen Befundes und der Ergebnisse der bildgebenden Verfahren keine eindeutige Abgrenzung zwischen einem Morbus Basedow und einer nicht-immunogenen Hyperthyreose möglich ist. Finden sich klinisch eindeutige Zeichen einer endokrinen Orbitopathie, ist der Morbus Basedow gesichert und die Bestimmung von TSH-R AK zur Differentialdiagnose in der Regel entbehrlich.

Keinen gesicherten Stellenwert besitzt die Bestimmung von TSH-R AK im Verlauf der Krankheit zur Erkennung einer Remission bzw. zur Vorhersage eines Rezidivs einer immunogenen Hyperthyreose. Da sehr hohe Titer jedoch möglicherweise eine hohe Rezidivgefahr anzeigen, kann die Bestimmung von TSH-R AK auch hier in bestimmten Fällen sinnvoll sein (Tab. 5).

Antikörper gegen den TSH-Rezeptor sind plazentagängig und können abhängig von ihrer funktionellen Aktivität beim Kind eine kongenitale Hyperthyreose (stimulierende Antikörper) oder eine kongenitale Hypothyreose (blockierende Antikörper) verursachen. Es ist daher sinnvoll, bei schwangeren Patientinnen mit bestehendem oder zurückliegendem M. Basedow einmalig in der Mitte der Schwangerschaft die TSH-R AK zu bestimmen, um das Risiko einer intrauterinen oder neonatalen Hyperthyreose beim Kind abzuschätzen. Im Falle stark erhöhter TSH-R AK-Titer ist eine strenge Überwachung des Fetus in utero erforderlich (Herzfrequenz, Wachstum). In Einzelfällen kann die Einleitung einer thyreostatischen Therapie aus kindlicher Indikation erforderlich sein.

3.2.4.2 Antikörper gegen Schilddrüsenperoxidase (TPO AK)

Die Schilddrüsenperoxidase (Thyroid Peroxidase = TPO) ist ein 103.000 D großes, membranständiges Protein der apikalen Zellmembran der Schilddrüsenzellen (s. 2.2.2). Sie spielt eine Schlüsselrolle bei der Schilddrüsenhormonsynthese. Zusammengesetzt ist sie aus einem großen extrazellulären, einem transmembranären und einem intrazellulären Anteil. Ende der 80er Jahre konnte zunächst gezeigt werden, daß die TPO identisch ist mit dem seit vielen Jahren bekannten mikrosomalen Antigen. In der Folgezeit gelang die Klonierung der TPO und die weitergehende Charakterisierung. Heute weiß man, daß die bei Immunthyreopathien der Schilddrüse nachweisbaren Autoantikörper gegen den extrazellulären Anteil der TPO gerichtet sind (TPO AK). In der Initiierung des Autoimmunprozesses ist es erforderlich, daß die TPO die apikale Zelloberfläche bzw. das Follikellumen verläßt und für das Immunsystem zugänglich wird. Auf welche Weise dies geschieht, ist bisher nicht sicher geklärt.

TPO AK werden heute mit quantitativen Verfahren (RIA, IRMA, ELISA) nachgewiesen. Als Antigen wird in diesen Testverfahren gereinigte humane oder seit wenigen Jahren auch rekombinante humane Schilddrüsenperoxidase eingesetzt. Verfahren zur Bestimmung von mikrosomalen Antikörpern (MAK) stehen heute kaum noch zur Verfügung. Handelt es sich um quantitative Verfahren, erbringen diese im allgemeinen Befunde, die gut mit denen der neuen Verfahren zur Bestimmung von

TPO AK korrelieren. Da in den Testverfahren zur Bestimmung von MAK jedoch statt gereinigter TPO ungereinigte Mikrosomenfraktion von Schilddrüsenzellen als Antigen eingesetzt wird, sollte zur Vermeidung unspezifischer Effekte den neueren Verfahren der Vorzug gegeben werden. Insbesondere können ungereinigte Antigenpräparationen Verunreinigungen mit Thyreoglobulin enthalten, die im Einzelfall zu Kreuzreaktionen mit Thyreoglobulin-Antikörpern und damit zu divergenten Testergebnissen führen können.

Die früher weit verbreiteten semiquantitativen Hämagglutinationstests (Boyden-Test) zum Nachweis von TPO AK sollten wegen ihrer geringen Sensitivität und Spezifität heute nicht mehr eingesetzt werden.

Bei den verfügbaren Testverfahren zum Nachweis von TPO AK erfolgt eine Quantifizierung der Meßwerte in internationalen Einheiten (IU/l). Als Referenzpräparation wird üblicherweise der Medical Research Council (MRC) 66/387 eingesetzt. Trotz dieser Standardisierung sind die Ergebnisse verschiedener Testsysteme aufgrund der polyklonalen Natur der zu messenden Autoantikörper nur sehr bedingt vergleichbar. TPO AK sind bei Patienten mit chronischer Autoimmunthyreoiditis in etwa 90% der Fälle und bei Patienten mit floridem Morbus Basedow in etwa 70% der Fälle nachweisbar (Tab. 6). Bei der Mehrzahl dieser Patienten lassen sich deutlich erhöhte Antikörpertiter nachweisen. Diagnostische Schwierigkeiten können dadurch entstehen, daß etwa 30% der Patienten mit Autoimmunthyreoiditis oder Morbus Basedow nur grenzwertige oder leicht erhöhte Titer von TPO AK aufweisen. Diese leicht erhöhten Titer lassen sich auch bei etwa 20% der Patienten mit nicht-immunogen bedingten Schilddrüsenkrankheiten wie Knotenstruma oder funktioneller Autonomie nachweisen. Zusätzlich können in einigen Fällen auch bei Schilddrüsengesunden TPO AK nachweisbar sein – besonders trifft dies für Frauen jenseits des 60. Lebensjahres zu. Es ist daher wichtig zu beachten, daß leicht erhöhte TPO AK nicht in jedem Fall als Zeichen einer Immunthyreopathie interpretiert werden dürfen. Vor Einordnung des Befundes sollte nach zusätzlichen Kriterien gesucht werden, die für das Vorliegen einer Immunthyreopathie sprechen, z.B. echoarme Binnenstruktur in der Sonographie, latente oder manifeste Hypothyreose.

Bei Autoimmunkrankheiten anderer Organe wie dem Diabetes mellitus Typ I oder dem systemischen Lupus erythematodes lassen sich in einem Teil der Fälle TPO AK nachweisen. Zu beachten ist hierbei, daß diese Antikörpererhöhung häufig nicht als Begleitphänomen einzustufen ist, sondern auf eine wirklich bestehende Immunthyreopathie hinweist.

Antikörper gegen die Schilddrüsenperoxidase (TPO AK)

Referenzbereiche*:	Negativ	< 100	IU/ml
	Grenzwertig	100-200	IU/ml
	Positiv	> 200	IU/ml

Testverfahren:	RIA, IRMA, ELISA u.a.
Untersuchungsmaterial:	Serum
Indikationen:	Verdacht auf Autoimmunthyreoiditis, Differentialdiagnose der immunogenen und nicht-immunogenen Hyperthyreose. Kein gesicherter Stellenwert bei der Verlaufsbeurteilung von Immunthyreopathien.
Beurteilung der Meßwerte:	Bei der Autoimmunthyreoiditis Nachweisrate etwa 90%, beim floriden Morbus Basedow 70 bis 80%. In bis zu 20% positive Befunde auch bei nicht-immunogenen Schilddrüsenkrankheiten und selten auch bei Schilddrüsengesunden.
Einflußfaktoren:	Keine

* Die Referenzbereiche unterscheiden sich bei den verschiedenen Testverfahren und können daher nur als Anhaltspunkte gelten. Die genannten Grenzwerte entsprechen dem MRC 66/387, multipliziert mit einem Korrekturfaktor. Einzelne Testverfahren verwenden MRC 66/387 ohne Korrekturfaktor.

Tab. 6: *Antikörper gegen die Schilddrüsenperoxidase (TPO AK)*

Die wichtigste Indikation zur Bestimmung von TPO AK stellt der Verdacht auf eine chronische Immunthyreoiditis dar. Zusätzlich kann die Bestimmung bei Patienten mit Hyperthyreose angezeigt sein, wenn aufgrund des klinischen Befundes und aufgrund der Bestimmung der TSH-R AK nicht sicher zu entscheiden ist, ob eine immunogene Hyperthyreose vom Typ Morbus Basedow vorliegt. Keine gesicherte Indikation besitzt die Bestimmung der TPO AK im Verlauf einer Immunthyreopathie. Insbesondere darf aus der Höhe oder einem Anstieg der TPO AK nicht auf den klinischen Schweregrad der Krankheit geschlossen werden. Auch dürfen aus der Höhe der TPO AK bei Patienten mit Immunthyreopathie keinerlei Konsequenzen für das therapeutische Vorgehen gezogen werden.

Im Verlauf einer Schwangerschaft bzw. nach Entbindung lassen sich bei etwa 6 bis 12% der Mütter erhöhte TPO AK nachweisen. Bei diesen Frauen scheint ein erhöhtes Risiko für eine in den Monaten nach der Entbindung auftretende Schilddrüsenfunktionsstörung im Rahmen einer sog. „Post-partum-Thyreoiditis" zu bestehen. Die Seltenheit dieses Krankheitsbildes und die Möglichkeit seines Auftretens auch ohne vorbestehende Erhöhung von TPO AK läßt jedoch eine generelle Bestimmung der TPO AK bei Schwangeren derzeit nicht sinnvoll erscheinen.

3.2.4.3 Antikörper gegen Thyreoglobulin (Tg AK)

Zur Bestimmung von Tg AK stehen heute ähnlich den TPO AK verschiedene quantitative Verfahren (z.B. RIA, IRMA, ELISA) zur Verfügung. Als Antigen wird in diesen Verfahren gereinigtes humanes Thyreoglobulin eingesetzt.

Hämagglutinationstests sollten heute auch für die Bestimmung der Tg AK wegen ihrer geringen Sensitivität und Spezifität nicht mehr eingesetzt werden.

Die wichtigste Indikation zur Bestimmung von Tg AK ist der Verdacht auf eine Autoimmunthyreoiditis (Tab. 7). Hohe Titer von Tg AK bei gleichzeitiger Erhöhung der TPO AK finden sich sowohl bei der hypertrophen Form der Autoimmunthyreoiditis, der klassischen Struma lymphomatosa Hashimoto, als auch bei der atrophischen Verlaufsform der Autoimmunthyreoiditis. Die Inzidenz von Tg AK bei der Autoimmunthyreoiditis beträgt insgesamt etwa 60 bis 70%. Sie liegt damit etwas unter der Inzidenz der TPO AK. Aufgrund dieser etwas niedrigeren Inzidenz der Tg AK und aufgrund der Tatsache, daß bei nur wenigen Patienten mit Autoimmunthyreoiditis eine alleinige Erhöhung der Tg AK festgestellt wird, hat die Tg AK-Bestimmung bei der Diagnose der Autoimmunthyreoiditis heute nur noch eine geringe Bedeutung.

Besteht der Verdacht auf eine Autoimmunthyreoiditis, erscheint zunächst die Bestimmung der TPO AK sinnvoll. Bei stark erhöhten TPO AK ist die zusätzliche Bestimmung von Tg AK entbehrlich. Weiterhin erforderlich ist sie jedoch in den Fällen, bei denen der Verdacht auf eine Autoimmunthyreoiditis besteht, TPO AK jedoch nicht nachweisbar oder nur grenzwertig erhöht sind.

Bei Patienten mit Morbus Basedow besteht in der Regel keine Indikation zur Bestimmung der Tg AK. Da Tg AK bei diesen Patienten nur in etwa 20 bis 30% der Fälle nachweisbar sind, ist der Bestimmung der TSH-R AK und ggf. zusätzlich der TPO AK zur Diagnosesicherung eindeutig der Vorzug zu geben.

Antikörper gegen Thyreoglobulin (Tg AK)

Referenzbereich*:	Negativ	< 100	U/ml
	Grenzwertig	100-200	U/ml
	Positiv	> 200	U/ml

Testverfahren: RIA, IRMA u.a.

Untersuchungsmaterial: Serum

Indikationen: Verdacht auf Autoimmunthyreoiditis, besonders dann, wenn TPO AK nicht nachweisbar sind oder nur grenzwertig erhöht sind. Kein gesicherter Stellenwert bei der Verlaufsbeurteilung von Immunthyreopathien.
Zur Klärung einer gestörten Wiederfindung bei der Tg-Bestimmung.

Beurteilung der Meßwerte: Bei der Autoimmunthyreoiditis Nachweisrate etwa 50-60%, beim floriden Morbus Basedow 20 bis 30%. In bis zu 20% positive Befunde auch bei nicht-immunogenen Schilddrüsenkrankheiten und selten auch bei Schilddrüsengesunden.

Einflußfaktoren: Keine

* Die Referenzbereiche unterscheiden sich bei den verschiedenen Testverfahren und können daher nur als Anhaltspunkte gelten.

Tab. 7: Antikörper gegen Thyreoglobulin (Tg AK)

Ähnlich wie die TPO AK sind auch Tg AK gelegentlich in niedrigen Titern bei Patienten mit nicht-immunogenen Schilddrüsenkrankheiten und selten auch bei Gesunden nachzuweisen.

Eine wichtige Indikation zur Bestimmung von Tg AK stellt schließlich die Klärung einer gestörten Wiederfindung bei der Bestimmung von Thyreoglobulin dar (s. 3.2.5).

3.2.5 Thyreoglobulin

Thyreoglobulin (Tg) wird von den Thyreozyten synthetisiert und ins Follikellumen abgegeben. Dort spielt es eine zentrale Rolle bei der Synthese und Speicherung der Schilddrüsenhormone. Die Synthese und Freisetzung von Tg steht unter der Kontrolle von TSH. Eine kleine Menge Thyreoglobulin gelangt über die basale Zellmembran direkt in die Blutbahn, so daß auch bei Gesunden niedrige Thyreoglobulinkonzentrationen im Serum nachzuweisen sind (s. 2.2.2).

Für die Bestimmung von Thyreoglobulin stehen neben radioaktiven (RIA, IRMA) heute auch nicht-radioaktive Verfahren (z.B. ICMA) zur Verfügung. Da eine allgemein verwendete Standardpräparation derzeit noch nicht verfügbar ist, ist eine zuverlässige Vergleichbarkeit der verschiedenen Testverfahren nicht gewährleistet.

Ähnlich wie bei den Testverfahren für das basale TSH sollte auch die Empfindlichkeit der Tg-Assays als funktionelle Sensitivität – definiert als die niedrigste Tg-Konzentration, die mit einem Inter-Assay-Variationskoeffizienten von < 20% gemessen werden kann – angegeben werden. Moderne Testverfahren erreichen eine funktionelle Sensitivität von < 1 ng/ml.

Bei sehr hohen Tg-Konzentrationen besteht bei Verwendung der heute üblichen immunometrischen Testverfahren die Möglichkeit eines sog. *„High-dose-hook-Effektes"*. Aufgrund der hohen Tg-Konzentration in der Patientenprobe kommt es in diesen Fällen in vitro zu einer Hemmung der Thyreoglobulin-Bindung an die eingesetzten Antikörper. Dies führt zu einem falsch niedrigen Meßwert für Tg.

Neben diesem Effekt müssen bei jeder Probenbestimmung auch Einflüsse anderer unspezifischer Faktoren ausgeschlossen werden. Der häufigste Grund für einen falsch gemessenen Tg-Wert ist die Anwesenheit von endogenen Tg AK in der Patientenprobe. Der Ausschluß solcher Einflußfaktoren geschieht üblicherweise durch Bestimmung der sog. „Tg-Wiederfindung". Hierbei wird der Probe eine definierte Tg-Menge zugegeben. Ist die Wiederfindung gestört, ist der gemessene Tg-Wert nicht beurteilbar.

Thyreoglobulin (Tg)

Referenzbereiche*:	Nach ablativer Therapie eines Schilddrüsenkarzinoms unter der Nachweisgrenze (<1-2 ng/ml) bei gesunder Schilddrüse < 50 ng/ml
	Wiederfindung: normal 70-130%
Testverfahren:	RIA, IRMA u.a.
Untersuchungsmaterial:	Serum
Indikationen:	Nachsorge des differenzierten Schilddrüsenkarzinoms nach ablativer Therapie. Hyperthyreosis factitia, Differentialdiagnose der konnatalen Hypothyreose. Kein gesicherter Stellenwert bei der Diagnose und Verlaufskontrolle anderer, benigner Schilddrüsenkrankheiten.
Beurteilung der Meßwerte:	Nach ablativer Therapie eines Schilddrüsenkarzinoms sind meßbare Tg-Konzentrationen verdächtig auf ein Rezidiv oder eine Metastasierung. Auch ein verbliebener Rest normalen Schilddrüsengewebes kann zu nachweisbaren Tg-Konzentrationen führen.
	Hyperthyreosis factitia: supprimierte Tg-Konzentrationen.
	Konnatale Hypothyreose: nicht nachweisbares Tg bei der Athyreose, i.d.R. nachweisbares Tg bei dystop gelegenem Schilddrüsengewebe.
	Bei gestörter Wiederfindung ist eine Interpretation der Tg-Konzentrationen nicht möglich.
Einflußfaktoren:	Tg Antikörper können zu falsch niedrigen, aber auch falsch hohen Tg-Werten führen.

* Die Referenzbereiche unterscheiden sich bei den verschiedenen Testverfahren und können daher nur als Anhaltspunkte gelten.

Tab. 8: Thyreoglobulin (Tg)

Wichtigste Indikation für die Bestimmung von Tg ist der Einsatz von Thyreoglobulin als **Tumormarker** nach totaler Thyreoidektomie und ggf. Radiojodtherapie bzw. perkutaner Bestrahlung eines differenzierten Schilddrüsenkarzinoms (Tab. 8). Nach erfolgreicher Behandlung eines differenzierten Schilddrüsenkarzinoms sollte kein aktives Schilddrüsengewebe mehr nachweisbar sein und damit Tg im Serum nicht mehr meßbar sein. Nachweisbare Tg-Konzentrationen weisen bei diesen Patienten auf einen verbliebenen benignen oder malignen Schilddrüsenrest, auf ein Lokalrezidiv bzw. auf Fernmetastasen hin. Sie bedürfen einer weiteren Abklärung.

Besonders zu betonen ist nochmals, daß Tg nur nach vollständiger Schilddrüsenablation, d.h. nach Entfernung allen gesunden und pathologisch veränderten Schilddrüsengewebes, als Tumormarker eingesetzt werden kann. Bei vorhandener Schilddrüse, insbesondere in Anwesenheit von Schilddrüsenknoten, ist eine Differenzierung zwischen einer benignen und einer malignen Veränderung durch die Tg-Bestimmung nicht möglich.

Neben dieser wichtigsten Indikation kann die Bestimmung des Tg bei der Differentialdiagnose der **konnatalen Hypothyreose** hilfreich sein. Bei einer Athyreose ist verständlicherweise kein Tg im Serum meßbar, während bei einer Ektopie oder Hypoplasie der Schilddrüse Tg fast immer nachweisbar bleibt. Eine erniedrigte Tg-Konzentration bei fehlendem Nachweis von Schilddrüsengewebe bei der Sonographie legt damit eine Athyreose nahe. In diesen Fällen kann die Tg-Bestimmung die Durchführung einer Szintigraphie ersetzen.

Eine ebenfalls gesicherte Indikation zur Bestimmung von Tg ist die Differentialdiagnostik der **Hyperthyreosis factitia.** Als Folge einer exogenen Zufuhr hoher Schilddrüsenhormonmengen bei gesunder Schilddrüse kommt es zu einem Abfall der Tg-Freisetzung und damit zu einem Rückgang der Tg-Konzentrationen im Serum in den unteren Referenzbereich oder in den erniedrigten Bereich. Ist die Hyperthyreose dagegen durch eine Schilddrüsenkrankheit, etwa eine Autonomie oder einen Morbus Basedow verursacht, finden sich fast regelhaft erhöhte Serum-Tg-Konzentrationen.

Keinen gesicherten Stellenwert besitzt die Tg-Bestimmung bei der Diagnostik und Verlaufskontrolle anderer benigner Schilddrüsenkrankheiten.

Als Ausdruck einer gestörten Morphologie finden sich bei fast allen Schilddrüsenkrankheiten erhöhte Tg-Konzentrationen. Besonders hohe Konzentrationen sind bei Patienten mit großer, knotig umgebauter Struma, bei Patienten mit floridem Morbus Basedow oder bei Patienten mit subakuter Thyreoiditis de Quervain nachzuweisen. Bei allen diesen Krankheiten besitzt die Tg-Bestimmung keine Bedeutung bei der Diagnosesicherung oder bei der Differentialdiagnose.

Auch für die Beurteilung des Verlaufs oder für die Beurteilung des Ansprechens bestimmter Therapieverfahren besitzt die Bestimmung von Tg keinen gesicherten Stellenwert. Zwar gibt es Untersuchungen, die zeigen, daß bei Patienten mit Morbus Basedow initial erhöhte Tg-Konzentrationen beim Eintreten der Remission meist in den Referenzbereich abfallen, während sie bei einem Persistieren des Autoimmunprozesses erhöht bleiben. Eine längerfristige Beurteilung der Prognose ist jedoch durch die Bestimmung der Tg-Konzentrationen nicht möglich.

Auch bei der Verlaufskontrolle der endemischen Struma wurde eine prognostische Bedeutung der Tg-Bestimmung diskutiert. Es gab Hinweise, daß ein Abfall initial erhöhter Tg-Konzentrationen unter einer medikamentösen Therapie ein gutes Ansprechen der Behandlung anzeigt. Ein fehlender Rückgang könnte dagegen als Hinweis für das Vorliegen ausgeprägter morphologischer Veränderungen gewertet werden. Es konnte jedoch bisher nicht gezeigt werden, daß die Bestimmung von Tg in diesen Fällen der Beurteilung der Morphologie durch die Schilddrüsensonographie überlegen ist.

3.2.6 Calcitonin

Calcitonin ist als Sekretionsprodukt der C-Zellen der wichtigste Tumormarker bei der Diagnose und Verlaufskontrolle des medullären Schilddrüsenkarzinoms. Eine erhöhte Calcitoninkonzentration im Serum weist sehr spezifisch auf das Vorliegen eines medullären Schilddrüsenkarzinoms bzw. nach Therapie auf ein Rezidiv oder eine Metastasierung dieses Karzinoms hin. Leicht bis mäßig erhöhte Konzentrationen finden sich in seltenen Fällen jedoch auch bei anderen Tumorkrankheiten, besonders beim kleinzelligen Bronchialkarzinom und beim Karzinoid, selten auch beim Mamma- und Magenkarzinom. Mäßig erhöhte Calcitoninwerte finden sich auch bei fortgeschrittener Niereninsuffizienz. In diesen Fällen führt Pentagastrin nicht zu einem weiteren Anstieg der Calcitoninwerte.

Für die Bestimmung von Calcitonin im Serum stehen radioaktive und nicht-radioaktive Verfahren zur Verfügung. Eine direkte Vergleichbarkeit der Ergebnisse verschiedener Methoden ist nicht gegeben. Ähnlich den Testverfahren zur Bestimmung des Thyreoglobulin weisen auch immunometrische Assays zur Bestimmung von Calcitonin einen „*High-dose-hook-Effekt*" auf. Hierdurch können bei Patienten mit sehr stark erhöhten Calcitoninkonzentrationen inadäquat niedrige Werte gemessen werden. Besteht dieser Verdacht, muß die Probe in mehreren Verdünnungsstufen getestet werden.

Die Sensitivität der Bestimmung von Calcitonin kann durch die Messung nach Gabe von Pentagastrin im sog. **Pentagastrin-Stimulationstest** erhöht werden. Der Test kann mit alleiniger Gabe von Pentagastrin oder mit kombinierter Gabe von Pentagastrin und Calcium durchgeführt werden. Die Stimulationsteste sollten am nüchternen, liegenden Patienten durchgeführt werden. Wegen der Gefahr krisenhafter Blutdruckanstiege ist vor Durchführung des Testes ggf. das Vorliegen eines Phäochromozytoms auszuschließen.

Pentagastrin ist derzeit nur noch über die internationale Apotheke zu beziehen.

Pentagastrin-Test
- Legen einer Verweilkanüle
- 0,5 µg Pentagastrin/kg Körpergewicht über 15 sec i.v.
- Bestimmung von Calcitonin basal und nach 2 und 5 min

Kombinierter Pentagastrin-Calcium-Test
- Legen einer Verweilkanüle
- 2 mg Calcium/kg Körpergewicht über 1 min i.v., unmittelbar anschließend 0,5 µg Pentagastrin/kg Körpergewicht über 5 sec i.v.
- Bestimmung von Calcitonin basal und nach 2, 5 und 10 min

Die wichtigste Indikation zur Bestimmung von Calcitonin, ggf. nach Gabe von Pentagastrin ist die **Nachsorge und Verlaufskontrolle des medullären Schilddrüsenkarzinoms** (Tab. 9). Ergänzend kann bei diesen Patienten das karzinoembryonale Antigen (CEA) als Tumormarker herangezogen werden, das ebenfalls in vielen Fällen erhöht ist.

Auch indiziert ist die Calcitoninbestimmung und der Pentagastrinstimulationstest in bestimmten Fällen im Rahmen von **Familienuntersuchungen bei der multiplen endokrinen Neoplasie Typ 2 (MEN 2) bzw. dem familiären medullären Schilddrüsenkarzinom**.

Calcitonin (Ct)

Referenzbereiche*:	Frauen < 10 pg/ml Männer < 25 pg/ml Nach Stimulation mit Pentagastrin: Frauen < 56 pg/ml Männer < 125 pg/ml
Testverfahren:	RIA, IRMA, ELISA u.a.
Untersuchungsmaterial:	Serum, Plasma
Indikationen:	Nachsorge des medullären Schilddrüsenkarzinoms, in der Regel mit Durchführung des Pentagastrin-Stimulationstestes. In speziellen Fällen im Rahmen des Familienscreenings bei MEN 2 oder familiärem medullären Schilddrüsenkarzinom. In speziellen Fällen im Rahmen der Abklärung hypofunktioneller Schilddrüsenknoten.
Beurteilung der Meßwerte:	Beim manifesten medullären Schilddrüsenkarzinom in der Regel erhöhte Basalwerte für Calcitonin. Nach vollständiger Operation sollen basale und mit Pentagastrin stimulierte Calcitonin-Konzentrationen im Referenzbereich liegen. Erhöhungen selten auch im Rahmen anderer Tumorkrankheiten. Konzentrationen bis etwa 100 pg/ml auch bei der Niereninsuffizienz.
Einflußfaktoren:	Keine

* Die Referenzbereiche unterscheiden sich bei den verschiedenen Testverfahren und können daher nur als Anhaltspunkte gelten.

Tab. 9: Calcitonin

In den letzten Jahren wurde von mehreren Arbeitsgruppen die Bedeutung einer Bestimmung von Calcitonin bei der **Abklärung eines**

hypofunktionellen Schilddrüsenknotens untersucht. Durch eine generelle Calcitoninbestimmung konnten etwa 0,5% der untersuchten Knoten präoperativ als medulläres Schilddrüsenkarzinom identifiziert werden. Zur endgültigen Beurteilung dieser Indikation stehen derzeit noch nicht ausreichend Daten zur Verfügung.

In ausgesuchten Fällen erscheint die Bestimmung von Calcitonin zur frühzeitigen Entdeckung eines medullären Schilddrüsenkarzinoms sinnvoll. Zu nennen sind besonders Patienten mit szintigraphisch hypofunktionellem Knoten, der sich sonographisch echoarm und mit Kalkeinlagerungen darstellt.

3.2.7 Andere Tumormarker

Medulläre Schilddrüsenkarzinome weisen neben der Erhöhung von Calcitonin häufig auch eine Erhöhung des karzinoembryonalen Antigens (CEA) auf.

Andere Tumormarker spielen bei primären Tumoren der Schilddrüse keine Rolle, können aber für die Differenzierung von Schilddrüsenmetastasen extrathyreoidaler Tumoren hilfreich sein.

3.2.8 Molekulargenetische Diagnostik

In den letzten Jahren konnten zahlreiche Gene, die im Stoffwechsel der Schilddrüsenhormone und bei der Entstehung von Schilddrüsenkrankheiten eine Rolle spielen, kloniert und charakterisiert werden. Zu nennen sind als Beispiele die Gene des TSH-Rezeptors, der Schilddrüsenperoxidase, verschiedener Schilddrüsenhormonbindungsproteine und besonders die Gene des nukleären Schilddrüsenhormonrezeptors. Hierdurch wurden diese Gene der molekulargenetischen Diagnostik zugänglich. Es konnten inzwischen multiple Veränderungen auf Genebene identifiziert werden, die für verschiedene Krankheitsbilder charakteristisch sind. Der Nachweis einiger dieser Veränderungen hat mittlerweile bereits Einzug in die Routinediagnostik gehalten.

Angeborene Störungen der Schilddrüsenhormonsynthese können auf Defekten in den Genen der **Schilddrüsenperoxidase (TPO)** oder dem **Thyreoglobulin (Tg)** beruhen. Klinisch sind diese Krankheiten meist durch eine Struma und eine Hypothyreose gekennzeichnet.

Das Gen der TPO wird durch 17 Exone kodiert. In den letzten Jahren konnten bei Patienten mit konnataler Hypothyreose und Struma in einem Teil der Fälle Mutationen im Bereich des TPO-Genes nachgewiesen werden, die zur Synthese einer TPO mit stark reduzierter oder fehlender Aktivität führen. Auch im Thyreoglobulin-Gen konnten bei einigen dieser Patienten Punktmutationen in Exonen und Mutationen an sog. Splicestellen von Intronen nachgewiesen werden, die zu einem falschen Herausschneiden von Exonsequenzen aus dem mRNA-Transskript führen.

Auch im Bereich des **TSH-Rezeptor-Gens** ließen sich bei Patienten mit konnataler Hypothyreose Mutationen nachweisen, die zu einer Störung der Ligandenbindung im extrazellulären Anteil und damit zur Hypothyreose führen. Klinisch weisen diese Patienten keine Schilddrüsenvergrößerung auf.

Neben diesen inaktivierenden Mutationen des TSH-Rezeptor-Gens konnten auch Mutationen nachgewiesen werden, die eine konstitutionelle Aktivierung des Rezeptors hervorrufen und damit die seltene Form einer angeborenen, familiär auftretenden Hyperthyreose verursachen können.

Verschiedene Mutationen konnten auch für die **Schilddrüsenhormonbindungsproteine** TBG, Transthyretin und Albumin nachgewiesen werden. Diese können zu Konzentrationsänderungen der Transportproteine und zu Verschiebungen der Gesamthormonkonzentrationen sowie zu einer Fehlbeurteilung von Parametern für die freien Schilddrüsenhormone führen.

Schließlich konnten Mutationen im Bereich des **Gens für den nukleären Schilddrüsenhormonrezeptor** als Ursache der Schilddrüsenhormonresistenz identifiziert werden (s. 3.2.8.2).

Bedeutsam ist neben dem Nachweis von Keimbahnmutationen als Ursache von Störungen der Schilddrüsenhormonsynthese und -wirkung auch der Nachweis **somatischer Gendefekte in benignen und malignen Schilddrüsentumoren.**

Beim autonomen Adenom lassen sich in einem Teil der Fälle aktivierende Mutationen im Bereich des TSH-Rezeptor-Gens und im Bereich des Gens für das stimulierende G-Protein Gs alpha nachweisen. Diese Mutationen können die für autonome Schilddrüsenzellen charakteristische TSH-unabhängige Aktivierung der Schilddrüsenhormonsynthese und -freisetzung verursachen. Für die Knotenentstehung scheinen jedoch neben diesen Mutationen noch weitere Faktoren erforderlich zu sein.

Bei follikulären und papillären Schilddrüsenkarzinomen lassen sich Veränderungen im Bereich verschiedener Proto-Onkogene und Tumor-Suppressor-Gene nachweisen.

Besondere Bedeutung hat in den letzten Jahren die molekulargenetische Diagnostik beim familiären medullären Schilddrüsenkarzinom (FMTC) bzw. bei der multiplen endokrinen Neoplasie Typ 2 (MEN 2) gewonnen.

3.2.8.1 Familiäres medulläres Schilddrüsenkarzinom und MEN 2

Etwa 25% der medullären Schilddrüsenkarzinome treten familiär im Rahmen einer MEN 2 oder eines familiären medullären Schilddrüsenkarzinoms (FMTC) auf (Tab. 10).

Als Auslöser dieser Krankheitsbilder konnten vor einigen Jahren heterozygote Keimbahnmutationen im Bereich des RET-Protoonkogen (Chromosom 10q13) nachgewiesen werden. Das RET-Protein ist eine Transmembran-Tyrosinkinase, die in Geweben exprimiert wird, die sich von der Neuralleiste ableiten. Bisher wurden Keimbahnmutationen im Bereich der Exone 10, 11, 13 und 16 identifiziert. In annähernd 100% der erkrankten Familien ist eine der heute bekannten Mutationen nachzuweisen. Am häufigsten sind bei Familien mit MEN 2A Mutationen in Codon 634 des Exon 10. Die MEN 2B-Krankheit wird in über 95% der Fälle durch eine Mutation in Exon 16, Codon 918 verursacht.

Für den Nachweis der Keimbahnmutationen im RET Protoonkogen ist eine EDTA-Blutprobe des Patienten notwendig. Die Untersuchungen auf Mutationen des RET-Protoonkogens sollten möglichst zentral in speziell erfahrenen Labors durchgeführt werden.

Ist eine familiäre Krankheit bereits aufgrund der Familienanamnese gesichert, sollten zur Definition der spezifischen Mutation zunächst die klinisch sicher betroffenen Familienmitglieder untersucht werden. Ist die Mutation bekannt, werden im Anschluß alle Blutsverwandten gezielt hinsichtlich dieser Mutation untersucht. Bei Kindern mit einem betroffenen Elternteil sollte die Untersuchung beim FMTC und bei der MEN 2A im 4. bis 5. Lebensjahr, bei der MEN 2B bereits früher erfolgen. Auf diese Weise ist es möglich, daß Genträger im präsymptomatischen Stadium möglichst im Kindesalter identifiziert werden. Ist eine Person Nicht-Genträger, erhöht sich das Risiko, an einem medullären Schilddrüsenkarzinom zu erkranken, nicht.

Subtypen der multiplen endokrinen Neoplasie Typ 2

Multiple endokrine Neoplasie Typ 2A
- medulläres Schilddrüsenkarzinom
- Phäochromozytom
- Hyperparathyreoidismus

Multiple endokrine Neoplasie Typ 2B
- medulläres Schilddrüsenkarzinom
- Phäochromozytome
- Schleimhautneurome
- marfanoider Habitus
- Ganglioneuromatosen

Familiäres medulläres Schilddrüsenkarzinom (FMTC)
- medulläres Schilddrüsenkarzinom
- keine Phäochromozytome
- kein Hyperparathyreoidismus

Tab. 10: Subtypen der multiplen endokrinen Neoplasie Typ 2 (MEN 2) und des familiären medullären Schilddrüsenkarzinoms (FMTC)

Vor Durchführung einer Thyreoidektomie bei einem Genträger im präsymptomatischen Stadium sollte eine Bestätigungsanalyse in einer zweiten Blutprobe erfolgen.

Die genetische Untersuchung ist auch bei Patienten mit klinisch **sporadischem medullären Schilddrüsenkarzinom** angezeigt. Selbst wenn anamnestisch keine Hinweise für eine familiäre Form bestehen, sollte bei den betroffenen Patienten einmalig nach Mutationen im RET-Protoonkogen gesucht werden.

Aufgrund der speziellen Anforderungen an eine gezielte Diagnose und aufgrund der Tatsache, daß die Empfehlungen zum Vorgehen bei Patienten im präsymptomatischen Stadium heute noch im Fluß sind, sollten Patienten mit FMTC oder MEN 2 grundsätzlich in einem darauf spezialisierten Zentrum betreut werden.

3.2.8.2 Schilddrüsenhormon-Resistenz

Wie in Kapitel 2.2.6 beschrieben, entfalten Schilddrüsenhormone ihre Wirkung über die Bindung an nukleäre T_3-Rezeptoren, die wiederum an bestimmte Sequenzen der DNA binden und auf diese Weise die Expression bestimmter Gene induzieren.

Bei der Schilddrüsenhormon-Resistenz ist die Wirkung der Schilddrüsenhormone gestört. Es finden sich kompensatorisch erhöhte Schilddrüsenhormonkonzentrationen bei normalem oder erhöhtem TSH. Klinisch liegt je nach Ausprägung der Resistenz – generalisiert, hypophysär oder peripher – eine euthyreote, hyperthyreote oder hypothyreote Stoffwechsellage vor.

1989 konnte erstmals gezeigt werden, daß Mutationen im Bereich des Gens für den nukleären Schilddrüsenhormonrezeptor Ursache der Schilddrüsenhormon-Resistenz sind. In den folgenden Jahren konnten verschiedene Veränderungen des Gens, vorwiegend Punktmutationen, nachgewiesen werden, die für das vielgestaltige klinische Bild der Schilddrüsenhormonresistenz verantwortlich sind. Die gestörte Rezeptorfunktion wird durch Veränderungen der ligandenbindenden Domäne und der DNA-bindenden Domäne hervorgerufen. Mit Ausnahme einer autosomal rezessiven Mutation werden alle Mutationen autosomal dominant vererbt.

3.3 In-vivo-Diagnostik

Besteht aufgrund von Anamnese, körperlicher Untersuchung oder aufgrund der Ergebnisse der In-vitro-Diagnostik der Verdacht auf eine Schilddrüsenkrankheit, müssen sich morphologische und ggf. funktionstopographische Untersuchungen der Schilddrüse anschließen.

Eine zentrale Rolle spielt hierbei die Schilddrüsensonographie, die im Rahmen jeder Schilddrüsendiagnostik obligat durchgeführt werden sollte.

3.3.1 Schilddrüsensonographie

Wesentliche Vorteile der Schilddrüsensonographie sind die einfache Durchführbarkeit, die fehlende Belastung für den Patienten und die Tatsache, daß die Schilddrüse aufgrund ihrer oberflächlichen Lage einer Ultraschalluntersuchung sehr gut zugänglich ist. Die heute zur Verfügung stehenden Geräte besitzen eine hohe Detailauflösung und erlauben den sensitiven Nachweis auch diskreter Veränderungen. Herdbefunde bis zu einem Durchmesser von minimal etwa 1-3 mm können heute zuverlässig erkannt werden.

Die Schilddrüsensonographie ist damit das erste im Rahmen einer Schilddrüsendiagnostik einzusetzende bildgebende Verfahren. Andere Verfahren, insbesondere die Schilddrüsenszintigraphie, sollten erst nach Vorliegen des sonographischen Befundes mit gezielter Fragestellung angeschlossen werden.

Apparative Voraussetzungen
Zur Untersuchung eignet sich jedes moderne B-Mode-Ultraschallgerät mit Linear- oder Sektorschallkopf und einer Sendefrequenz von mindestens 5 bis 7,5 MHz. Beim Einsatz niedrigerer Sendefrequenzen bleibt die Schilddrüse zwar erkennbar, feinstrukturelle Veränderungen lassen sich jedoch nicht ausreichend sicher beurteilen. Bei der Verwendung von Linearschallköpfen sollte die Länge des Schallkopfes nicht unter 6 cm betragen, damit auch leicht vergrößerte Schilddrüsenlappen noch in ihrer ganzen Länge abgebildet werden können. Bei der Beurteilung großer Strumen und von Strumen mit retrosternalen Anteilen führt die Verwendung von Linearschallköpfen zu einer deutlichen Zunahme des Meßfehlers bei der Beurteilung des Längsdurchmessers. Wünschenswert ist in diesen Fällen zur exakten Vermessung der Schilddrüsenlappen die zusätzliche Verwendung eines Sektorschallkopfes mit einer Sendefrequenz von 3,5 bis 5 MHz. Die Verwendung einer Wasservorlaufstrecke kann zur besseren Ankopplung des Schallkopfes an die Halsweichteile und zur Optimierung des Bildausschnittes von Vorteil sein.

Durchführung der Untersuchung und Befunddokumentation
Bei der Untersuchung liegt der Patient üblicherweise auf dem Rücken. Durch ein Polster unter den Schulterblättern wird eine leichte, nicht maximale Überstreckung der Halswirbelsäule erreicht. Der Schallkopf wird zunächst in horizontaler Ebene oberhalb des Krikoids aufgesetzt und ohne zusätzlichen Druck langsam nach kaudal bewegt. Beide Schilddrüsenlappen lassen sich, wenn sie nicht vergrößert sind, gleichzeitig in ihrem Querschnitt darstellen. Die Trachea ist in der Bildmitte gut zu erkennen. Anschließend erfolgt die Untersuchung der beiden Schilddrüsenlappen im Längsschnitt, wobei der Schallkopf in der Regel etwas schräg von kraniolateral nach mediokaudal aufgesetzt wird. Die benachbarten Gefäße und Muskelgruppen (Arteriae carotides, Venae

jugulares, Musculi sternothyroidei, sternohyoidei und sternocleidomastoidei) dienen als Referenz zur Beurteilung der anatomischen Beziehung und der Echogenität des Schilddrüsenparenchyms (s. Abb. 14).

Die Schilddrüsensonographie allein erlaubt keine Diagnosestellung. Die Befundung soll sich auf die reine Beschreibung des Ultraschallbildes beschränken und kann allenfalls durch Zusätze wie „paßt zu ..." oder „ist vereinbar mit..." ergänzt werden. Ebenso sind Aussagen zur Funktion (z.B. „heißer Knoten") oder zum histologischen Bild (z.B. „regressive Veränderungen") nicht möglich und daher nicht zulässig.

Die Beschreibung und Dokumentation des sonographischen Befundes der Schilddrüse sollte immer enthalten:

- Das Schilddrüsenvolumen, möglichst unter Angabe von Länge, Breite und Tiefe für jeden Lappen des Organs.
- Besonderheiten zu Lage und Form der Schilddrüse.
- Die Beurteilung der Binnenstruktur der Schilddrüse.
- Die exakte Beschreibung von Lokalisation, Größe, Echogenität und Begrenzung umschriebener Herdbefunde.
- Die Beurteilung benachbarter Strukturen im Halsbereich (besonders zervikaler Lymphknoten, der Nebenschilddrüsenregion sowie von Trachea und Ösophagus).

Die **Bestimmung des Schilddrüsenvolumens** erfolgt bei der Routinediagnostik in Anlehnung an die Volumenformel für das Rotationsellipsoid. Das Gesamtvolumen wird errechnet als die Summe der beiden Lappenvolumina. Der Anteil des Schilddrüsenisthmus kann vernachlässigt werden.

Volumen eines Schilddrüsenlappens (ml)
=
Max. Länge (cm) x Breite (cm) x Tiefe (cm) x 0,5

Gesamtvolumen = Volumen re. Lappen + Volumen li. Lappen

Das Schilddrüsenvolumen ist alters-, geschlechts- und gewichtsabhängig. Die angegebenen Referenzbereiche (s. Tab. 11), die aus den Schilddrüsenvolumina in ausreichend jodversorgten Gebieten errechnet wurden und dem dort ermittelten Mittelwert ± 3facher Standardabweichungen entsprechen, sollen nur als Richtwerte angesehen werden und dürfen nicht als absolute Grenzen gelten.

Alter/Geschlecht	Volumen (entspricht Gewicht in Gramm)
Neugeborene	1,5 - 2 ml
1- bis 2jährige	2 - 3 ml
3- bis 4jährige	3 ml
5- bis 6jährige	4 ml
7- bis 10jährige	6 ml
11- bis 12jährige	7 ml
13- bis 14jährige	8 - 10 ml
15- bis 18jährige	15 ml
erwachsene Frauen	18 ml
erwachsene Männer	25 ml

Werte oberhalb dieser Volumina bedeuten eine Vergrößerung (= Struma)

Tab. 11: Obere Grenzwerte für das normale Schilddrüsenvolumen

Der vom Untersucher abhängige Fehler der Volumenberechnung liegt für normale oder gering vergrößerte Schilddrüsen bei etwa 10% und steigt bei großen Schilddrüsen bis auf 30 bis 40% an. Nur eingeschränkt beurteilbar ist die Volumenberechnung, wenn die Form der Schilddrüsenlappen erheblich von ihrer normalen Form abweicht. Dies ist der Fall einerseits bei sehr kleinen Schilddrüsen bzw. bei kleinen Schilddrüsenresten nach Schilddrüsenoperation, andererseits bei sehr großen, knotig veränderten Schilddrüsen und bei Veränderungen im Bereich des Schilddrüsenisthmus.

Die **Binnenstruktur des Schilddrüsenparenchyms** wird beschrieben einerseits hinsichtlich ihrer Echogenität (echonormal/echoarm), andererseits hinsichtlich ihrer Homogenität (homogen/inhomogen). Zur Beurteilung der Echogenität dienen das als echonormal bezeichnete Schallmuster der gesunden Schilddrüse bzw. das echoarme Schallmuster der Halsmuskulatur als Referenz.

Die Echogenität des Schilddrüsenparenchyms oder umschriebener Herdbefunde wird bestimmt durch Zahl und Größe der Schilddrüsenfollikel und deren Kolloidgehalt.

Echonormal ist die Gewebestruktur der gesunden Schilddrüse mit normal großen Follikeln (s. Abb. 14). Es finden sich dicht und homogen nebeneinanderliegende mittelstarke Echos, die gleichmäßig verteilt sind.

Eine verminderte Echogenität ist typisch für mikrofollikuläre Strukturen des Schilddrüsengewebes. Es überwiegen schwache, feine und locker angeordnete Echos. Makrofollikuläre Strukturen stellen sich mit vermehrter Echogenität (**echoreich**) dar. Es überwiegen starke, grob und dicht nebeneinanderliegende Echos. Als **echokomplex** werden Bilder mit inhomogenen, gleichzeitig echoreichen, echodichten und echoarmen, oft nicht scharf abgrenzbaren, konfluierenden Schallmustern beschrieben. **Echofreie** Zonen mit dorsaler Schallverstärkung entsprechen liquiden Arealen. **Echodichte Strukturen mit dorsaler Schallauslöschung** finden sich bei Kalkherden in der Schilddrüse (s. Abb. S. 107-114).

Umschriebene Herdbefunde in der Schilddrüse müssen hinsichtlich ihrer Lokalisation, ihrer Größe (in drei Ebenen), ihrer Echogenität (echoreich, echonormal, echoarm) und ihrer Randbegrenzung (scharf, unscharf) exakt beschrieben werden. Für die exakte Beschreibung der Lagebeziehung und die spätere Zuordnung eines Befundes zu einem szintigraphischen Herdbefund ist die bildliche Dokumentation von Herdbefunden in einem Befundbogen hilfreich.

Beurteilung des sonographischen Befundes
Der sonographische Befund spielt eine wichtige Rolle bei der differentialdiagnostischen Abklärung von Schilddrüsenkrankheiten. Aufgrund dieses Befundes lassen sich diagnostische Schritte für das weitere Vorgehen ableiten:

- Ein **normaler sonographischer Befund** ist bei Schilddrüsenkrankheiten nur in wenigen Ausnahmefällen nachweisbar. Selten findet sich eine disseminierte Autonomie in einer normal großen Schilddrüse mit unauffälliger Binnenstruktur. Auch Autoimmunkrankheiten der Schilddrüse können in Ausnahmefällen, besonders wenn sie länger bestehen, eine normale Echogenität und ein normales Schilddrüsenvolumen aufweisen.

- Die **vergrößerte Schilddrüse mit echonormaler Binnenstruktur** ist der typische Befund der diffusen Struma mit peripherer Euthyreose (s. Abb. 29). Je länger die Struma besteht, desto häufiger finden sich Abweichungen vom normalen Schallmuster als Ausdruck beginnender regressiver Veränderungen. Es zeigen sich Vergröberungen des Schallmusters, angedeutet knotige Bezirke oder kleine echoarme, echofreie oder echodichte Strukturen. Auch die disseminierte Autonomie der Schilddrüse stellt sich sonographisch häufig mit vergrößertem Schilddrüsenvolumen und mit echonormaler, meist jedoch etwas inhomogener Binnenstruktur dar.

- Eine **diffus echoarme Binnenstruktur** der Schilddrüse ist der charakteristische sonographische Befund bei Autoimmunkrankheiten der Schilddrüse.
Der *Morbus Basedow* zeigt meist ein vergrößertes Schilddrüsenvolumen mit einer Betonung des Tiefendurchmessers (s. Abb. 30). Das Schilddrüsenvolumen kann jedoch auch normal sein. Die *Autoimmunthyreoiditis* ist in ihrer hypertrophen Form ebenfalls durch ein im oberen Referenzbereich liegendes oder vergrößertes Schilddrüsenvolumen charakterisiert. Die *atrophische Verlaufsform* der Autoimmunthyreoiditis stellt sich sonographisch in charakteristischer Weise mit einer kleinen Schilddrüse mit echoarmem Parenchym dar.

- **Unscharf abgegrenzte echoarme Bezirke** mit fließendem Übergang in ein echonormales Schallmuster sind typisch für eine subakute *Thyreoiditis de Quervain* (s. Abb. 25). Ein ähnliches Bild kann bei der seltenen *akuten bakteriellen Thyreoiditis* vorliegen. Mit Ausheilung der subakuten Thyreoiditis kommt es meist zu einer Normalisierung der Echogenität und zu einem Rückgang des anfangs häufig vergrößerten Schilddrüsenvolumens.
Manchmal finden sich ähnliche sonographische Bilder mit unscharf abgegrenzten echoarmen Bezirken – jedoch ohne die typische klinische Symptomatik der subakuten Thyreoiditis – bei einem länger bestehenden Morbus Basedow. Eine Remission der Krankheit ist meist mit einer Normalisierung der Echogenität verbunden (s. Abb. 27), die zunächst unregelmäßig über die Schilddrüse verteilt sein kann.

- **Echonormale und echoreiche Knoten,** teils mit echoarmem Randsaum und echofreien bzw. echodichten Anteilen sind in Jodmangelgebieten häufig (s. Abb. 16 und 17). Sie entsprechen meist regressiv veränderten, adenomatösen Veränderungen mit vorwiegend kolloidreichen, großen Follikeln. Der echofreie Rand, der sog. „Halo"-Saum, entspricht einer Zone vermehrter Durchblutung.
Aufgrund der nur geringen oder fehlenden Unterschiede der Echostruktur zwischen echonormalen Knoten und normalem Schilddrüsenparenchym lassen sich diese Knoten manchmal nicht sicher abgrenzen.
Das Risiko eines Malignoms liegt bei rein echonormalen bzw. echoreichen Knoten bei unter 1%.

- **Echoarme Knoten** zeigen in der Regel eine mikrofollikuläre Gewebestruktur und können histologisch *follikulären Adenomen*, kleinzystisch degenerierten Knoten oder *Karzinomen* entsprechen (s. Abb. 15). Die Karzinomwahrscheinlichkeit im echoarmen, szintigraphisch „kalten"

Knoten liegt bei etwa 5 bis 8%. Sie ist bei szintigraphisch „warmen" Knoten extrem niedrig. Zu beachten ist allerdings, daß sich neben einem funktionell autonomen Bezirk zusätzliche, szintigraphisch „kalte" Knoten und damit auch Schilddrüsenmalignome befinden können.

Autonome Adenome stellen sich in über zwei Drittel aller Fälle als echoarme Knoten dar. Häufig lassen sich zentral zystische Bezirke nachweisen, die in manchen Fällen größer als der solide Knotenanteil sein können (s. Abb. 20).

Stellt sich ein echoarmer Knoten szintigraphisch „kalt" dar, ist in jedem Fall eine weitere Abklärung mittels Feinnadelpunktion und zytologischer Untersuchung der aspirierten Zellen erforderlich. Bei zusätzlich unscharfer Randbegrenzung beträgt die Malignomwahrscheinlichkeit in diesen Fällen bis zu 25%. Differenzierte Karzinome weisen jedoch nur in etwa zwei Drittel der Fälle eine unscharfe Randbegrenzung auf, so daß auch scharf begrenzte echoarme Knoten einem Karzinom entsprechen können. Auch zystische Anteile oder ein echoarmer Randsaum schließen ein Malignom nicht aus.

Ausgeprägte, teils schollige Verkalkungsstrukturen in einem echoarmen Knoten entsprechen dem typischen sonographischen Bild des *medullären Schilddrüsenkarzinoms* (s. Abb. 21). Beim papillären Karzinom finden sich häufig Mikroverkalkungen, d.h. kleinste echodichte Strukturen ohne dorsale Schallauslöschung.

Bei kleinen echoarmen Knoten, die aufgrund ihrer Größe (< 10 mm) oder Lokalisation einer Punktion nicht zugänglich sind, ist, da sie Mikrokarzinomen entsprechen können, die sonographische Verlaufskontrolle erforderlich. Hierbei ist zu beachten, daß differenzierte Schilddrüsenkarzinome häufig nur eine geringe Wachstumstendenz aufweisen und das Intervall bis zur Kontrolluntersuchung aus diesem Grund nicht zu eng gefaßt werden sollte. In den meisten Fällen ist eine Verlaufskontrolle nach sechs Monaten ausreichend.

Ebenfalls als echoarme Knoten stellen sich *Nebenschilddrüsenadenome* dar (s. Abb. 23). Sie sind meist dorsal der Schilddrüse lokalisiert und zeigen eine längsovale Form. Manchmal ist es schwer, Nebenschilddrüsenadenome sonographisch von dorsal gelegenen Schilddrüsenknoten abzugrenzen. In seltenen Fällen können Nebenschilddrüsenadenome auch intrathyreoidal liegen.

- **Echofreie Bezirke** mit glatter Begrenzung und dorsaler Schallverstärkung entsprechen meist *serösen Zysten* oder *Kolloidzysten*. Besonders in älteren hämorrhagischen Zysten sind diskrete Binnenechos nachzuweisen (s. Abb. 18). Liegen in einer Zyste solide Gewebsanteile in Form von Wandverdickungen, verdickten Septen oder polypoiden Veränderungen im Bereich der Zystenwand vor, ist eine weiterführende Diagnostik zum Malignomausschluß erforderlich. Meist geschieht dies durch eine gezielte Punktion und zytologische Untersuchung der soliden Zystenanteile, ggf. nach vorausgehender Punktion zur Entleerung der flüssigen Anteile.

3.3.2 Farbkodierte Dopplersonographie

Die farbkodierte Dopplersonographie hat in den letzten Jahren neben ihrem klassischen Indikationsgebiet der Untersuchung arterieller und venöser Gefäße auch zunehmende Bedeutung bei der Beurteilung der Vaskularisation parenchymatöser Organe und der Perfusion solider Tumoren gewonnen. Neben der subjektiven Beurteilung und qualitativen Einordnung des Durchblutungsmusters lassen sich hämodynamische Veränderungen über die Ermittlung maximaler systolischer, enddiastolischer und mittlerer Strömungsgeschwindigkeiten oder der Errechnung von Indices wie dem Resistenzindex (RI) oder dem Pulsatilitätsindex (PI) auch quantifizieren.

Die farbkodierte Dopplersonographie kann bei der *immunogenen Hyperthyreose vom Typ Morbus Basedow* einen Beitrag zur Diagnosesicherung leisten, da sich im floriden Stadium typischerweise eine diffuse Hypervaskularisation zeigt („vaskuläres Inferno") (s. Abb. 28). Dabei werden intraparenchymatös Flußgeschwindigkeiten bis 30 cm/s registriert. Auch bei der Hashimoto-Thyreoiditis findet sich nicht selten eine diffuse Mehrdurchblutung des Schilddrüsenparenchyms.

Bei der *Abklärung von Schilddrüsenknoten* kann die farbkodierte Dopplersonographie in Einzelfällen ebenfalls zur besseren Einordnung des Befundes beitragen.

Typisch für benigne Schilddrüsenadenome, besonders für die funktionell autonomen Adenome, ist eine vermehrte Durchblutung im Randbereich der Knoten (s. Abb. 19 und 20). Diese dopplersonographisch gut nachweisbare Zone entspricht im normalen B-Bild dem typischen echoarmen Randsaum („Halo"). Eine sichere Differenzierung zwischen hyperfunktionellem („warmen") und hypofunktionellem („kalten") Knoten ist mit dieser Methode jedoch nicht möglich, so daß sie in keinem Fall eine Schilddrüsenszintigraphie ersetzen kann.

Maligne Tumoren der Schilddrüse weisen in etwa zwei Drittel der Fälle eine vermehrte zentrale Vaskularisation auf (s. Abb. 26). Diese ist jedoch in bis zu 30% der Fälle auch in benignen Schilddrüsenknoten nachzuweisen und besitzt damit eine nur begrenzte Sensitivität und Spezifität bei der Dignitätsbeurteilung von Schilddrüsenknoten.

3.3.3 Szintigraphie

Während die sonographischen Methoden für den Nachweis morphologischer Veränderungen der Schilddrüse eine sehr sensitive Methode darstellen, liefert die Szintigraphie ergänzend Informationen über den globalen und regionalen Funktionszustand des Schilddrüsenparenchyms. Die sichere Einordnung eines Befundes ist meist erst durch die kombinierte Anwendung der Sonographie und Szintigraphie unter zusätzlicher Berücksichtigung der klinischen, laborchemischen und zytologischen Befunde möglich.

Die Technik der Schilddrüsenszintigraphie beruht darauf, daß funktionell aktive Schilddrüsenzellen Jod aufnehmen. Diese Jodaufnahme verläuft in zwei Phasen: Zunächst wird Jodid durch den Na^+/Jodid-Symporter, einem Protein der basalen Zellmembran, aktiv aus dem Blutkreislauf in die Zelle aufgenommen (sog. Jodination oder Jodidanraffung). Im Anschluß wird Jod rasch in organische Jodverbindungen eingebaut (sog. Jodisation). Während die erste dieser beiden Phasen einen unspezifischen Prozeß darstellt, bei dem andere Ionen wie Pertechnetat mit Jodid konkurrieren können, ist der Einbau in organische Verbindungen ein für Jodid sehr spezifischer Vorgang.

Die quantitative Schilddrüsenszintigraphie erlaubt die Beurteilung der Aktivität dieser thyreoidalen Jodaufnahme. Die Jodaufnahme wird teils autoregulativ über den Jodgehalt der Schilddrüsenzellen, teils durch Stimulatoren wie TSH gesteuert. Bei einer Autonomie kann sie jedoch unabhängig von diesen Regulationsmechanismen gesteigert sein.

Verwendete Radionuklide
Für die Schilddrüsenszintigraphie werden die Radionuklide Tc-99m, I-123 und für spezielle Fragestellungen I-131 eingesetzt.

Tc-99m wird hauptsächlich als Radionuklid in Form von Tc-99m-Pertechnetat für die Schilddrüsenszintigraphie verwandt. Tc-99m ist ein Mo-99/Tc-99m-Generatorprodukt und steht daher dem nuklearmedizinisch tätigen Arzt einfach als radioaktives Pertechnetat zur Verfügung. Pertechnetat wird ähnlich dem Jodid in die Thyreozyten aufgenommen.

Nach intravenöser Injektion von Tc-99m-Pertechnetat ist die maximale Anreicherung dieses Radiodiagnostikums, die etwa um den Faktor 10 niedriger liegt als bei Radiojod, bereits nach 15 bis 20 Minuten erreicht. Die Aufnahmegeschwindigkeit bzw. die Clearance von Tc-99m-Pertechnetat korreliert in dieser frühen Phase gut mit der des Radiojods, so daß die frühe Messung der prozentualen Aufnahme von Tc-99m-Pertechnetat durch die Schilddrüse der Jodidanraffung entspricht.

Im weiteren Verlauf erreicht die Aufnahmekurve von Pertechnetat zwischen der 15. und 30. Minute ein Plateau, während die Aufnahme des Radiojods stetig weiter ansteigt. Dies ist darin begründet, daß Pertechnetat nicht wie Jodid in die organischen Jodverbindungen der Schilddrüse eingebaut wird, sondern die Schilddrüse in seiner ursprünglichen Form wieder verläßt. Eine Beurteilung des Einbaus von Jod in organische Verbindungen ist damit bei Verwendung von Tc-99m-Pertechnetat nicht möglich. Auch ist zu beachten, daß die Aufnahme von Tc-99m-Pertechnetat nicht spezifisch für Schilddrüsenzellen ist. Auch andere Gewebe (wie etwa die Speicheldrüsen) sind in der Lage, das Radionuklid aufzunehmen.

Der Vorteil von Tc-99m-Pertechnetat liegt in seinen physikalischen Eigenschaften mit Emission einer reinen Gammastrahlung, einer für die Szintigraphie günstigen Energie von 140 keV und einer kurzen physikalischen Halbwertszeit von 6 Stunden. Aus diesen Gründen kann Tc-99m-Pertechnetat in einer um den Faktor 20 höheren Radioaktivitätsmenge als I-131 verabreicht werden, so daß auch bei der verglichen mit Jod geringeren thyreoidalen Aufnahme die Quantenausbeute wesentlich gesteigert und damit die Detaildarstellung im Szintigramm deutlich verbessert werden kann. Trotz der höheren Radioaktivitätsmenge beträgt die Strahlenexposition bei Verwendung von Tc-99m-Pertechnetat für die Schilddrüse nur etwa 3,4 mGy und ist damit etwa um den Faktor 300 geringer als bei Verwendung von I-131. Die Strahlenexposition der Gonaden liegt für beide Verfahren in der gleichen Größenordnung und ist absolut gesehen mit etwa 0,15 mGy sehr gering.

I-123 besitzt eine physikalische Halbwertszeit von 13 Stunden und weist ähnlich günstige physikalische Eigenschaften für die Szintigraphie wie Tc-99m-Pertechnetat auf (fehlender β-Strahlenanteil, Energie 159 keV). Vorteil gegenüber dem Tc-99m-Pertechnetat ist, daß I-123 wie stabiles Jodid nicht nur in die Schilddrüsenzellen aufgenommen, sondern auch in organische Verbindungen eingebaut wird. Hierdurch werden spätere Aufnahmezeitpunkte möglich und damit eine Störung durch die unspezifische Aufnahme des Radionuklids in umliegenden Geweben umgangen. Zudem bietet I-123 einen prozentual höheren thyreoidalen Uptake und damit eine bessere Abgrenzung der Schilddrüse von den umgebenden Gewebsstrukturen. I-123 stellt zwar das ideale Radionuklid für spezielle Fragestellungen dar wie den Nachweis von dystop gelegenem Schilddrüsengewebe im Bereich des Zungengrunds, retrosternal im Mediastinum oder in Form einer Struma ovarii. Der Nachteil von I-123 liegt jedoch darin, daß es im Zyklotron hergestellt werden muß und damit nicht ständig in ausreichender Menge verfügbar ist.

I-131 wird aufgrund seiner für die Diagnostik ungünstigen physikalischen Eigenschaften (Halbwertszeit 8,1 Tage, ß-Strahler, Energie 364 keV) heute nur noch im Rahmen der Nachsorgediagnostik beim Schilddrüsenkarzinom und ansonsten nur im Rahmen der Radiojodtherapie eingesetzt.

Durchführung der Untersuchung
Für die Szintigraphie werden bei Erwachsenen üblicherweise 37 bis 74 MBq (1-2 mCi), bei Kindern entsprechend weniger, z.B. 4 bis 20 MBq (0,1-0,5 mCi) Tc-99m-Pertechnetat intravenös appliziert.

Die szintigraphische Untersuchung der Schilddrüse wird heute ausschließlich als **quantitative Szintigraphie** durchgeführt. Die Aufzeichnung des Funktionsabbildes der Schilddrüse erfolgt im Sitzen oder im Liegen mit der Gammakamera, möglichst einer Kleinfeldkamera mit speziellem Schilddrüsenkollimator. Die Verwendung einer Gammakamera erlaubt neben der Optimierung der bildlichen Darstellung in einem Arbeitsgang auch die quantitative Bestimmung der globalen und regionalen thyreoidalen Aufnahme von Tc-99m-Pertechnetat in % der applizierten Radioaktivitätsmenge (sog. Tc-99m-Uptake). Der **Tc-99m-Uptake** ist als Äquivalent der thyreoidalen Jodidclearance anzusehen. Analog ist bei einer Szintigraphie mit I-123 die Bestimmung des I-123-Uptake möglich.

Der **Tc-99m-Uptake** hängt einerseits von der endogenen TSH-Stimulation, andererseits über die Autoregulation der Schilddrüse vom intrathyreoidalen Jodgehalt ab. Bei gesunden Schilddrüsen findet sich bei ausreichender Jodversorgung ein Tc-99m-Uptake von etwa 0,5 bis 2%. Im Jodmangelgebiet liegen bei Strumen mit peripher euthyreoter Stoffwechsellage je nach Ausprägung des Jodmangels die Tc-99m-Uptake-Werte zwischen 2 und 8%.

Ein **niedriger Tc-99m-Uptake** findet sich nach höhergradiger Jodexposition, etwa nach der Anwendung jodhaltiger Röntgenkontrastmittel oder jodhaltiger Medikamente bzw. Externa wie Desinfizienzien, nach Gabe von Perchlorat, unter Therapie mit Schilddrüsenhormonpräparaten sowie krankheitsbedingt bei der Autoimmunthyreoiditis, der subakuten Thyreoiditis de Quervain und bei der sekundären Hypothyreose. Ein **hoher Tc-99m-Uptake** findet sich bei den verschiedenen Formen der Hyperthyreose, beim Jodmangel, unter thyreostatischer Therapie und Lithiumgabe und bei angeborenen Störungen der intrathyreoidalen Jodverwertung.

Die **Schilddrüsenszintigraphie mit Tc-99m ist angezeigt,**
- im Rahmen der Diagnostik einer Struma bei peripherer Euthyreose, wenn bei der Palpation oder im Rahmen der Sonographie Knoten abgrenzbar sind. Die Szintigraphie soll in diesen Fällen klären, ob der Knoten einem hypofunktionellen Areal („kalter Knoten") oder hyperfunktionellen Areal („warmer oder heißer Knoten") entspricht. Aufgrund der im Vergleich zur Sonographie deutlich geringeren Auflösung ist die Durchführung einer Szintigraphie in der Regel erst bei Knoten mit einem Durchmesser von >1 cm sinnvoll;

- bei einer manifesten oder latenten Hyperthyreose, wenn aufgrund des klinischen und/oder sonographischen Befundes der Verdacht auf eine funktionelle Autonomie besteht;

- bei der immunogenen Hyperthyreose vom Typ Morbus Basedow erbringt die Szintigraphie bei typischem klinischen Bild keine Zusatzinformation. Sie ist nur in Situationen sinnvoll, in denen die Einordnung der Hyperthyreose nicht eindeutig getroffen werden kann. In seltenen Fällen kann es aufgrund klinischer, laborchemischer und sonographischer Kriterien schwer sein, eine passagere Hyperthyreose im Rahmen einer Hashimoto-Thyreoiditis von einer echten immunogenen Hyperthyreose bei Morbus Basedow abzugrenzen. Typischerweise zeigt die immunogene Hyperthyreose einen erhöhten basalen Tc-99m-Uptake, während die chronische Autoimmunthyreoiditis einen verminderten Tc-99m-Uptake aufweist;

- zur Therapiekontrolle nach Radiojodtherapie (z.B. bei fokaler Autonomie);

- als Verlaufsuntersuchung bei Patienten mit autonomem Adenom, bei denen primär eine abwartende Haltung gewählt wurde.

Die **Schilddrüsenszintigraphie mit I-123 ist indiziert,**
- wenn eine retrosternal gelegene Struma vermutet wird. Der szintigraphische Nachweis einer Jodspeicherung ist besonders in den Fällen

indiziert, bei denen differentialdiagnostisch auch ein anderer Ursprung mediastinaler Raumforderungen diskutiert wird;

- wenn eine ektop bzw. dystop gelegene Schilddrüse nachgewiesen werden soll (z.B. eine Zungengrundstruma oder eine sehr seltene Struma ovarii);

- in unklaren Fällen bei der Abklärung der konnatalen Hypothyreose, falls eine Unterscheidung zwischen Athyreose und dystop bzw. ektop gelegener Schilddrüse nicht aufgrund des sonographischen Befundes und der Bestimmung der Thyreoglobulin-Konzentrationen im Serum möglich ist.

Besteht der Verdacht auf das Vorliegen eines Defektes der Organifikation von Jod, so kann die **Szintigraphie mit I-123 mit Perchlorattest** sinnvoll sein. Hierzu wird der Uptake von I-123 nach intravenöser Gabe der üblichen Testdosis nach 120 min bestimmt. Anschließend werden 5 mg Natriumperchlorat intravenös oder 1 g Kaliumperchlorat oral gegeben. Nach 180 min und 240 min wird der Uptake nochmals gemessen. Bei gestörter Organifikation findet sich nach Perchloratgabe eine Abnahme der Radioaktivität in der Schilddrüse. Um die Diagnose eines signifikanten Organifikationsdefektes stellen zu können, muß die gemessene Radioaktivität nach 240 min mehr als 20% unterhalb des Wertes nach 120 min liegen.

Suppressionsszintigraphie:
Die Ergänzung der Szintigraphie unter Basalbedingungen, d.h. bei normaler TSH-Konzentration, durch das Suppressions-Szintigramm erlaubt eine Aussage über die globale bzw. regionale Regulierbarkeit der thyreoidalen Jodaufnahme und spielt damit bei der Diagnose der disseminierten oder fokalen Schilddrüsenautonomie eine entscheidende Rolle.

Eine effektive Suppression der endogenen TSH-Freisetzung ist durch folgende Vorgehensweisen möglich:

- **Gabe von 150-200 µg Levothyroxin über 14 Tage, oder**
- **einmalige Gabe von 3 mg Levothyroxin,**
- **Durchführung der Szintigraphie nach 14 Tagen, oder**
- **Gabe von 60-80 µg Trijodthyronin über 6 bis 10 Tage.**

Unter dieser thyreosuppressiven Behandlung mit Schilddrüsenhormonpräparaten fällt der Tc-99m-Uptake bei gesunden Schilddrüsen und kleinen diffusen Strumen ohne funktionelle Autonomie durch die Ausschaltung des TSH-Effektes auf die Jod- bzw. Pertechnetataufnahme in der Regel auf unter 0,5% ab. Der obere Grenzwert des Tc-99m-Uptake unter ausreichenden Suppressionsbedingungen, d.h. bei TSH-Werten von < 0,1 mU/l liegt bei Werten zwischen 1,0 und 2,0%. Die Unterschiede bei den von verschiedenen Arbeitsgruppen angegebenen Grenzwerten sind durch eine regional unterschiedliche Jodversorgung bzw. durch eine unterschiedliche Durchführung der Suppression zu erklären. Das Ausmaß der Suppression hängt von Art und Dosierung der Schilddrüsenhormone, in besonderem Maße jedoch auch von der Dauer der Suppression ab. Aus diesem Grund sollte, wenn eine möglichst exakte Quantifizierung des Tc-99m-Uptake unter Suppressionsbedingungen gewünscht wird, einer längerdauernden Gabe von Schilddrüsenhormonpräparaten (z.B. 150 µg Levothyroxin über 4 bis 6 Wochen) der Vorzug vor einer kurzzeitigen, höherdosierten Gabe gegeben werden.

Im Einzelfall empfiehlt sich, die ausreichende Suppression zum Zeitpunkt der Wiederholungsszintigraphie durch die Bestimmung des basalen TSH zu belegen. Besteht bei einem Patienten bereits initial eine latente oder manifeste Hyperthyreose mit supprimiertem TSH, erübrigt oder verbietet sich die Durchführung der Schilddrüsenhormongabe. Auch sollten die möglichen kardialen Nebenwirkungen der höherdosierten Applikation von Schilddrüsenhormonen beachtet werden. Dies gilt besonders bei älteren Patienten mit kardialen Begleitkrankheiten. Hier ist im Einzelfall einer einschleichenden Gabe von Levothyroxin unter regelmäßiger Kontrolle des basalen TSH bis zur vollständigen Suppression der Vorzug vor einer standardisierten höherdosierten Schilddrüsenhormongabe zu geben.

Besteht eine relevante Autonomie der Schilddrüse, so läßt sich der Tc-99m-Uptake durch die TSH-Suppression nicht oder nur gering unterdrücken und liegt bei einem Tc-99m-Uptake von > 1 bis 2% (Abb. 12). Da der Schweregrad einer Autonomie aus der Menge an autonomem Gewebe und aus dessen Aktivität resultiert, muß man annehmen, daß die klinische Relevanz einer Autonomie mit der Höhe des Tc-99m-Uptake unter Suppressionsbedingungen zunimmt. Es ist gut belegt, daß bei einem Tc-99m-Uptake unter Suppressionsbedingungen von > 2,5 bis 3% durch eine Erhöhung der Jodzufuhr ein hohes Risiko für die Auslösung einer Hyperthyreose besteht. Bei einem Tc-99m-Uptake unter Suppressionsbedingungen von < 1,5 bis 2% muß dieses Risiko hingegen als gering eingestuft werden.

TSH normal → exogene Gabe von Schilddrüsenhormonen → Suppressionsszintigramm (TSH supprimiert)

TSH supprimiert → Autonomie belegt ! Kein Suppressionsszintigramm !

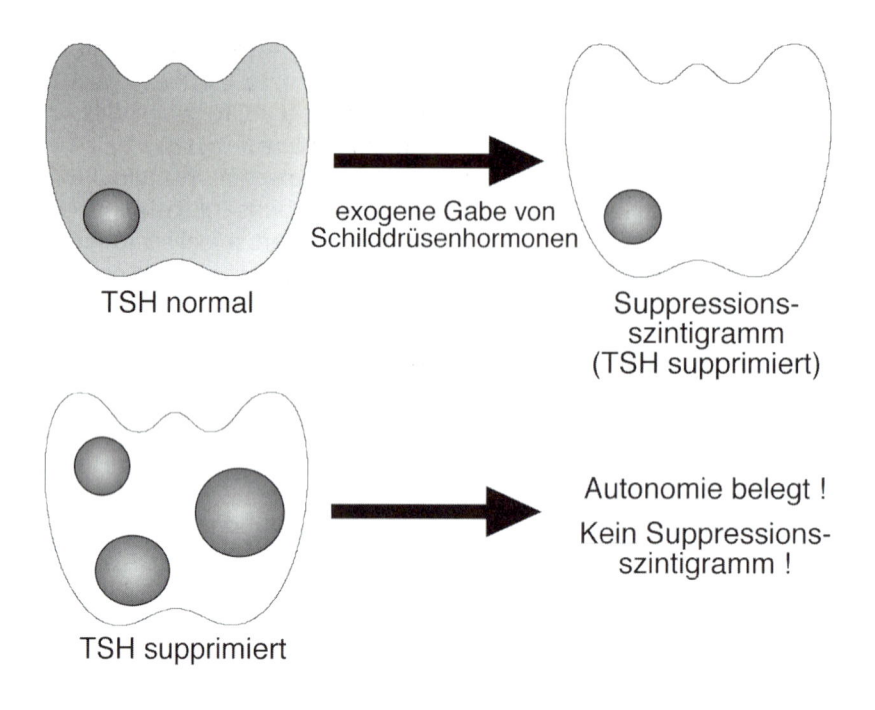

Abb. 12: Prinzip der Suppressionsszintigraphie

Das Ergebnis des Suppressionsszintigramms hilft daher auch bei der Entscheidung, ob im Einzelfall eine definitive Ausschaltung des autonomen Gewebes, etwa durch eine Radiojodtherapie, angezeigt ist.

Die **Schilddrüsenszintigraphie mit I-131** wird heute nur noch für spezielle Indikationen eingesetzt:

- **Ganzkörperszintigraphie im Rahmen der Nachsorge des differenzierten Schilddrüsenkarzinoms**
  Hierfür ist die orale Applikation von mindestens 370 MBq (10 mCi) I-131 erforderlich, so daß die Untersuchung aus Strahlenschutzgründen nur während eines kurzen stationären Aufenthaltes auf einer nuklearmedizinischen Therapieeinheit durchgeführt werden kann. Da vor der Applikation von I-131 ein Anstieg des endogenen TSH auf > 30 mU/l angestrebt wird, muß die TSH-suppressive Therapie mit Levothyroxin etwa 4 Wochen vorher abgesetzt werden. Es wird zunächst auf die Gabe eines Trijodthyroninpräparates (z.B. 3 x 20 µg

Liothyronin/Tag) mit gegenüber Levothyroxin etwa zehnfach kürzerer Halbwertszeit umgestellt. Etwa acht Tage vor I-131-Gabe wird auch diese Therapie unterbrochen. Derzeit werden erste klinische Studien durchgeführt, die den Einsatz von rekombinantem humanem TSH zur Vorbereitung auf die Ganzkörperszintigraphie prüfen. Hierdurch wird in Zukunft möglicherweise die Unterbrechung der Substitutionstherapie überflüssig.

Die Szintigraphie der Halsregion, des Körperstamms von ventral und dorsal sowie der proximalen Extremitäten von ventral wird frühestens 48 Stunden nach I-131-Applikation mit einer Großfeldkamera durchgeführt. Bei positivem Befund erfolgt eine Uptake-Messung der einzelnen Herdbefunde zur Ermittlung der erforderlichen I-131-Menge für eine Radiojodtherapie.

- **Radiojodtest**

Zur Ermittlung der für eine Radiojodtherapie bei benignen Schilddrüsenkrankheiten erforderlichen I-131-Menge.

Nach Gabe einer Spurendosis von I-131 wird die Radiojodaufnahme der Schilddrüse gemessen. Üblicherweise werden dem nüchternen Patienten 1 bis 3,7 MBq (30-100 µCi) I-131 oral verabreicht. Nach der Gabe sollte der Patient möglichst 1 bis 1 1/2 Stunden nüchtern bleiben, um eine optimale Resorption zu ermöglichen. Die Messung der thyreoidalen Radionuklidaufnahme erfolgt unter standardisierten Bedingungen mit einer Meßsonde unter konstanter Entfernung im Vergleich zu einem I-131-Standard. Die Meßzeitpunkte müssen so gewählt werden, daß neben der Bestimmung der maximalen thyreoidalen Aufnahme die Berechnung der effektiven Halbwertszeit des Radionuklids möglich ist. Dies bedeutet, daß abhängig von dem bei der bestehenden Krankheit zu erwartenden Kurvenverlauf (z.B. Morbus Basedow, Autonomie) Uptake-Werte nach 3, 6 und 24 Stunden, teilweise auch nach 48 Stunden und möglichst nochmals nach 4 bis 8 Tagen ermittelt werden.

Zusätzlich erfolgt eine Abschätzung der Menge an funktionellem Schilddrüsengewebe mit Hilfe der sonographischen Volumetrie der im quantitativ ausgewerteten Szintigramm nachgewiesenen autonomen Anteile der Schilddrüse.

Die für die Therapie erforderliche Radiojodmenge wird abhängig von der gewünschten Herddosis aus der Höhe der maximalen thyreoidalen I-131-Aufnahme, der effektiven Halbwertszeit und dem zu bestrahlenden Schilddrüsenvolumen berechnet.

- **Diagnostik und Differentialdiagnostik** der **retrosternalen Struma** (selten).

3.3.4 Punktionszytologie

In lange bestehenden Jodmangelstrumen sind häufig regressive Veränderungen und Knoten nachweisbar. Die hohe Inzidenz dieser benignen Veränderungen erschwert besonders in Strumaendemiegebieten die frühzeitige Diagnose von Schilddrüsenkarzinomen. Für diese Fragestellung besitzen die Feinnadelpunktion und die zytologische Untersuchung des gewonnenen Aspirats einen hohen Stellenwert. Die Differenzierung zwischen benignen und malignen Herdbefunden stellt damit die Hauptindikation zur Durchführung der Feinnadelpunktion der Schilddrüse dar.

Um einen hohen diagnostischen Stellenwert der Punktionszytologie zu gewährleisten, ist es notwendig, daß die Punktion von einem in der Punktionstechnik erfahrenen Arzt durchgeführt wird und die Beurteilung des Aspirats durch einen erfahrenen Zytopathologen erfolgt. Dem Zytopathologen sollten wichtige Befunde des Patienten und eine exakte Fragestellung vorliegen.

Der Anteil an Punktaten, die wegen Zellarmut nicht beurteilbar sind, sollte unter 10% betragen.

Durchführung der Feinnadelpunktion der Schilddrüse
Der Punktion muß immer die **Schilddrüsensonographie** vorausgehen. Sie ermöglicht die Differenzierung zwischen zystischen und soliden Prozessen und erlaubt durch die Beurteilung der Echogenität und der Randbegrenzung des Herdbefundes auch eine nähere Einordnung. Auch die Schilddrüsenszintigraphie sollte in der Regel vor der Punktion erfolgen. In speziellen Fällen kann jedoch eine Punktion auch ohne vorausgehende Szintigraphie durchgeführt werden, z.B. bei eindeutiger Schilddrüsenzyste ohne solide Gewebsanteile, rasch wachsendem Knoten, der allein aufgrund des klinischen und sonographischen Befundes malignitätsverdächtig ist.

Ist ein Knoten gut palpabel, so kann die Punktion unter palpatorischer Kontrolle erfolgen. Bei nicht eindeutig tastbaren Knoten muß sie unter sonographischer Kontrolle durchgeführt werden. Verwendet werden in der Regel Nadeln mit einem äußeren Durchmesser von 0,6 bis 0,7 mm und 10ml-Einmalspritzen. Eine Lokalanästhesie ist nicht erforderlich.

Ein Spritzenhalter, in den die 10ml-Einmalspritze eingespannt wird, kann die Punktion erleichtern, ist jedoch nicht unbedingt erforderlich.

Die Nadelspitze wird zunächst in den zentralen Bereich des Knotens vorgeschoben (Abb. 13). Nach Zurückziehen des Spritzenkolbens bewegt man die Nadel innerhalb des Knotens mehrmals unter Aufrechterhalten des Unterdrucks fächerförmig vor und zurück, wodurch eine ausreichende Aspiration von Zellmaterial erreicht wird. Die Punktion wird außer bei Zysten abgeschlossen, sobald Gewebsflüssigkeit oder ein Blutstropfen im Spritzenkonus sichtbar wird. Man läßt den Spritzenkolben in die Ausgangsstellung zurückgleiten. Dadurch wird verhindert, daß beim Herausziehen der Nadel bei Aufrechterhalten des Sogs nicht repräsentatives Zellmaterial aspiriert wird.

Bei kleinen Knoten bewährt sich zur besseren Führung der Nadel die Punktion allein mit einer Kanüle ohne Sog. Dabei werden meist ausreichend Zellen ohne Blutbeimengung gewonnen. Die Punktionsstelle wird anschließend mit einem Tupfer für einige Minuten komprimiert.

Die Aspirate (oder bei der Aspiration von Zystenflüssigkeit das Sediment) bzw. die bei Punktionen ohne Sog in der Kanüle befindlichen Zellen werden auf Objektträger gebracht, in einem Zug unter leichtem Druck ausgestrichen und anschließend an der Luft getrocknet oder fixiert.

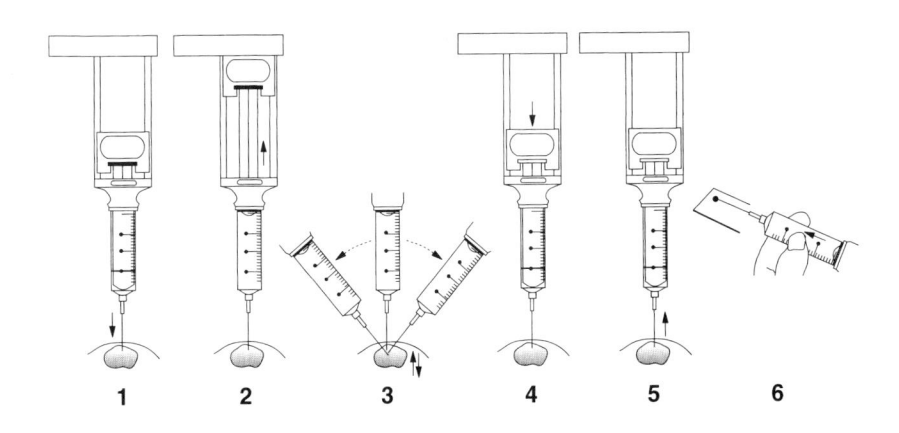

Abb. 13: *Feinnadelpunktion eines Schilddrüsenknotens*

Bei der Punktion von Schilddrüsenzysten sollte die gewonnene Zystenflüssigkeit im Anschluß zentrifugiert und das Zellsediment zytologisch untersucht werden. Wird Zystenflüssigkeit versandt, ist die Zugabe von Heparin erforderlich.

Eine pastige oder geleeartige Konsistenz des aspirierten Materials spricht für einen hohen Zellgehalt. Bei stark bluthaltigem Material ist eine feinkörnige Oberflächenstruktur Zeichen eines zellreichen Punktatausstrichs. Durch Schräghalten des Objektträgers und nach Abtupfen des Blutes werden aussagekräftigere Ausstriche ermöglicht. Fehlen diese Merkmale, ist die Wiederholung der Punktion zu empfehlen.

Einzige Kontraindikation ist eine deutlich erhöhte Blutungsneigung (z.B. unter gerinnungshemmender Medikation). Ein Verschleppen von Tumorzellen im Stichkanal kann bei in Abb. 13 dargestellter Technik und aufgrund der oberflächlichen Lage der Schilddrüse mit sehr großer Sicherheit ausgeschlossen werden. Sie wurde bisher in der Literatur nicht beschrieben.

Wichtig für die Beurteilung des Feinnadelpunktats sind Informationen über den klinischen Befund, über die Ergebnisse der Funktions- und Lokalisationsdiagnostik sowie über vorausgegangene Behandlungen wie Operation, Radiojodtherapie oder externe Bestrahlung. ==Besonders zu achten ist auf die Angabe einer länger durchgeführten thyreostatischen Therapie, da diese zu pseudokarzinomatösen Veränderungen und damit zu Fehlinterpretationen des zytologischen Befundes führen== können.

Indikationen zur Feinnadelpunktion der Schilddrüse
- Wichtigste Indikation ist der klinisch und/oder sonographisch bzw. szintigraphisch malignom-verdächtige Schilddrüsenknoten. Die Punktion wird in der Regel nur bei Knoten mit einem Durchmesser von >1 cm durchgeführt. Bei kleineren Knoten ist die Punktion nur in seltenen Ausnahmefällen angezeigt.
- Da sich Schilddrüsenkarzinome in > 95% der Fälle sonographisch **echoarm und szintigraphisch „kalt"** darstellen, ist bei Vorliegen dieser Kriterien eine Feinnadelpunktion erforderlich. Das Malignomrisiko bei diesen Knoten liegt etwa bei 5 bis 8%. Sind zudem eines oder mehrere der folgenden Kriterien erfüllt, ist das Malignomrisiko zusätzlich erhöht:
  - Schilddrüsenknoten bei jüngeren Patienten
  - Solitäre Knoten
  - Männliches Geschlecht
  - Unscharfe Randbegrenzung (Karzinomhäufigkeit 20-25%)

- Zustand nach externer Hochvolt-Bestrahlung der Halsregion (z.B. im Rahmen der Behandlung eines Morbus Hodgkin).

Die Feinnadelpunktion ist zusätzlich angezeigt,
- wenn bei Patienten mit behandeltem Schilddrüsenkarzinom sich der Verdacht auf ein **lokales Tumorrezidiv** ergibt,
- wenn der Verdacht auf das Vorliegen **intrathyreoidaler Metastasen** besteht,
- wenn ein umschriebener Herdbefund in der Schilddrüse abgrenzbar ist und andernorts **Metastasen eines unbekannten Primärtumors** vorliegen,
- therapeutisch als Entlastungspunktion bei großen, mechanisch störenden **Schilddrüsenzysten,**
- bei der **akuten eitrigen Thyreoiditis,** wenn keine Indikation zum chirurgischen Vorgehen besteht. In diesen Fällen ist darauf zu achten, daß Material für die mikrobiologische Diagnostik asserviert wird.

Eine Feinnadelpunktion kann erforderlich sein
- bei der **subakuten Thyreoiditis** in diagnostisch unklaren Fällen.
Bei typischem klinischen und sonographischen Bild und charakteristischen Laborbefunden kann auf eine Feinnadelpunktion zur Diagnosesicherung verzichtet werden.
- bei der **chronisch lymphozytären Thyreoiditis** in diagnostisch unklaren Fällen.
Auch hier ist bei Vorliegen der charakteristischen Befunde (Echoarmut, positive Autoantikörper) eine Feinnadelpunktion zur Diagnosesicherung nicht erforderlich. Wegen des erhöhten Lymphomrisikos sollte die Feinnadelpunktion jedoch erfolgen, wenn sich bei bekannter chronisch lymphozytärer Thyreoiditis in der Schilddrüse ein Herdbefund abgrenzen läßt.

Beurteilung des zytologischen Bildes
Das häufigste zytologische Bild und in über 90% das morphologische Substrat echoarmer, szintigraphisch „kalter" Knoten sind nicht-maligne, regressive Veränderungen in Form von harmlosen Kolloidknoten, zystischen Degenerationen, Zeichen älterer Blutungen, Bindegewebspartikeln und Fibroblasten.

Die echten **Neoplasien der Schilddrüse** sind meist zellreich und zeigen in der Regel ein charakteristisches Bild.

Bei den **follikulären Neoplasien** ist zytologisch eine Unterscheidung zwischen dem benignen follikulären Adenom und dem follikulären Karzinom nicht sicher möglich. Dies beruht darauf, daß beide Veränderungen eine follikuläre Proliferation zeigen. Für die Diagnose des follikulären Karzinoms müssen jedoch zusätzlich Gefäß- und Kapseleinbrüche vorliegen. Diese sind nur im histologischen, nicht im zytologischen Präparat zu erkennen.

Aus diesen Gründen ist bei der zytologischen Diagnose einer „follikulären Neoplasie" in der Regel immer die Indikation zur Operation und endgültigen histologischen Klärung gegeben. Dies gilt auch für die **oxyphile oder onkozytäre Variante** des follikulären Schilddrüsenkarzinoms. Auch hier ist der Nachweis der Malignität nur durch den histologischen Nachweis eines invasiven Wachstums möglich.

Im Gegensatz zum follikulären Karzinom zeigt das **papilläre Schilddrüsenkarzinom** zytologisch charakteristische Merkmale: große, sich dachziegelartig überlagernde Milchglaskerne mit unscheinbaren Nukleolen und typische Kerneinschlüsse. Dieses Karzinom ist daher zytologisch mit relativ hoher Zuverlässigkeit zu erkennen. Probleme ergeben sich allenfalls bei verschiedenen Subtypen der papillären Karzinome und bei gemischt papillär-follikulären Karzinomen.

Diagnostische Schwierigkeiten können auch bei **papillären Mikrokarzinomen** mit einem Durchmesser unter 1,0 cm auftreten. Diese sind zwar sonographisch als kleine Herdbefunde nachweisbar, die Punktion kann jedoch falsch negative Resultate ergeben. Die Herde können einerseits aufgrund ihrer geringen Größe verfehlt werden, andererseits kann aus sklerosierenden Karzinomen kein oder nur wenig Zellmaterial aspiriert werden. In diesen Fällen sind sonographische Verlaufskontrollen und bei einer Größenzunahme die prophylaktische Strumaresektion angezeigt.

Beim **medullären Schilddrüsenkarzinom** ist die zuverlässige zytologische Diagnose mit konventioneller Technik in etwa 60% der Fälle möglich und kann durch die Anwendung immunzytochemischer Färbetechniken noch verbessert werden. In unklaren Fällen kann hier auch die Bestimmung des Calcitonin im Serum hilfreich sein, das beim manifesten medullären Schilddrüsenkarzinom in der Regel erhöht ist. Die präoperative Diagnosesicherung besitzt beim medullären Schilddrüsenkarzinom wegen der Planung des operativen Vorgehens einen besonderen Stellenwert.

Bei **undifferenzierten Schilddrüsenkarzinomen** ist die Diagnose zytologisch ebenfalls in der Regel leicht zu stellen, sofern das Zellbild nicht durch ausgeprägte Nekrosen beeinflußt ist.

Etwa 10% der zytologisch erfaßten malignen Schilddrüsentumoren sind **Metastasen**, am häufigsten von Nierenkarzinomen, kleinzelligen Bronchialkarzinomen, Mammakarzinomen sowie seltener von Ösophaguskarzinomen, Magenkarzinomen, Colonkarzinomen, Endometriumkarzinomen und malignen Melanomen. 3 bis 5% der malignen Schilddrüsenneoplasien sind maligne Lymphome, meist Non-Hodgkin-Lymphome.

Bei den **Entzündungen** können zytologisch folgende Befunde unterschieden werden: Die seltene eitrige Thyreoiditis zeigt reichlich Granulozyten und Zelldetritus, die Thyreoiditis de Quervain Epitheloidzellen und histiozytäre Riesenzellen, die lymphozytäre Thyreoiditis typischerweise reichlich lymphatische Zellen, darunter auch Plasmazellen, und eine onkozytäre Veränderung des Schilddrüsenepithels. Die extrem seltene Riedelstruma ist durch eine ausgeprägte Fibrosierung gekennzeichnet.

Die **Sensitivität und Spezifität der Punktionszytologie** hinsichtlich des Nachweises maligner Tumoren der Schilddrüse liegt bei geübten Untersuchern mit langjähriger Punktionserfahrung und bei erfahrenen Zytopathologen bei 80 bis 90%. Falsch negative Befunde treten fast ausnahmslos bei differenzierten Schilddrüsenkarzinomen auf, besonders bei der schwierigen Differenzierung zwischen follikulärem Adenom und follikulärem Karzinom. Bei entsprechender Indikation, optimaler Durchführung und Auswertung stellt die Punktionszytologie somit ein wichtiges Hilfsmittel bei der Differenzierung benigner und maligner Herdbefunde der Schilddrüse dar und ermöglicht eine deutliche Reduktion prophylaktischer Strumaresektionen.

Zusätzlich dient die Schilddrüsenpunktion der Planung der Taktik des chirurgischen Vorgehens und sollte daher auch dann durchgeführt werden, wenn unabhängig vom zytologischen Befund eine Schilddrüsenoperation geplant ist.

3.3.5 Weitere bildgebende Verfahren

Neben der Beurteilung der Schilddrüsenmorphologie durch die Sonographie, der Funktionstopographie durch die Szintigraphie und zytomorphologischen Untersuchung feingeweblicher Strukturveränderungen werden vor allem zur Abklärung der Beziehung der Schilddrüse zur Umgebung und für die Untersuchung der endokrinen Orbitopathie weitere bildgebende Verfahren eingesetzt.

3.3.5.1 Röntgendiagnostik

Auf der konventionellen Röntgenübersichtsaufnahme der Thoraxorgane im p.a.- und seitlichen Strahlengang kann der Weichteilschatten einer vergrößerten Schilddrüse, ihre Ausbreitung in den Retrosternalraum sowie die Verlagerung und/oder Einengung der Trachea ober- und unterhalb der Fossa jugularis erkannt werden. Spezialaufnahmen und Tomogramme sowie Funktionsprüfungen der Trachea (Saug- und Preßversuch) können zusammen mit der Ganzkörperplethysmographie bei Verdacht auf funktionelle Tracheabeeinträchtigungen durchgeführt werden.

Der Ösophagusbreischluck eignet sich zur Darstellung einer Verdrängung des Ösophagus durch eine Struma nach lateral und dorsal.

3.3.5.2 Computertomographie und Kernspintomographie

Die Computertomographie und auch die Kernspintomographie der Schilddrüsenregion liefern ähnlich der Sonographie Aussagen zur Lage, Struktur und Größe der Schilddrüse. Bei bestimmten Fragestellungen sind sie der Sonographie überlegen:

Im Computertomogramm kann die **Ausdehnung und Größe retrosternal oder retrotracheal gelegener Strumaanteile** beurteilt werden. Dies gelingt mit der Sonographie nicht. Zusätzlich lassen sich intrathorakale Strumen gut abgrenzen und durch ihre kontinuierliche Verbindung der Schilddrüse zuordnen. In Zweifelsfällen liefert die Szintigraphie mit I-123 oder I-131 ergänzende Aussagen zur Funktion der retrosternalen Strumaanteile und erlaubt somit eine sichere Differenzierung gegenüber anderen mediastinalen Raumforderungen.

Bei der **Primärdiagnostik des Schilddrüsenmalignoms** kann durch die Computertomographie (neuerdings auch durch eine Computersonographie) eine organüberschreitende Infiltration des Fett- oder Muskelgewebes, eine Lymphknotenmetastasierung sowie eine Infiltration der Trachea erkannt werden. Es ist zu beachten, daß für diese Fragestellung unter keinen Umständen jodhaltiges Röntgenkontrastmittel appliziert werden darf, solange die Möglichkeit einer Diagnostik oder Therapie mit Radiojod besteht.

Schließlich erlaubt die Computertomographie (bzw. die Computersonographie) den sensitiven Nachweis von **Lokalrezidiven oder**

Metastasen nach Primärtherapie eines Schilddrüsenmalignoms. Dies ist vor allem dann von Bedeutung, wenn keine Radiojodspeicherung erfolgt. In bestimmten Fällen (z.b. zur Metastasensuche bei Patienten mit medullärem Schilddrüsenkarzinom) kann für diese Fragestellung auch eine Kernspintomographie indiziert sein.

3.3.5.3 Andere szintigraphische Verfahren

Neben der konventionellen Schilddrüsenszintigraphie werden in der Schilddrüsendiagnostik gelegentlich noch andere szintigraphische Verfahren eingesetzt.

Beim medullären Schilddrüsenkarzinom (C-Zell-Karzinom) kann die **Szintigraphie mit Dimercapto-Bernsteinsäure (Dimercapto-succinic-acid, DMSA),** die mit pentavalentem Tc-99m-Pertechnetat radioaktiv markiert wurde, bei der Lokalisation von Metastasen hilfreich sein. Ein Nachweis gelingt in etwa 50% der Fälle. Tc-99m-DMSA wird neben den medullären Schilddrüsenkarzinomen in geringem Maß auch von Weichteil-, Kopf- und anderen Halstumoren gespeichert. Mehranreicherungen finden sich auch bei entzündlichen Prozessen, Operationsnarben und Knochenfrakturen.

Selten gelingt die Darstellung medullärer Schilddrüsenkarzinome auch im **I-131-Metajodbenzylguanidinszintigramm (MIBG),** das vor allem bei der Diagnostik neuroektodermaler Tumoren, besonders des Phäochromozytoms, eingesetzt wird. Auch mit Hilfe der **Somatostatin-Rezeptor-Szintigraphie** lassen sich in manchen Fällen Metastasen eines medullären Schilddrüsenkarzinoms nachweisen.

Die **Skelettszintigraphie** nach Gabe von Tc-99m-Methyldiphosphonat (MDP) spielt bei der Tumornachsorge von Patienten mit differenziertem Schilddrüsenkarzinom nur eine untergeordnete Rolle. Skelettmetastasen werden mit der I-131-Ganzkörperszintigraphie wesentlich sensitiver erfaßt. Das Skelettszintigramm sollte nur durchgeführt werden, wenn klinisch, durch Anstieg des Tumormarkers Thyreoglobulin, einen verdächtigen Röntgenbefund oder ein positives I-131-Szintigramm der Verdacht auf ein Tumorrezidiv bzw. auf das Vorliegen von Skelettmetastasen besteht.

3.3.5.4 Bildgebende Verfahren bei endokriner Orbitopathie

Die Veränderungen im Retroorbitalraum bei der endokrinen Orbitopathie lassen sich mit Hilfe der Orbitasonographie, der Röntgencomputertomographie und der Kernspintomographie darstellen. Der Wert dieser Verfahren liegt vor allem in der Diagnosesicherung und in der Abgrenzung der endokrinen Orbitopathie gegenüber anderen Krankheiten, insbesondere gegenüber retroorbitalen Raumforderungen. Zusätzlich stellen sie eine Grundlage zur Verlaufs- und Therapiekontrolle dar.

Die **Sonographie** der Orbita dient der sicheren Bestimmung der Dicke der extraokulären Muskulatur. Da sie nicht mit einer Strahlenexposition verbunden ist, eignet sie sich besonders zur Verlaufsbeurteilung. Ein florider Prozeß im Bereich der extraokulären Augenmuskeln stellt sich durch eine Verdickung der Muskeln mit verminderter Echogenität dar.

Das bei der Diagnose und Differentialdiagnose heute noch am häufigsten eingesetzte Verfahren ist die **Computertomographie** der Orbitaregion. Sie erlaubt eine sichere Abgrenzung der endokrinen Orbitopathie gegenüber anderen Krankheiten und ermöglicht in der koronaren Schnittführung eine gute und reproduzierbare Beurteilung der Augenmuskeldicke. Nachteil dieser Methode ist die Strahlenexposition, die ihren Einsatz bei der Verlaufsbeurteilung limitiert.

Die **Kernspintomographie** besitzt eine ähnliche räumliche Auflösung wie die Computertomographie. Durch die Anwendung von paramagnetischem Kontrastmittel, die Berechnung der T_2-Relaxationszeiten und die Bewertung der Signalintensitäten im T_1- und T_2-gewichteten Bild ist zusätzlich eine Aussage über die Florididät des Entzündungsprozesses in den Augenmuskeln möglich. Dies macht die Kernspintomographie bei Patienten mit fortgeschrittener endokriner Orbitopathie zu einem gegenüber der Röntgencomputertomographie besser geeigneten Verfahren, sowohl für die Primärdiagnostik als auch für die Verlaufsbeobachtung zur Abschätzung des Effekts therapeutischer Maßnahmen.

3.4 Empfehlungen zum differentialdiagnostischen Vorgehen

3.4.1 Struma mit Euthyreose

Im Rahmen der **Erstuntersuchung** sind bei der Struma mit Euthyreose folgende Untersuchungen erforderlich:

- Die körperliche Untersuchung.
- Die Durchführung einer **Schilddrüsensonographie**.
- Der Beleg der peripher euthyreoten Funktionslage durch **Bestimmung des basalen TSH,** ggf. auch der peripheren Schilddrüsenhormonparameter fT_4 und T_3 (bzw. fT_3).

Abhängig von den hierbei erhobenen Befunden ergibt sich, ob **ergänzende Untersuchungen** erforderlich sind:

- Bei Nachweis eines **Schilddrüsenknotens** in der Sonographie ist das unter 3.4.2 genannte differentialdiagnostische Vorgehen erforderlich.
- Bei Nachweis einer **Funktionsstörung** (Hyperthyreose, Hypothyreose) ist das unter 3.4.3 bzw. 3.4.4 genannte differentialdiagnostische Vorgehen erforderlich.
  Besteht trotz fehlendem Knotennachweis und normalen basalem TSH der Verdacht auf eine funktionelle Autonomie (besonders bei Patienten > 40 Jahren und bei sehr großen Strumen), ist die Durchführung einer Suppressionsszintigraphie erforderlich (s. 3.3.3).
- Die Bestimmung von **TPO AK und ggf. von Tg AK** ist bei der Struma mit Euthyreose angezeigt, wenn sich als zusätzlicher Hinweis für eine Autoimmunthyreoiditis eine echoarme Binnenstruktur des Schilddrüsenparenchyms in der Sonographie zeigt. In speziellen Fällen, z.B. bei familiärer Disposition zu Autoimmunthyreopatien, kann die Antikörperbestimmung auch bei normaler Echogenität vor Einleitung einer medikamentösen Therapie sinnvoll sein.
- **Ergänzende bildgebende Verfahren** (Röntgen, Computertomographie) können erforderlich sein, wenn Hinweise für lokale Komplikationen (Trachealstenose, Verlagerung des Ösophagus) bestehen oder sich die Schilddrüse sonographisch nach kaudal nicht abgrenzen läßt und damit retrosternale Strumaanteile vermutet werden. Zusätzlich kann die ergänzende Durchführung einer Ganzkörperplethysmographie beim Verdacht auf das Vorliegen einer Trachealstenose sinnvoll sein.

3.4.2 Schilddrüsenknoten

Bei tastbarem oder sonographisch nachgewiesenem Schilddrüsenknoten sind im Rahmen der **Erstuntersuchung** folgende Untersuchungen erforderlich:

- Die Durchführung einer **Schilddrüsensonographie** mit exakter Vermessung des (oder der) Schilddrüsenknoten in drei Ebenen und Beurteilung der Echogenität und Randbegrenzung.
- Die Überprüfung der Schilddrüsenfunktion durch **Bestimmung des basalen TSH,** ggf. auch der peripheren Schilddrüsenhormonparameter fT_4 und T_3 (bzw. fT_3).
- Bei allen Knoten mit einem maximalen Durchmesser von > 1 cm eine **Schilddrüsenszintigraphie.**

Abhängig von den hierbei erhobenen Befunden klärt sich, ob **ergänzende Untersuchungen** erforderlich sind:

- Bei Vorliegen eines malignomverdächtigen Knotens ist die Durchführung einer **Feinnadelpunktion** indiziert (s. 3.3.4). Dies gilt besonders für den echoarmen, szintigraphisch „kalten" Schilddrüsenknoten.
- Bei Nachweis einer **Funktionsstörung** (Hyperthyreose, Hypothyreose) ist das unter 3.4.3 bzw. 3.4.4 genannte differentialdiagnostische Vorgehen erforderlich.
- Besteht bei euthyreoter Stoffwechsellage mit normalem basalen TSH der Verdacht auf eine fokale oder disseminierte Autonomie, ist die Durchführung einer **Suppressionsszintigraphie** erforderlich. Der Verdacht auf eine fokale Autonomie ergibt sich vor allem dann, wenn im Bereich kleinerer Schilddrüsenknoten im Nativszintigramm angedeutete Mehranreicherungen vorliegen, die sich jedoch nicht eindeutig gegenüber dem umliegenden Parenchym abgrenzen.
Zusätzlich ist zu beachten, daß die Inzidenz der funktionellen Autonomie mit zunehmender Größe der Struma und zunehmendem Alter der Patienten ansteigt. Bei sehr großen Strumen (> 50 ml) und bei älteren Patienten (> 40 Jahre) ist die Durchführung einer Suppressionsszintigraphie zum Ausschluß einer relevanten Autonomie auch dann sinnvoll, wenn sich sonographisch keine umschriebenen Herdbefunde nachweisen lassen. Dies gilt besonders dann, wenn eine medikamentöse Strumatherapie geplant oder eine Jodbelastung erforderlich ist (z.B. Untersuchung mit jodhaltigen Röntgenkontrastmitteln).
- **Ergänzende bildgebende Verfahren** (Röntgen, Computertomographie) können aus den bereits unter 3.4.1 genannten Gründen erforderlich sein.

- Bei Vorliegen eines szintigraphisch „kalten" Knotens, der sich sonographisch echoarm und mit Verkalkungsstrukturen darstellt, kann zusätzlich zur Feinnadelpunktion die Bestimmung von **Calcitonin** im Serum sinnvoll sein, um das Vorliegen eines medullären Schilddrüsenkarzinoms zu erkennen.

3.4.3 Hyperthyreose

Bei einer Hyperthyreose sind im Rahmen der **Erstuntersuchung** folgende Untersuchungen erforderlich:

- Die Erfassung möglicher klinischer **Zeichen einer endokrinen Orbitopathie.**
- Der Beleg der latenten oder manifesten Hyperthyreose durch **Bestimmung des basalen TSH und der peripheren Schilddrüsenhormonparameter fT_4 und T_3 (bzw. fT_3).**
- Die Durchführung einer **Schilddrüsensonographie.**

Abhängig von den hierbei erhobenen Befunden klärt sich, ob **ergänzende Untersuchungen** erforderlich sind:

- Bei Nachweis von Knoten mit einem maximalen Durchmesser von über 1 cm eine **Schilddrüsenszintigraphie.**
  Bei der diffusen Struma ist die Schilddrüsenszintigraphie indiziert, wenn die Hyperthyreose nicht eindeutig einem Morbus Basedow zugeordnet werden kann. Dies gilt vor allem für Patienten mit fehlender Augensymptomatik, fehlender oder nur gering ausgeprägter Echoarmut in der Sonographie und/oder negativen TSH-R AK.

- Bei Vorliegen einer Hyperthyreose ohne klinische Zeichen einer endokrinen Orbitopathie und bei sonographisch diffuser Struma die Bestimmung der **TSH-R AK,** ggf. zusätzlich der **TPO AK.** Ein zusätzliches Kriterium für die Einordnung einer Hyperthyreose als immunogene Hyperthyreose bei Morbus Basedow stellt die diffus echoarme Binnenstruktur in der Sonographie dar. Der Nachweis von Schilddrüsenknoten spricht gegen einen Morbus Basedow, schließt diesen jedoch besonders bei älteren Patienten keineswegs aus.

- Bei Vorliegen eines malignomverdächtigen Knotens ist eine **Feinnadelpunktion** angezeigt (s. 3.3.4). Da sog. „warme" oder „heiße" Knoten bei der unifokalen oder multifokalen Autonomie nur in extremen

Ausnahmefällen einem Malignom entsprechen, sollten diese nur bei Zeichen eines raschen Wachstums punktiert werden. Zu beachten ist jedoch, daß sich neben szintigraphisch mehrspeichernden Knoten zusätzlich „kalte" Knoten befinden können, für die, wenn sie sich echoarm darstellen, das genannte Malignomrisiko von 5 bis 8% gilt. Bei knotig veränderten Schilddrüsen mit szintigraphisch fokalen Mehranreicherungen ist daher ein exakter Vergleich des sonographischen Befundes mit dem szintigraphischen Befund und anschließend ggf. die sonographisch gezielte Punktion nichtspeichernder Knoten erforderlich.
- **Ergänzende bildgebende Verfahren** (Röntgen, Computertomographie) können aus den bereits unter 3.4.1 genannten Gründen erforderlich sein.
- Bei Vorliegen klinischer Zeichen einer endokrinen Orbitopathie sind eine **augenärztliche Untersuchung** zur Erhebung eines Ausgangsbefundes und zur Erfassung möglicher Beteiligungen von Augenmuskeln, Hornhaut und Nervus opticus sowie ggf. eine Röntgencomputer- oder einer Kernspintomographie erforderlich.
- Vor Einleitung einer thyreostatischen Therapie ist die Bestimmung des **peripheren Blutbildes, der Gamma-GT und der GPT** erforderlich.

3.4.4 Hypothyreose

Bei Vorliegen einer Hypothyreose sind im Rahmen der **Erstuntersuchung** folgende Untersuchungen erforderlich:
- Der Beleg der latenten oder manifesten Hypothyreose durch **Bestimmung des basalen TSH und des fT_4**.
- Die **Schilddrüsensonographie**.

Abhängig von den hierbei erhobenen Befunden und abhängig von der Anamnese sind **ergänzende Untersuchungen** erforderlich:

- Bei fehlenden Hinweisen für die Ursache der Hypothyreose in der Anamnese (Z.n. Strumaresektion, Z.n. Radiojodtherapie) Bestimmung der **TPO AK** und ggf. auch der **Tg AK** zum Nachweis einer Autoimmunthyreoiditis.
- Bei Nachweis eines **Schilddrüsenknotens** bei der Sonographie ist das unter 3.4.2 genannte differentialdiagnostische Vorgehen erforderlich.

Abb 14: Normalbefund – Querschnitt durch den rechten Schilddrüsenlappen. 1) rechter Schilddrüsenlappen; 2) A. carotis communis; 3) V. jugularis interna; 4) Trachea; 5) M. sternocleidomastoideus; 6) Mm. sternohyoideus und sternothyroideus; 7) M. longus colli

Abb 15: Echoarmer Knoten im rechten dorsalen Schilddrüsenlappen

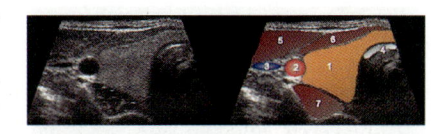

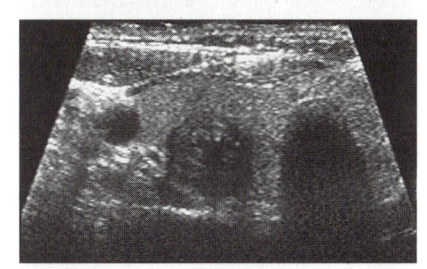

Abb 16: Großer, echokomplexer Knoten im rechten Schilddrüsenlappen

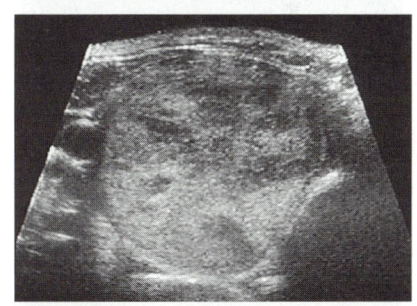

Abb 17: Multiple, echonormale Knoten. Zusätzlich Darstellung einer Verkalkung mit dorsaler Schallauslöschung (1) und eines zystischen Bezirkes innerhalb eines Knotens (2)

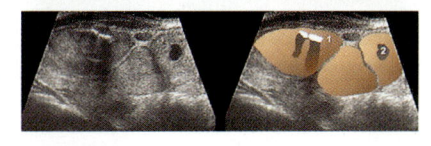

Abb. 18: Multiple Schilddrüsenzysten, teils mit soliden Anteilen

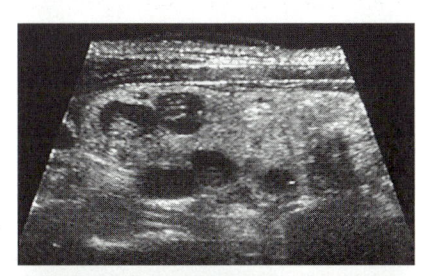

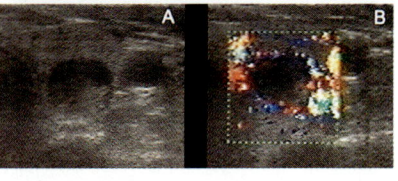

Abb 19: Echoarmer Schilddrüsenknoten im normalen B-Bild (linke Abb.) und in der farbkodierten Dopplersonographie (rechte Abb.). Es zeigt sich eine deutliche Durchblutung im Randbereich des Knotens, jedoch nicht innerhalb des Knotens

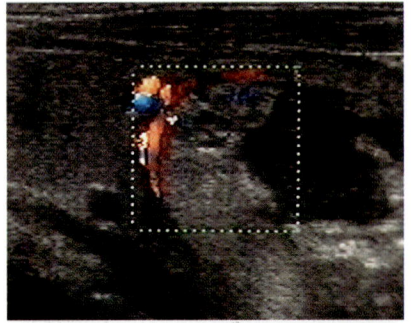

Abb 20: Echonormaler, zentral zystischer Knoten mit echoarmem Randsaum. In der farbkodierten Dopplersonographie zeigt sich die charakteristische vermehrte Durchblutung im Randbereich des Knotens. Szintigraphisch stellt sich der Knoten als „warmer" Knoten dar.

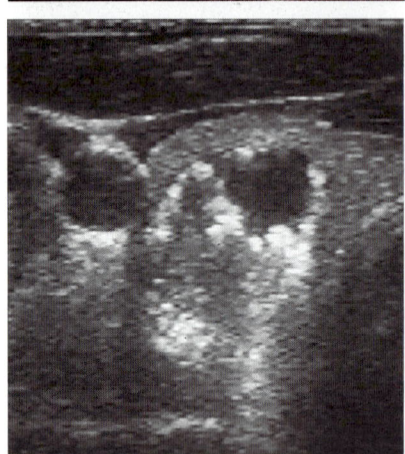

Abb 21: Medulläres Schilddrüsenkarzinom. Zu sehen sind die charakteristischen grobschollligen Verkalkungen mit dorsaler Schallauslöschung

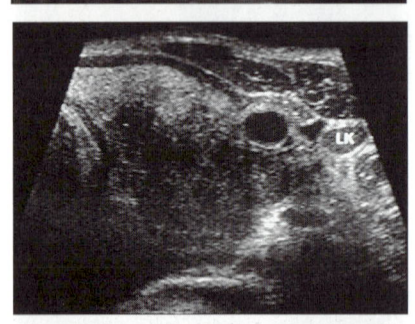

Abb 22: In die Schilddrüse infiltrierend einwachsendes Ösophaguskarzinom. Zusätzlich vergrößerter zervikaler Lymphknoten (LK)

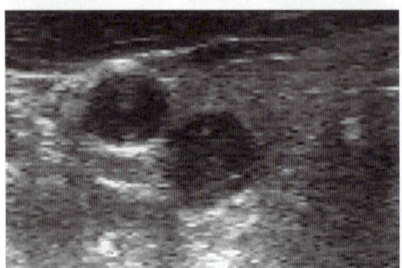

Abb 23: Dorsal des rechten Schilddrüsenlappens gelegenes Nebenschilddrüsenadenom

Abb. 24: Undifferenziertes Karzinom

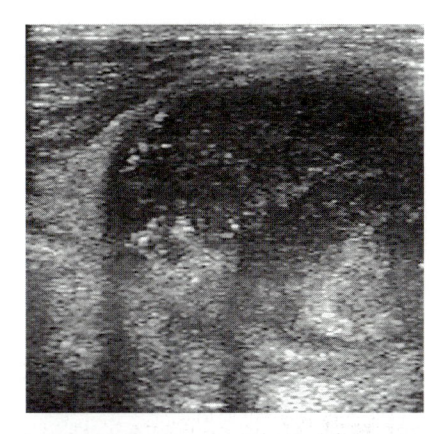

Abb 25: Thyreoiditis de Quervain

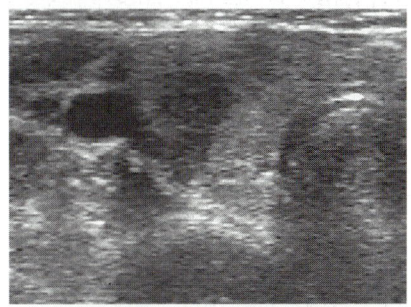

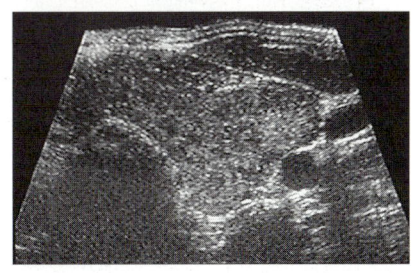

Abb. 26: Papilläres Schilddrüsenkarzinom. Etwas vermehrte Durchblutung zentral im Knoten in der farbkodierten Dopplersonographie

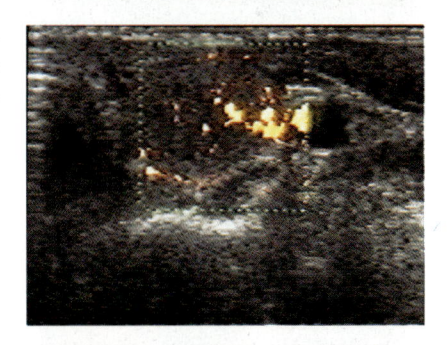

Abb 27: Morbus Basedow mit mehrjährigem Verlauf. Die charakteristische Echoarmut hat sich weitgehend zurückgebildet

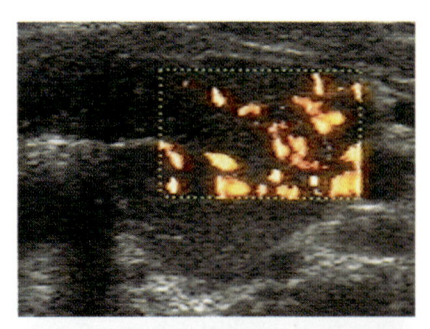

Abb 28: Morbus Basedow. Charakteristisch vermehrte Binnendurchblutung in der farbkodierten Dopplersonographie

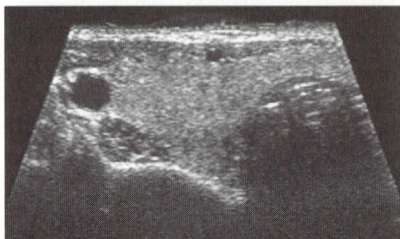

Abb. 29: Struma diffusa mit vergrößertem Schilddrüsenvolumen und unauffälliger Binnenstruktur

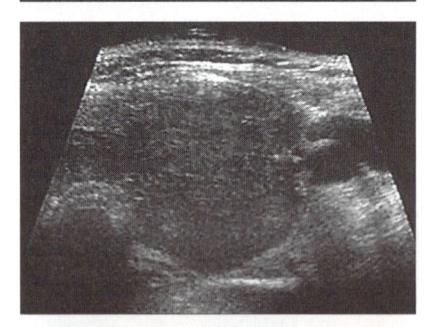

Abb 30: Florider Morbus Basedow

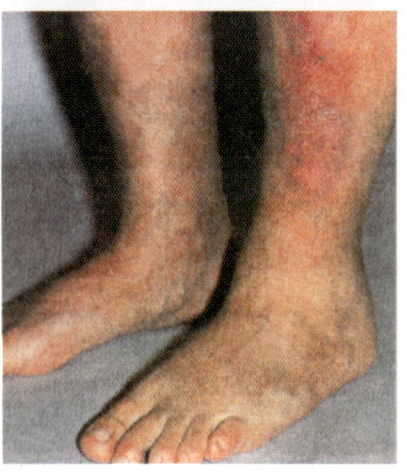

Abb. 31: Prätibiales Myxodem mit rötlicher Verfärbung der Haut

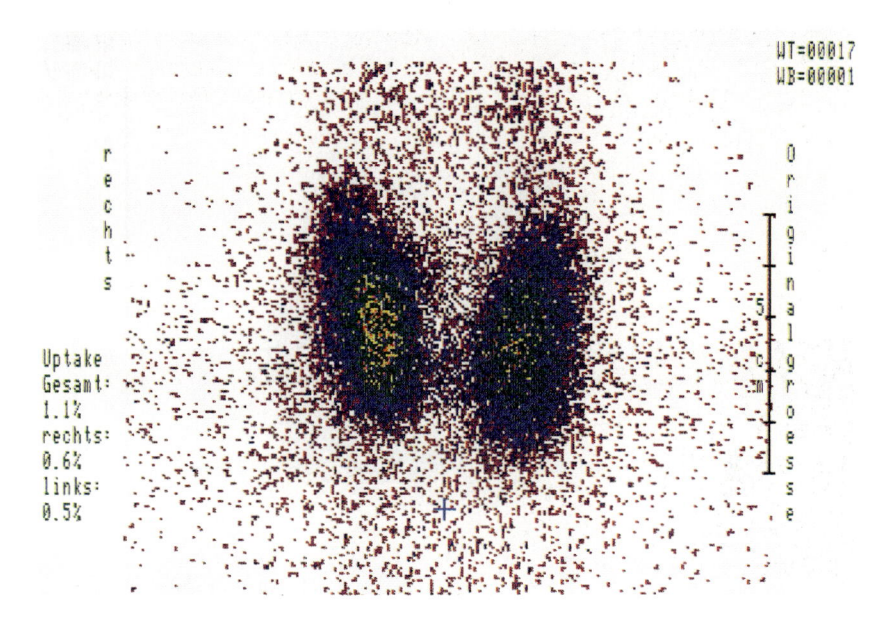

Abb 32: Szintigraphischer Normalbefund

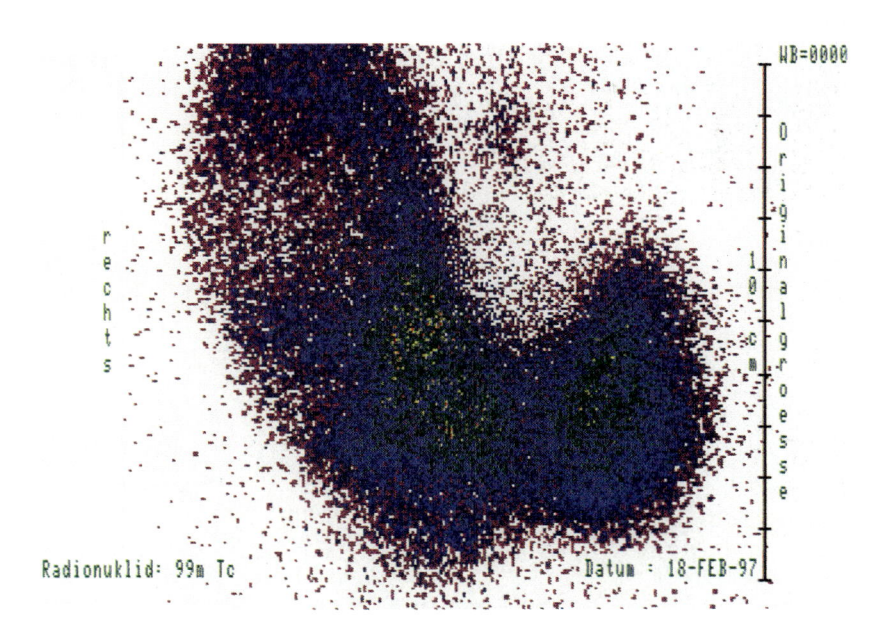

Abb 33: Struma nodosa (ca. 120 ml) mit „kalten" und „heißen" Knoten

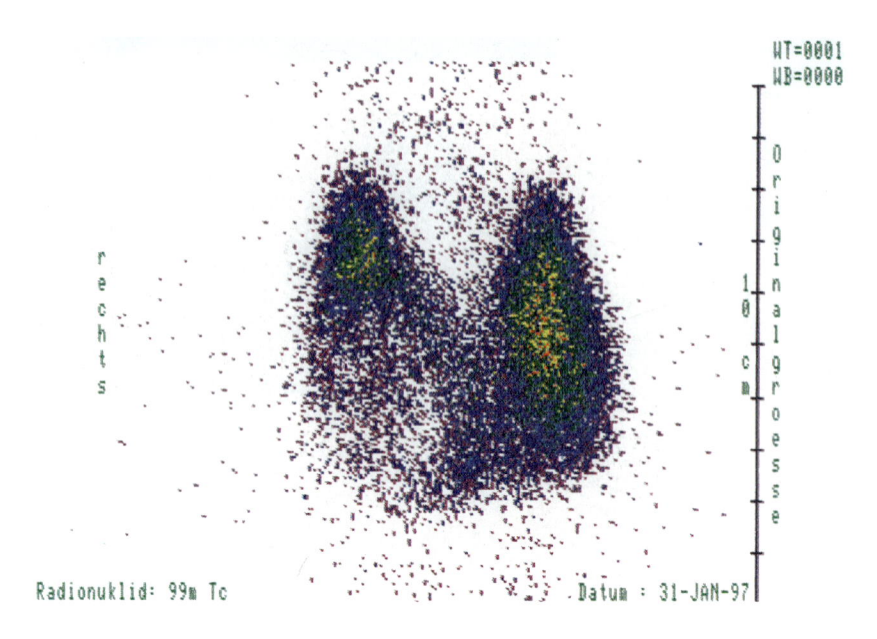

Abb 34: Hypofunktioneller („kalter") Knoten rechts kaudal

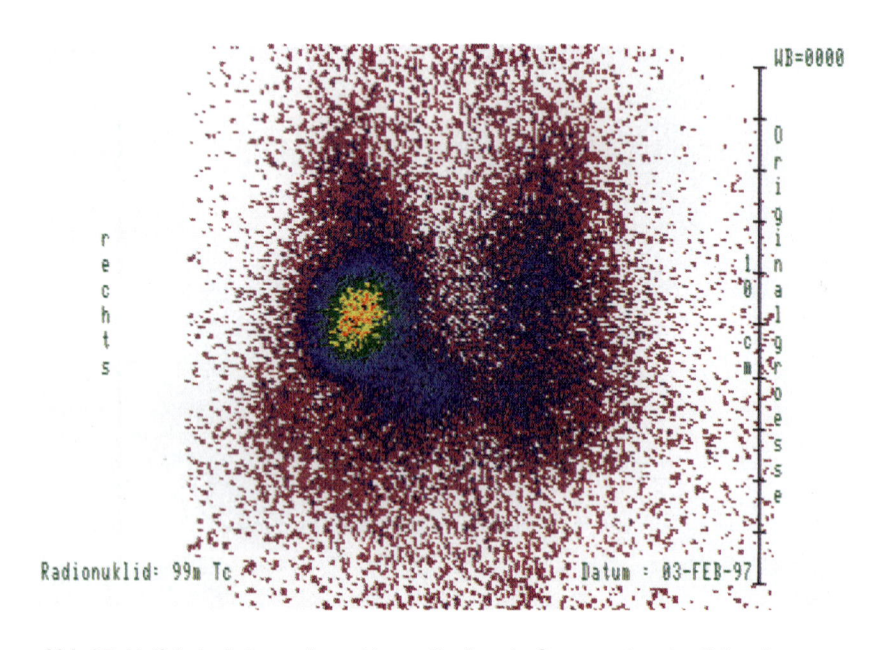

Abb 35: Unifokale Autonomie rechts: weitgehende Suppression des linken Lappens

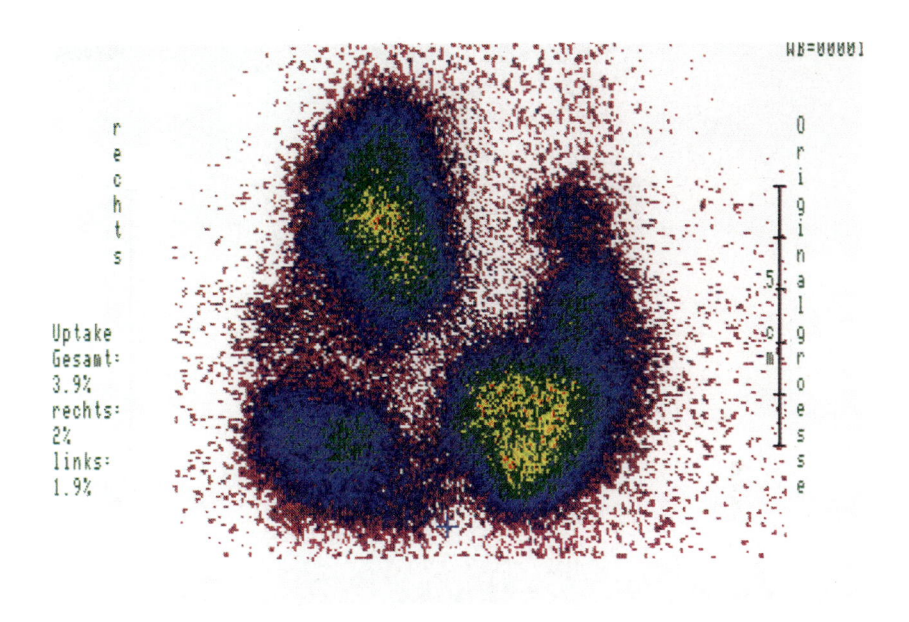

Abb 36: Multifokale Autonomie in beiden Lappen

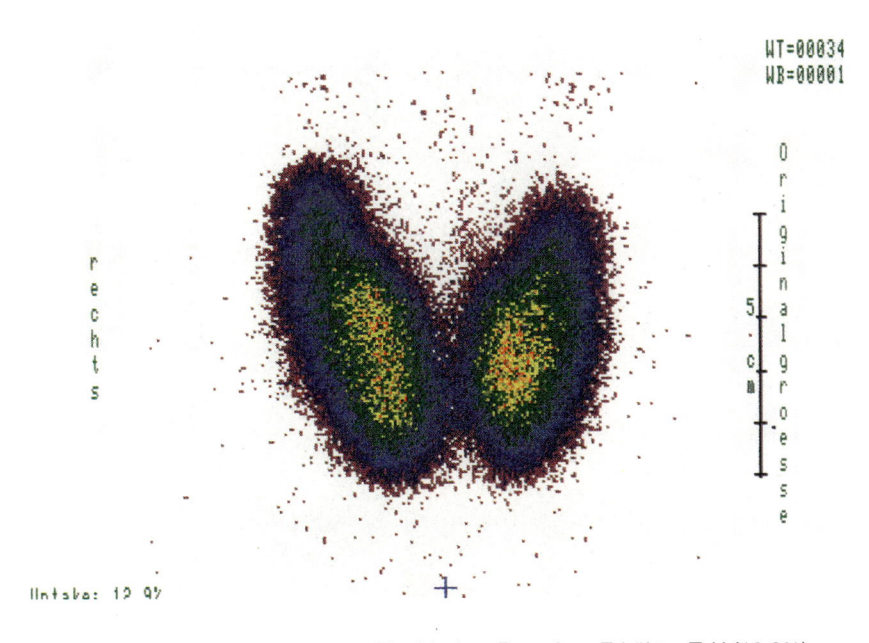

Abb 37: Immunhyperthyreose vom Typ Morbus Basedow. Erhöhter TcU (12.9%)

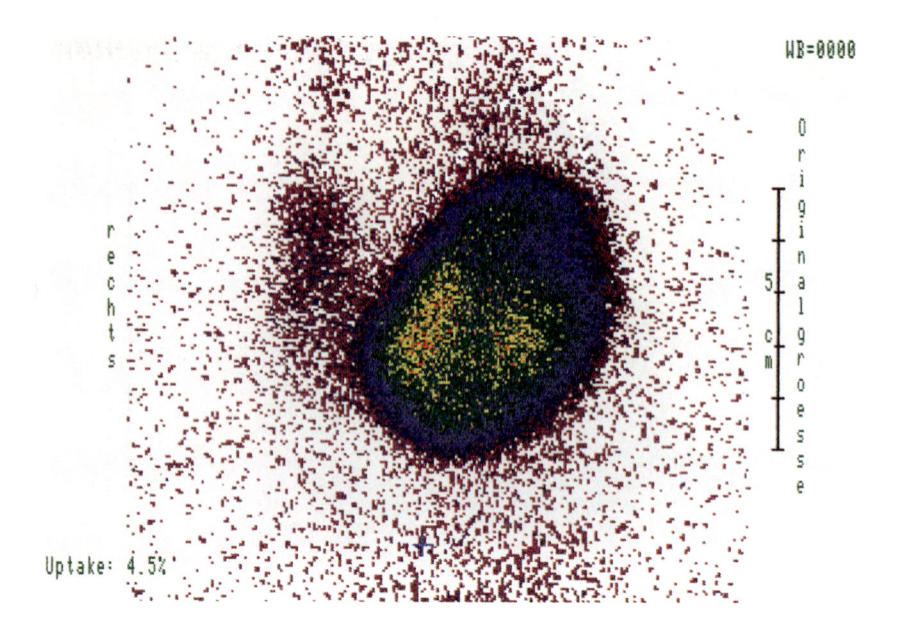

Abb 38a: Unifokale Autonomie linker Lappen – vor Radiojodtherapie

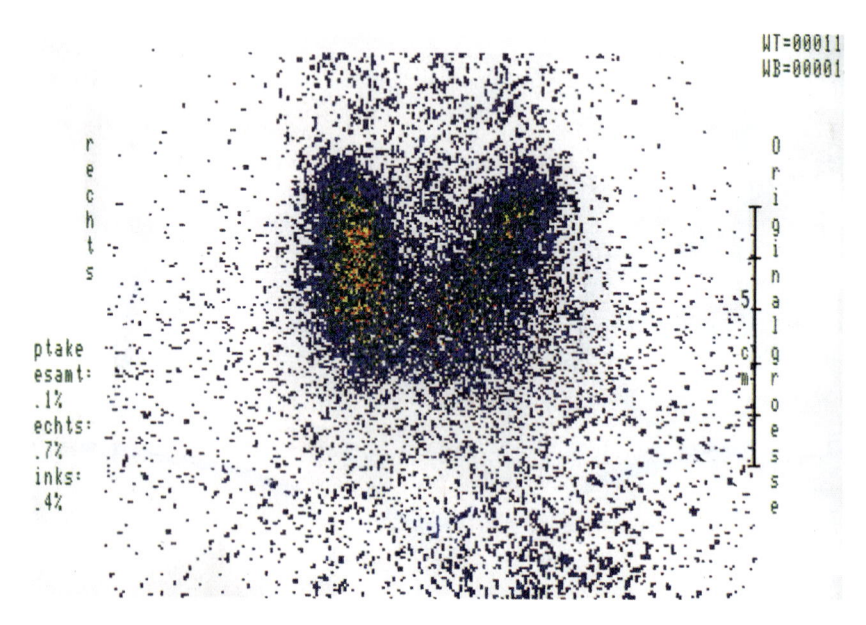

Abb 38b: Gleicher Patient wie Abb 38a drei Monate nach Radiojodtherapie. Erfolgreiche Beseitigung der unifokalen Autonomie durch die Radiojodtherapie

4 Schilddrüsenkrankheiten

4. Schilddrüsenkrankheiten

4.1 Therapieverfahren

Die Indikationen, Vorgehensweisen und Nebenwirkungen der hier beschriebenen Therapieformen sind in den entsprechenden Kapiteln der einzelnen Krankheitsbilder nochmals detailliert und krankheitsspezifisch dargestellt (s. insbesondere 4.4, 4.5, 4.1.3).

Die Strumaprophylaxe und -therapie mit Jod und/oder Levothyroxin und die Behandlung der Hypothyreose mit Levothyroxin sind in den Kapiteln 4.2, 4.3.4.1 und 4.10 beschrieben.

4.1.1 Thyreostatische Therapie

4.1.1.1 Standardpräparate

Zur medikamentösen Therapie der Hyperthyreose finden heute ausschließlich Medikamente vom **Thionamid-Typ** (Thiamazol, Carbimazol) sowie **Propylthiouracil** Verwendung. Nur in sehr speziellen Situationen werden Jod in hoher Dosierung (Plummerung), Perchlorat oder Lithium eingesetzt. Die antithyreoidalen Substanzen vom Thionamid-Typ und vom Thiouracil-Typ hemmen dosisabhängig die durch die Schilddrüsenperoxidase (TPO) katalysierte Jodination des Thyroxins (Kompetition mit dem intrathyreoidalen Jod um die Schilddrüsenperoxidase). Dadurch werden der Jodeinbau in das Thyreoglobulin und damit die Schilddrüsenhormonsynthese verlangsamt. Ein hohes Verhältnis von Jod zu Thiamazol begünstigt die Oxidation des Thyreostatikums, ein niedriges Verhältnis begünstigt die TPO-Inaktivierung. Aus diesem Grund ist die antithyreoidale Wirkung der Thyreostatika vom Thionamid- und Thiouracil-Typ bei Jodmangel ausgeprägter als bei ausreichender intrathyreoidaler Jodversorgung bzw. Jodkontamination. Dies erklärt die Problematik der thyreostatischen Therapie bei der durch jodhaltige Röntgenkontrastmittel oder Medikamente ausgelösten Hyperthyreose.

Carbimazol wird im Organismus zu Thiamazol umgewandelt. Dosierungen von 10 mg Thiamazol und 16 mg Carbimazol sind etwa äquipotent, so daß beim Einsatz von Carbimazol eine etwa 1,6fach höhere Dosis appliziert werden muß. Thiamazol wird vollständig resorbiert und reichert sich in Schilddrüse, Leber und Niere an. Die pharmakologische Wirkung liegt bei 24 Stunden. Daher kann die Medikation in der täglich einmaligen Gabe von Thiamazol oder Carbimazol bestehen. Das Thyreostatikum Propylthiouracil (PTU) hat eine kürzere Halbwertszeit (12-24 Stunden). Daher sollte die Dosis auf täglich zwei bis drei Gaben verteilt werden. PTU besitzt zusätzlich eine hemmende Wirkung auf die periphere Konversion von Thyroxin zu Trijodthyronin. Im deutschsprachigen Raum wird dieses Medikament hauptsächlich dann eingesetzt, wenn es unter Thiamazol oder Carbimazol zu allergischen Nebenwirkungen gekommen ist, da Kreuzallergien zwischen beiden Substanzgruppen selten sind. Die Dosierung des PTU liegt – verglichen mit Thiamazol – um etwa den Faktor 15 höher (s. 4.1.3).

Die Höhe der Dosierung der Thyreostase richtet sich u.a. nach:
- Jodkontamination (nachweisbar durch die Bestimmung der Urinjodausscheidung), klinischer Symptomatik, und Höhe der Schilddrüsenhormonkonzentration im Serum.
- Bei Jodkontamination (Urinjod > 30 µg/dl) ist gegebenenfalls eine höhere Thyreostatika-Dosierung notwendig.

Der Nachweis einer möglichen Jodkontamination durch Bestimmung der Urinjodausscheidung ist daher indiziert bei:
- Patienten mit klinisch schwer verlaufender Hyperthyreose oder thyreotoxischer Krise (s. 4.8),
- Patienten mit unter üblichen Dosierungen therapieresistenter Hyperthyreose.

Jod in hoher Dosis Perchlorat	Hemmung der Jodaufnahme in die Schilddrüse
Carbimazol, Thiamazol, PTU	Hemmung der Schilddrüsenhormonsynthese, Blockierung des Jodeinbaus und Hemmung der Schilddrüsenperoxidase
Lithium und Jod in hoher Dosis	Hemmung der Freisetzung der Schilddrüsenhormone (Hemmung der Proteolyse)
PTU	Hemmung der peripheren Konversion von T_4 zu T_3

Tab 12: Wirkungsweise der Thyreostatika

	Initial mg/Tag	Erhaltungsdosis mg/Tag
Thiamazol	10 - 40	2,5 - 10
Carbimazol	15 - 60	5 - 15
PTU	150 - 300	30 - 150

Tab. 13: Thyreostatika-Dosierungen

4.1.1.2 Alternative Präparate

Lithium hemmt die proteolytische Freisetzung der Schilddrüsenhormone aus dem Thyreoglobulin, ferner verlängert es die thyreoidale Halbwertszeit von Jod und hemmt die periphere Konversion von T_4 zu T_3. Wegen der Nebenwirkungen (Hauptindikation: Behandlung der bipolaren Depression) sollte es nur in Ausnahmefällen eingesetzt werden. Darüber hinaus hat es eine geringe therapeutische Breite, so daß bei einer Behandlung mit Lithiumcarbonat die Lithium-Serum-Konzentration regelmäßig kontrolliert werden muß. Sie sollte zwischen 0,8 und 1,0 nmol/l liegen. Hauptindikation ist die Therapie der schweren, jodinduzierten Hyperthyreose, z.B. nach Amiodaron-Medikation oder Applikation jodhaltiger Röntgenkontrastmittel. Lithium sollte nur in Kombination mit Thiamazol oder PTU eingesetzt werden. Die Initialdosis liegt bei 1 000 bis 1 500 mg Lithium/Tag, die Erhaltungsdosis bei etwa 1 000 mg/Tag. Die Nebenwirkungen bestehen in Diarrhöen, Diabetes insipidus, Herzrhythmusstörungen, Ataxie, Tremor. Die Lithium-Therapie sollte nicht als Dauertherapie eingesetzt werden. Bei schweren, durch Jodkontamination hervorgerufenen Hyperthyreosen sollte bevorzugt frühzeitig eine ausgiebige Resektion der kranken Schilddrüse (trotz bestehender Hyperthyreose) durchgeführt werden (s. 4.7).

Perchlorat hemmt kompetitiv die Jodaufnahme in die Schilddrüse. Ferner wird nicht-organifiziertes Jod aus der Schilddrüse herausgedrängt (Depletion). Der Einsatz des Perchlorats erfolgt heute nur noch vor geplanten Applikationen jodhaltiger Röntgenkontrastmittel, jodhaltiger Medikamente oder Desinfizientien bei zuvor diagnostizierter unifokaler, multifokaler oder disseminierter Autonomie (s. 4.7.3) und in Einzelfällen bei schwerer jodinduzierter Hyperthyreose zusätzlich zu Thionamiden. Eine Alternative zu den Thyreostatika vom Thionamid-Typ stellt Perchlorat nicht dar.

Jod in hoher Dosierung hemmt durch die Blockade der Jodorganifizierung (Wolff-Chaikoff-Effekt) die Hormonsynthese und die Thyreoglobulinproteolyse. Dabei müssen hohe Dosierungen (5 bis 10 mg) eingesetzt werden. Der Effekt tritt rasch ein. Die T_4-Konzentration im Serum sinkt relativ schnell ab. Nach dem 7. bis 14. Tag wird die maximale Wirkung erreicht. Danach kommt es zu einem Wiederanstieg der Serumkonzentration des T_4 (sog. Escape-Phänomen). Die Jodbehandlung wird kurzfristig zur Vorbereitung einer Operation eingesetzt und nur in Verbindung mit einer Thiamazol- oder Propylthiouracil-Therapie genutzt.

4.1.1.3 Durchführung der thyreostatischen Therapie (s. 4.5.4)

Thyreostatika der Wahl sind Thiamazol bzw. Carbimazol. PTU kommt als Ausweichpräparat in Frage, wenn leichtgradige allergische Reaktionen auf die erstgenannten Thyreostatika erfolgen. Die Therapie kann in den meisten Fällen ambulant durchgeführt werden.

Die Behandlung wird mit einer Initialdosis von 10-40 mg Thiamazol/Tag (150-300 mg Propylthiouracil) begonnen. Bei nicht ausgeprägter Jodkontamination wird in der Regel innerhalb eines Zeitraums von vier bis sechs Wochen eine Normalisierung der Stoffwechsellage erreicht. Bei hoher Jodexposition sind sehr selten höhere Thiamazol- oder Propylthiouracil-Dosierungen erforderlich (bis zu 60 mg Thiamazol bzw. 300-400 mg Propylthiouracil).

Bei ausgeprägter Symptomatik wird gleichzeitig die Gabe von Betarezeptoren-Blockern empfohlen (Dosierung 3 x 20 bis 3 x 40 mg Propranolol/Tag). Sie bewirken neben der Dämpfung der sympathischen Aktivität auch eine Hemmung der peripheren Konversion von T_4 zu T_3.

Nach Erreichen der Euthyreose wird die Dosis reduziert und die Therapie mit niedriger Erhaltungsdosis weitergeführt (s. Tab. 13). Dabei wird angestrebt, daß die peripheren Hormonkonzentrationen im euthyreoten Bereich liegen und das basale TSH eine Konzentration zwischen 0,5 und 1,0 mU/l Serum aufweist. Zur Vorbereitung auf eine Radiojotherapie sollte das basale TSH möglichst supprimiert sein. Die Erhaltungstherapie kann als Monotherapie (lediglich Thyreostatika) oder als Kombinationstherapie (Thyreostatika und Schilddrüsenhormone) durchgeführt werden. Die Monotherapie hat den Vorteil der geringeren Belastung mit Thyreostatika. Darüber hinaus ist die Beurteilung der peripheren Hormonkonzentrationen sowie des TSH leichter, da lediglich eine Substanz die verschiedenen Parameter beeinflußt.

Die Monotherapie bedarf einer engmaschigeren Kontrolle, da die Gefahr einer medikamentös induzierten Hypothyreose und eines Strumawachstums größer ist. Wenn man eine Thyreostase in Kombination mit Levothyroxin durchführt, können die Kontrollintervalle länger sein (vier bis sechs Wochen). Die Einstellung ist stabiler.

4.1.1.4 Dauer der thyreostatischen Therapie

Bei der **funktionellen Autonomie** sollte eine längerfristige thyreostatische Therapie nur besonderen Situationen vorbehalten bleiben, z.B. bei schweren Allgemeinkrankheiten mit ungünstiger Prognose, sehr hohem Lebensalter mit ausgeprägter Multimorbidität, Kontraindikationen gegen eine Schilddrüsenoperation, Kontraindikationen gegen eine Radiojodtherapie (z.B. fehlende Kooperationsfähigkeit des Patienten oder jodinduzierte Hyperthyreose). Bei der funktionellen Autonomie gibt es – im Gegensatz zur Immunhyperthyreose – keine Remission bzw. Selbstheilung der Krankheit, so daß in jedem Fall bei eindeutiger Diagnose eine ablative Therapie angestrebt werden muß. Somit ist die thyreostatische Therapie bei der funktionellen Autonomie nur solange gerechtfertigt, bis eine Euthyreose erreicht und damit eine definitive Therapie (Radiojodtherapie oder Operation) möglich ist. Vor einer Radiojodtherapie sollte die thyreostatische Therapie so dosiert werden, daß das basale TSH niedrig normal bis supprimiert ist.

Bei der **Immunhyperthyreose** wird die thyreostatische Therapie in der Regel über einen Zeitraum von 12 Monaten eingesetzt (Abweichungen von diesem Schema: sechs bis achtzehn Monate). Im Falle der Persistenz oder Rezidivs der Krankheit nach Absetzen der Thyreostase muß ebenfalls eine ablative Therapie (ausgiebige Schilddrüsenresektion oder Radiojodtherapie) erfolgen.

4.1.1.5 Nebenwirkungen der thyreostatischen Therapie

Nebenwirkungen sind dosisabhängig in den ersten Behandlungswochen am häufigsten. Die Nebenwirkungsrate erreicht etwa 15 bis 20%. Es werden leichte und schwere Nebenwirkungen unterschieden. Zu den leichten Nebenwirkungen gehören: allergische Hautreaktionen, Arthralgien, gastrointestinale Beschwerden, Geschmacksstörungen, Geruchsstörungen. Zu den Hautreaktionen zählt ebenfalls Haarausfall, der nicht selten einige Zeit nach Beginn der thyreostatischen Therapie und nach Erreichen der Euthyreose auftritt. Die Nebenwirkungen sind in Tab. 14 zusammengefaßt.

In die Kategorie der schwerwiegenden Nebenwirkungen gehören: Leberschädigungen, Cholestase, Thrombozytopenie, Granulozytopenie bis hin zur Agranulozytose und Panzytopenie. Diese Nebenwirkungen sind sehr selten (< 1%). Sie treten dosisabhängig fast ausschließlich bei Dosierungen von > 30 bis 40 mg Thiamazol/Tag auf.

Frequenz	Organ	Nebenwirkungen	Schweregrad
häufiger	In-vitro Befunde	Leukopenie, Leberenzmerhöhung	
häufiger	Haut	Exanthem, Erythem, Urtikaria, Purpura, Juckreiz, Haarausfall, Pigmentveränderungen, Erythema nodosum	+
häufiger	Augen	Keratitis, Conjunctivitis, Exophthalmus bei induzierter Hypothyreose (?)	+
selten	Nervensystem	Polyneuritis, Kopfschmerzen, Geschmacksstörungen, Geruchsstörungen, Psychosen,	+
selten	Bewegungsapparat	Arthralgien, Arthritiden (monoartrikulär, polyartrikulär), Muskelschmerzen	+
selten	Gastrointestinaltrakt	Übelkeit, Erbrechen, Oberbauchschmerzen, Gastritis, Diarrhoe, Stomatitis, Speicheldrüsenschwellung	+
sehr selten	Leber	Anstieg der Leberenzyme, Hepatitis, cholestatischer Ikterus	++
sehr selten	Sonstiges	Vaskulitis, systemisches lupusähnliches Syndrom, Hypoglycämie	++/+++
sehr selten	Knochenmark	Leukopenie, Thrombozytopenie, Agranulozytose, aplastische Anämie, Panzytopenie	+++

Tab. 14: Nebenwirkungen der Thyreostatika

Bei leichteren Nebenwirkungen empfiehlt sich die sofortige Umstellung von Thiamazol bzw. Carbimazol auf PTU. Die Umstellung von Thiamazol auf Carbimazol erbringt wegen der Substanzgleichheit keine Wirkung. Die schwerwiegenden Nebenwirkungen kündigen sich oft mit Fieber und Halsschmerzen an. Bei engmaschigen Kontrollen mit Überprüfung des peripheren Blutbildes und der Leberenzyme sollten sie jedoch in der Regel rasch erkannt werden. Die für das Knochenmark toxischen Nebenwirkungen sind nach Absetzen der thyreostatischen Therapie meist reversibel.

Unterschiede in der Häufigkeit von Nebenwirkungen zwischen den verschiedenen Präparaten bestehen nicht. Bei schweren Nebenwirkungen muß die thyreostatische Therapie in der Regel sofort abgebrochen und eine frühzeitige definitive Therapie zur Beseitigung der Hyperthyreose (ausgiebige Schilddrüsenresektion oder Behandlung mit Radiojod) angestrebt werden. Bei der Agranulozytose kann die Gabe von G-CSF den Wiederanstieg der Granulozyten beschleunigen.

Gegebenenfalls kann auf alternative Präparate (Lithiumcarbonat, Perchlorat, Jod in hoher Dosierung) ausgewichen werden. Die Entscheidung, wann eine thyreostatische Therapie beendet bzw. ob ein Versuch mit alternativen Präparaten unternommen wird, muß im Einzelfall sorgfältig abgewogen werden.

4.1.1.6 Therapiekontrollen

Im Verlauf der thyreostatischen Therapie sind anfangs engmaschigere, im weiteren Verlauf längerfristige Kontrolluntersuchungen angezeigt: zunächst in dreiwöchigem Abstand, danach in sechs- bis zwölfwöchigen Abständen. Überprüft werden die peripheren Hormonwerte (fT_4 und T_3 oder fT_3) sowie das basale TSH. Bei einem Anstieg des basalen TSH auf hochnormale Konzentrationen muß die Dosis reduziert werden. Bei jeder Kontrolluntersuchung müssen auch die Leberenzyme sowie das Blutbild überprüft werden. Die Bestimmung der TSH-Rezeptor-Antikörper sowie der Peroxidase- und Thyreoglobulin-Antikörper wird bei Verlaufsuntersuchungen nicht empfohlen, da sie eine Abschätzung der individuellen Prognose nicht erlauben. Allenfalls kann eine einmalige Bestimmung der TSH-R AK zum Ende der thyreostatischen Therapie einer Immunhyperthyreose erfolgen (s. 3.2.4.1).

4.1.1.7 Thyreostatische Therapie in der Schwangerschaft

Die Häufigkeit einer Hyperthyreose in der Schwangerschaft beträgt 0,5-2%. Die Disposition besteht zumeist bereits vorher und manifestiert sich dann während der Gravidität. Meist weist die Krankheit in der Schwangerschaft keine Progredienz auf.

Bei unbehandelten Hyperthyreosen werden höhere Raten von Aborten, Frühgeburten oder Totgeburten beobachtet. Die Mißbildungsrate bei florider Hyperthyreose wird mit 6% angegeben. Aus diesen Gründen ist die Einleitung einer Behandlung indiziert, für einen Schwangerschaftsabbruch ergibt sich jedoch kein Grund.

Bei einer Hyperthyreose während der Schwangerschaft wird rasch eine möglichst niedrig dosierte Thiamazol- oder Propylthiouracil-Therapie angestrebt. Thyreostatische Substanzen gehen diaplazentar auf den Feten über und können zur fetalen Hypothyreose und zur neonatalen Struma führen. Daher sollten bei der Schwangeren die fT_3- und fT_4-Werte im Serum während der thyreostatischen Therapie im obersten Referenzbereich liegen und die TSH-Konzentration im Serum niedrig bleiben (s. 4.15).

Eine Kombinationstherapie mit Levothyroxin darf in keinem Fall erfolgen, um unnötig hohe Thyreostatika-Mengen zu vermeiden. Bei klinisch und laborchemisch leichten Verlaufsformen der Hyperthyreose ist eine abwartende Haltung gerechtfertigt. Als Dosierung sollte die möglichst niedrigste Tagesdosis, die eben vertretbar ist, eingesetzt werden (z.B. 2,5 mg Thiamazol, 5 mg Carbimazol, 50 bis 100 mg Propylthiouracil).

Während der **Stillperiode** ist eine thyreostatische Therapie möglich. Bei einer normalen Laktation werden nur kleine Mengen der von der Mutter eingenommenen Dosis über die Milch abgegeben. Bezogen auf den Verteilungsraum der Mutter werden etwa 6 bis 15% der mütterlichen Dosis weitergegeben. Es sind daher Dosierungen von 5 bis 15 mg Thiamazol bzw. bis zu 150 mg Propylthiouracil ohne Bedenken möglich. Dabei werden kaum meßbare Konzentrationen im Serum des Säuglings gefunden. In der Regel entsteht durch die niedrig dosierte thyreostatische Therapie während der Stillperiode keine Hypothyreose des Säuglings. Beim Kind sollten während der thyreostatischen Therapie der Mutter aus Sicherheitsgründen TSH und fT_4 kontrolliert werden. Weitere Besonderheiten der thyreostatischen Therapie (Kinder, Schwangerschaft, höheres Lebensalter) sind in den entsprechenden Kap. genauer beschrieben (s. 4.14, 4.15, 4.16).

4.1.2 Chirurgische Therapie

4.1.2.1 Immunhyperthyreose

Die Indikation zur Operation bei der Immunhyperthyreose besteht bei Patienten mit großen Strumen (> 60 ml), bei Strumen mit knotigen Veränderungen und/oder Malignitätsverdacht sowie mechanischen Beeinträchtigungen. Weitere Indikationen zur ausgiebigen Resektion der kranken Schilddrüse sind Kontraindikationen zur Radiojodtherapie (Schwangerschaft, Stillperiode) und jodinduzierte, thyreostatisch schwer beherrschbare Hyperthyreosen.

Die Indikation zu einer Operation wird zusätzlich dann gestellt, wenn nach 12- bis 18monatiger thyreostatischer Therapie eine Persistenz bzw. ein Rezidiv der Hyperthyreose besteht und eine chirurgische Sanierung gegenüber der Radiojodtherapie bevorzugt wird (s. Tab. 45, 47). Die präoperative Diagnostik entspricht der allgemeinen Diagnostik der Immunhyperthyreose sowie der Diagnostik vor Operation anderer Schilddrüsenkrankheiten. Sowohl die primäre Hyperthyreose als auch das Rezidiv müssen entsprechend thyreostatisch vorbehandelt werden (s. 4.1.1 und 4.5.4.1).

Das Ziel der chirurgischen Therapie besteht in der sicheren Beseitigung der Hyperthyreose. Dies wird erreicht, wenn eine Restgröße von etwa 3 bis 5 g Schilddrüsengewebe nach einseitiger Lobektomie und ausgiebiger Resektion des kontralateralen Schilddrüsenlappens oder beidseits ausgiebiger Resektion erhalten bleibt. Unter diesen Voraussetzungen sinkt die Rate der Hyperthyreose-Rezidive auf unter 5%.

Bei diesem Vorgehen kommt es bei den meisten der Patienten zu einer substitutionspflichtigen Hypothyreose. Da das Therapieziel in der sicheren Beseitigung der Hyperthyreose besteht, kommt dem postoperativen Auftreten der Hypothyreose ebenfalls der Stellenwert eines Therapieziels zu. Patienten mit Immunhyperthyreose sollten grundsätzlich in erfahrenen Zentren operiert werden.

4.1.2.2 Funktionelle Autonomie

Bei der funktionellen Autonomie ist das Therapieziel der Operation die sichere Beseitigung der Hyperthyreose sowie aller knotiger Veränderungen.

Die Indikation zur Operation bei funktioneller Autonomie ist gegeben, wenn gleichzeitig mechanische Behinderungen vorhanden sind (z.B. Einengung der Trachea). Ebenso ist bei Malignom-Verdacht die Operation das Verfahren der ersten Wahl. Das Ausmaß der Resektion richtet sich nach dem Prinzip der funktionskritischen Resektion. Die präoperativen Befunde von Sonographie und Szintigraphie werden hierzu herangezogen.

Intraoperativ wird das gesamte knotig umgewandelte Gewebe entfernt und nur makroskopisch gesundes Schilddrüsengewebe zurückgelassen. Die früher übliche Enukleation einzelner autonomer Knoten ist nur noch in Ausnahmefällen statthaft, da es sonst infolge verbliebener autonomer Parenchymanteile zu Rest- bzw. Rezidivautonomien kommen kann.

Die Erfolgsrate liegt bei etwa 95%. Postoperativ entwickelt sich – in Abhängigkeit vom Ausmaß des resezierten Gewebes – in 20 bis 60% eine substitutionspflichtige Hypothyreose. Eine besondere Situation besteht dann, wenn durch eine vorangegangene Jodexposition eine jodinduzierte Hyperthyreose entstanden ist, die thyreostatisch nicht zu beherrschen ist. In dieser Situation ist meist eine totale oder annähernd totale Thyreoidektomie notwendig (s. 4.7).

4.1.2.3 Struma nodosa

Die knotig umgebaute Schilddrüse mit euthyreoter Stoffwechsellage stellt mit etwa 80% die häufigste Indikation zur chirurgischen Sanierung dar.

Eine **absolute** Indikation zum chirurgischen Vorgehen besteht bei:

- Objektivierbaren lokalen Komplikationen: Tracheaeinengung > 50%, Tracheomalazie, Einengung des Ösophagus kombiniert mit deutlichen klinischen Beschwerden (Dyspnoe, Schluckbeschwerden, Stridor).
- Konkretem Malignitätsverdacht: Auffälliges Ergebnis der Zytologie nach Feinnadelpunktion und/oder rasches Knotenwachstum, meist kombiniert mit szintigraphisch kalten Knoten, Echoarmut und vermehrter Durchblutung in der farbkodierten Dopplersonographie.
- Ausdrücklichem Wunsch des Patienten nach Operation (bei Angebot einer konservativen Therapie oder Radiojodtherapie).

Eine **relative** Indikation besteht, wenn eine multinodöse Struma nicht ausreichend auf eine medikamentöse Therapie anspricht, subjektiv eine Beschwerdesymptomatik vorhanden ist bzw. ein Malignitätsverdacht zwar nicht konkret besteht, aber auch nicht ausgeschlossen werden kann, und der Patient jährlichen Kontrolluntersuchungen ablehnend gegenübersteht. Dies betrifft ebenfalls den isolierten, szintigraphisch kalten Knoten, besonders bei jüngeren Patienten und Kindern.

Die präoperative Diagnostik entspricht dem allgemeinen Vorgehen vor Schilddrüsenoperationen. Bei großen Strumen sollte zusätzlich eine präoperative Röntgenuntersuchung der Trachea und des Ösophagus erfolgen. Die Stimmbandfunktion sollte grundsätzlich geprüft werden. Hilfreich ist – vor allem bei konkretem Malignomverdacht – die Durchführung einer präoperativen Feinnadelpunktion.

Die Operationstechnik richtet sich nach der Vorgehensweise der funktionskritischen Resektion (s. 4.1.2.2). Ziel der Operation ist die vollständige Entfernung aller knotigen Veränderungen. Bei intraoperativem Verdacht auf ein Malignom wird die Operation im Sinne einer totalen Thyreoidektomie, ggf. einschließlich cervicaler Lymphknotendissektion, erweitert. Die partielle Lappenresektion oder die Enukleation von Knoten ist heute nicht mehr üblich.

Postoperativ wird eine Substitutionstherapie mit Levothyroxin eingeleitet, wenn eine Hypothyreose auftritt. Bei größeren belassenen Schilddrüsenresten wird postoperativ eine Kombinationstherapie aus Jod und Levothyroxin zur Rezidivprophylaxe eingesetzt, bei sehr kleinen Resten eine reine Substitutionstherapie, deren Dosierung individuell ermittelt werden muß. Eine Überprüfung der Substitutionstherapie findet etwa vier bis sechs Wochen postoperativ statt. Weitere Kontrolluntersuchungen sind in jährlichen Abständen erforderlich.

4.1.2.4 Schilddrüsenkarzinome (s. auch 4.13.4)

Beim **papillären** und **follikulären Schilddrüsenkarzinom** wird die totale Thyreoidektomie als Verfahren der Wahl angesehen. Obligat ist zusätzlich die selektive Lymphknotendissektion paratracheal und parajugulär. Bei gesichertem Befall eines Lymphknotens wird eine modifizierte neck dissection auf der betroffenen Seite angeschlossen.

Okkulte papilläre Karzinome mit einem Durchmesser von < 1 bis 1,5 cm werden weniger radikal reseziert. Nach heutiger Auffassung reicht eine Hemithyreoidektomie mit Isthmusresektion und Revision der regionären Lymphknoten aus. Wenn der Herd postoperativ bei der histologischen Untersuchung des Resektates entdeckt wird, kann meist auf den Zweiteingriff verzichtet werden.

Anders verhält es sich, wenn die Histologie ein follikuläres Karzinom ergibt. Hier ist in jedem Fall, auch bei kleineren Tumoren, eine totale Thyreoidektomie angezeigt, da bereits frühzeitig hämatogene Metastasen vorliegen können.

Beim **undifferenzierten Karzinom** (s. 4.13.5) ist zumeist eine radikale Entfernung nicht mehr möglich. Trotzdem sollte eine individuell vertretbare, operationstechnisch machbare, möglichst radikale Tumorentfernung angestrebt werden.

Das **medulläre Schilddrüsenkarzinom** (s. 4.13.6) erfordert grundsätzlich eine totale Thyreoidektomie **und** eine einseitige, bzw. bei den familiären Formen beidseitige modifizierte neck dissection. Gründe hierfür sind das häufig vorkommende bilaterale Auftreten des Tumors sowie das Fehlen alternativer Behandlungsformen. Die Prognose ist bei Auftreten von Lymphknotenmetastasen deutlich ungünstiger. Dies gilt für die sporadisch auftretenden und die familiären Formen. Beim medullären Karzinom muß immer ein Familienscreening durchgeführt werden. Bei entsprechender Punktmutation (RET-Protoonkogen, Chromosom 10) wird bereits eine prophylaktische Thyreoidektomie im Kindesalter als kurativer Eingriff empfohlen (prophylaktisch kurative Operation, s. 4.13.6 und 3.2.8.1).

4.1.3 Radiojodtherapie

Die Radiojodtherapie wird mit dem Radionuklid I-131 durchgeführt. Das Jodisotop I-131 nimmt wie das stabile Jod (I-127) am Jodstoffwechsel teil (s. 3.3.3 und 5.4).

Die **therapeutische Wirkung** des Radiojod beruht auf der Emission von Beta-Strahlen. Diese haben im Gewebe eine Reichweite von 0,5 bis 2 mm. Dadurch ergibt sich ein starker Dosisabfall vom I-131-speichernden Schilddrüsengewebe zum umliegenden Halsweichteilgewebe, so daß nur speicherndes Schilddrüsengewebe durch die Beta-Strahlen zerstört werden kann. Der Gamma-Anteil des I-131 (physikalische HWZ: 8,1 Tage) erlaubt eine externe Aufzeichnung der Verteilung des Radiojods, er besitzt jedoch nur einen sehr geringen Anteil an der strahlentherapeutischen Wirkung des Radiojods. Die therapeutische Wirkung ist direkt abhängig von der erreichten Herddosis. Diese wiederum wird beeinflußt von der gegebenen Radiojodmenge, von der maximalen Aufnahme in das zu bestrahlende Gewebe sowie von der effektiven Halbwertszeit innerhalb des Schilddrüsenparenchyms.

Um die maximale Aufnahme und die biologische Halbwertszeit des I-131 zu ermitteln, wird eine Testdosis I-131 gegeben. Die maximale I-131-Aufnahme im zu behandelnden Gewebe wird nach Applikation der Testdosis frühestens nach 24 Stunden entweder in einer oder an den Folgetagen in mehreren Messungen ermittelt (s. 3.3.3). Die effektive Halbwertszeit kann entweder abgeschätzt oder durch Extrapolation mehrerer Meßpunkte ermittelt werden. Die erforderliche Radioaktivitätsmenge (MBq oder mCi) wird berechnet aus der spezifischen Dosiskonstanten des I-131 (F), dem Volumen in ml oder g des zu bestrahlenden Schilddrüsengewebes und der angestrebten Herddosis (Gy). Dividiert werden diese Meßwerte durch die maximale I-131-Speicherung (%) sowie die effektive Halbwertszeit (Tage).

$$\text{Aktivität (MBq)} = F \times \frac{\text{Schilddrüsenvolumen (ml)} \times \text{angestrebte Herddosis (Gy)}}{\text{max. I-131-Speicherung (\%)} \times \text{effektive Halbwertszeit (d)}}$$

Während die Variablen: zu behandelndes Schilddrüsenvolumen, maximale Radiojod-Speicherung und effektive Halbwertszeit gemessen werden können, muß die angestrebte Herddosis (Gy) vorgegeben werden.

Für die unifokale Autonomie wird die zu applizierende I-131-Menge für eine Dosis von 400 Gy berechnet. Auch bei bi- oder multifokaler Autonomie – wenn es gelingt, das Volumen der einzelnen Knoten exakt zu bestimmen und zu addieren – wird die I-131-Menge für 400 Gy berechnet. Gelingt es bei multifokalen oder disseminierten Autonomien nicht sicher, das Volumen der autonomen Schilddrüsenanteile zu ermitteln, wird das gesamte Schilddrüsenvolumen als Zielvolumen eingesetzt und eine mittlere Herddosis von 150 Gy angestrebt.

Bei der Immunhyperthyreose werden Herddosen von 200 bis 300 Gy angesetzt.

Eine untere Altersgrenze für die Durchführung der Radiojodtherapie existiert heute nicht mehr. Allerdings werden in Europa, insbesondere in Deutschland, Kinder in der Regel von der Radiojodtherapie ausgeschlossen. Es gilt als gesichert, daß das Risiko einer Radiojodtherapie unabhängig vom Alter deutlich unterhalb dem Risiko einer Operation liegt. Die Kommission für Hormontoxikologie und die Sektion Schilddrüse der Deutschen Gesellschaft für Endokrinologie haben aus diesem Grund die Altersgrenze für die Radiojodtherapie des Erwachsenen aufgehoben. Die Strahlenexposition des Restkörpers (außer der Schilddrüse) hängt von der Geschwindigkeit des renal eliminierten, nicht in der Schilddrüse akkumulierten I-131 ab.

Die Größenordnung der Exposition des Gesamtkörpers (Knochenmark, Gonaden) bei einer mittleren I-131-Aktivitätsmenge von 15 bis 20 mCi liegt bei 30 bis 50 mSv und damit im Bereich röntgendiagnostischer Maßnahmen (z.B. Durchleuchtung des Magen-Darm-Traktes oder des Beckens, s. Tab. 125).

Es gibt keine Bedenken gegen eine Schwangerschaft nach erfolgter Radiojodtherapie. Allerdings besteht Konsens, daß während der ersten sechs Monate nach Radiojodtherapie eine Konzeption vermieden werden sollte. Einigkeit besteht ferner darüber, daß die Schwangerschaft eine absolute Kontraindikation für eine Radiojodtherapie darstellt. Dies beruht zum einen auf der Vermeidung einer unnötigen Strahlenexposition während der ersten 12 Wochen (teratogene Wirkung), zum anderen ist ab der 10.-12. Woche die fetale Schilddrüse bereits ausgebildet und würde daher der gleichen Energiedosis wie die mütterliche Schilddrüse ausgesetzt werden. Die Folge wäre eine Athyreose des Feten.

- Rezidiv einer Immunhyperthyreose nach thyreostatischer Therapie mit und ohne Struma (< 40 ml)
- Kontraindikationen zur Strumaresektion
- Rezidivhyperthyreose nach Strumaresektion
- Unverträglichkeit von Thyreostatika
- Keine mechanische Beeinträchtigung
- Kein Malignomverdacht

Tab. 15: Indikationen zur Radiojodtherapie bei Immunhyperthyreose/ funktioneller Autonomie

Die Radiojodtherapie ist indiziert bei Rezidiv einer Immunhyperthyreose mit und ohne Struma (< 40 bis 60 ml) nach thyreostatischer Therapie. Bei der funktionellen unifokalen oder multifokalen Autonomie besteht die Indikation zur Radiojodtherapie, wenn gleichzeitig keine kalten Knoten und keine mechanischen Komplikationen vorliegen. Prinzipiell sollte die Radiojodtherapie bei funktioneller Autonomie bevorzugt zum Einsatz kommen, wenn keine Kontraindikationen vorliegen (s. Tab. 16).

Absolute Kontraindikationen für die Radiojodtherapie sind Gravidität und Laktation, Kinderwunsch innerhalb der nächsten sechs Monate und schwere Hyperthyreosen ohne thyreostatische Vorbehandlung. Eine absolute Kontraindikation ist auch das Vorliegen eines konkreten Malignomverdachtes. Als **relative Kontraindikationen** gelten große Strumen ($\geq$ 60 ml), insbesondere wenn mechanische Beeinträchtigungen vorliegen. Relative Kontraindikation sind daneben kalte Knoten ohne konkreten Malignitätshinweis (FNP). Eine weitere Kontraindikation ist eine unzureichende thyreoidale I-131-Aufnahme beim Radiojodtest.

Absolute Kontraindikationen
- Gravidität
- Laktation
- Malignomverdacht (konkret)
- Niedrige Radiojodaufnahme im Radiojodtest (< 20%)
- Kinderwunsch innerhalb von sechs Monaten nach Radiojodtherapie
- Hyperthyreote Stoffwechsellage

Relative Kontraindikationen
- Kinder (Jugendliche)
- Große Strumen (> 60 ml)
- Kalter Knoten ohne konkreten Malignitätsverdacht (FNP)
- Mechanische Komplikationen

Tab 16: Kontraindikationen zur Radiojodtherapie

4.1.4 Alternative Therapien

In letzter Zeit wird bei der unifokalen oder multifokalen Autonomie als Alternative zur Behandlung mit Radiojod die lokale Instillation von hochprozentigem Alkohol (Perkutane Ethanol-Instillation) empfohlen. Dabei konnten bei unifokalen Autonomien in etwa 70% der Fälle gute Erfolge erzielt werden. Nachteilig ist jedoch die mehrfach notwendige Instillation (bis zu 15 Einzelbehandlungen). Die Nebenwirkungen bestehen bei nicht sachgemäßer Anwendung in extremen Schmerzen bei Übertreten des Alkohols in die Halsweichteile (bisher schwerste Nebenwirkung: Recurrensparese). Es liegen noch keine Berichte über die Langzeitergebnisse vor. Es ist daher nicht bekannt, in welchem Prozentsatz Rezidive auftreten können. Die Alkoholinstillation wird derzeit widersprüchlich diskutiert und nicht allgemein empfohlen. Wegen der möglichen, nicht unerheblichen Komplikationen wird zudem empfohlen, diese Therapie **nicht ambulant** durchzuführen.

Als alternative Verfahren zu Thyreostatika werden gelegentlich pflanzliche oder homöopatische Medikamente eingesetzt. Hier sind Präparate wie Thyreo-Loges oder Thyreo-Pasc zu nennen, die den Wirkstoff Lycopus europ. oder Lycopus virginicus (= Wolfstrapp) enthalten. Sie sind chemisch nicht definiert und haben keine Wirkung auf die Hemmung der Jodaufnahme oder die Freisetzung der Schilddrüsenhormone, so daß ihr Angriffspunkt nicht die Schilddrüse ist. Auswirkungen auf die Serumkonzentration der Schilddrüsenhormone haben diese Präparate daher nicht.

4.2 Jodversorgung und Empfehlungen zur Strumaprophylaxe mit Jod

Deutschland gehört zu den Ländern Europas, die mit Jod ungenügend versorgt sind. Durch den alimentären Mangel dieses lebenswichtigen Spurenelementes werden eine Reihe von Schilddrüsenkrankheiten verursacht. Diese können ihrerseits zu weiteren, teils gravierenden Gesundheitsstörungen führen (s. 2.2.1).

Die Hauptursache des Jodmangels in Deutschland und in Zentraleuropa ist die Jodarmut der Böden und des Grundwassers und damit auch der tierischen und pflanzlichen Lebensmittel. Verantwortlich hierfür ist das Ende der letzten Eiszeit vor etwa 10 000 Jahren. Das abtauende Schmelzwasser hat das Spurenelement Jod aus den Böden ausgewaschen und in die Weltmeere gespült. Die in den Haushalten verwendeten Hauptnahrungsmittel sind daher sämtlich jodarm. Lediglich Meerestiere und -früchte enthalten ausreichend Jod. Allerdings geht infolge des Garungsprozesses (Braten, Dünsten) auch bei ihnen ein Teil des Jods verloren.

Stadieneinteilung	Jodausscheidung im Urin (µg Jod pro Gramm Kreatinin)
Kein Jodmangel	> 150
Jodmangel 0-I	100 - 150
Jodmangel I	50 - 100
Jodmangel II	25 - 50
Jodmangel III	< 25

Tab. 17: Jodausscheidung im Urin und Stadieneinteilung des Jodmangels

In einer neueren, prospektiven Untersuchung wurde innerhalb von Deutschland die Jodausscheidung im Urin gemessen. Gleichzeitig wurde eine Analyse zur Belastung mit den potentiell strumigenen Substanzen Thiozyanat, Nitrat sowie der Versorgung mit den Spurenelementen Zink und Selen durchgeführt. Dabei wurden in einer mobilen Untersuchungsstation im gesamten Bundesgebiet repräsentativ 5 932 Personen untersucht. Gleichzeitig wurde die Schilddrüsengröße sonographisch ermittelt. Der Median der Urinjodausscheidung aller Personen betrug 72,9 µg Jod/g Kreatinin. Nach Elimination von Personen mit einer Jodkontamination betrug der Median 72,4 µg Jod/g Kreatinin. Der Sollwert liegt jedoch bei > 150 µg Jod/g Kreatinin. Dementsprechend bestand bei den meisten untersuchten Personen ein Jodmangel Grad I (50-100 µg Jod/g Kreatinin).

Unterteilt man die durchgeführte Untersuchung nach den Schweregraden bezüglich der Jodausscheidung so zeigt sich, daß lediglich 9% der untersuchten Personen eine ausreichende Jodzufuhr hatten, 72% hatten einen Jodmangel Grad I (50-100 µg Jod/g Kreatinin), 17% einen Jodmangel Grad II (25-50) und 2% sogar einen Jodmangel Grad III. Betrachtet man andere europäische Länder, ergibt sich eine ausreichende Jodversorgung in Finnland, Norwegen, Österreich, Schweden, der Schweiz und den Niederlanden. Ein ausgeprägter Jodmangel wird außer in Deutschland auch in Bulgarien, Griechenland, den GUS-Staaten, Italien, Polen, Rumänien, Spanien und der Türkei beobachtet. In diesen Ländern gibt es keine nationalen Programme zur Behebung des Jodmangels oder sie werden nur unzureichend umgesetzt. In folgenden Ländern sind einzelne Jodmangelgebiete bekannt, obwohl die Versorgung insgesamt besser ist als in den vorgenannten Ländern: Belgien, Dänemark, Frankreich, Großbritannien, Irland, Portugal, Slowakische und Tschechische Republik sowie Ungarn.

Die Konsequenzen des Jodmangels sind unmittelbar die erhöhte Prävalenz von Schilddrüsenkrankheiten, insbesondere der Jodmangelstruma, im späteren Lebensalter jedoch auch die Zunahme der funktionellen Autonomie. Die Untersuchung aus verschiedenen Regionen Deutschlands zeigte interessanterweise, daß Kinder unter 10 Jahren eine bessere Jodversorgung hatten als Erwachsene (Median der Jodausscheidung: 76,9 µg Jod/g Kreatinin). Dies erklärt sich dadurch, daß die Babynahrung nach einer Euro-Vorschrift mit jodiertem Speisesalz hergestellt wird. Ferner trinken Kinder in der Regel mehr Milch als Erwachsene.

Die Serumkonzentrationen der Spurenelemente Zink und Selen zeigten Normalwerte: Zink: 13,1+/-1,75 µmol/l (Referenzbereich 11-24), Selen: 0,93+/-0,2 µmol/l (Referenzbereich 0,05-1,7). Ein Mangel dieser beiden Spurenelemente wird als zusätzlicher Faktor bei der Strumapathogenese diskutiert. Auch ein Zusammenhang zwischen der Konzentration des Thiocyanat (Nichtraucher: 2,8+/-1,7 mg/l, Raucher: 6,9+/-2,8 mg/l) und dem Schilddrüsenvolumen ergab sich nicht.

Die generelle Jodierung des Speisesalzes wäre eine geeignete Maßnahme, ein ausreichendes Jodangebot herzustellen. Nach einer neuesten Umfrage verwenden ca. 80% der Bundesbürger im Haushalt Jodsalz anstelle von normalem Speisesalz. Damit hat die Verwendung von Jodsalz seit der letzten Erhebung im Mai 1992 um etwa 17% zugenommen (damaliger Wert 62%). Im Jahr 1989 benutzten nur etwa 48% der Befragten Jodsalz. Auch in den neuen Bundesländern wird Jodsalz mit durchschnittlich 86% eingesetzt. Die Daten zeigen jedoch, daß ältere Menschen eher zögernd Jodsalz verwenden (Zustimmungsrate etwa 73%), während Kinder unter 15 Jahren zu 82% mit Jodsalz zubereitete Speisen erhalten. In Einrichtungen der Gemeinschaftsverpflegung liegt die Akzeptanz von Jodsalz bei 77%.

Länder mit ausreichender Jodversorgung
Finnland
Norwegen
Österreich
Schweden
Schweiz
Niederlande
USA
Australien

Länder mit ausreichender Jodversorgung, jedoch einzelne Region nicht ausreichend versorgt
Belgien
Dänemark
Frankreich
Großbritannien
Irland
Portugal
Tschechische und Slowakische Republik
Ungarn

Nicht ausreichende Jodversorgung (Jodmangel)
Deutschland
Bulgarien
Griechenland
GUS-Staaten
Italien
Polen
Rumänien
Spanien
Türkei

Tab. 18: *Jodversorgung in europäischen und außereuropäischen Ländern*

Durch die Verwendung von Jodsalz im Haushalt wird das Joddefizit jedoch nur in begrenztem Umfang beseitigt. Das bei uns angebotene jodierte Speisesalz enthält pro kg 32 mg KJO_3, dies entspricht einer Menge von 20 mg Jod auf 1 kg Salz. Bei einem täglichen Zusalzen von im Mittel 1 bis 2 g werden dadurch nur etwa 20 bis 40 µg Jod aufgenommen. Diese rechnerische Menge läßt sich jedoch anhand der durchgeführten Untersuchung nicht wiederfinden. Die untersuchten Personen, die Jodsalz verwendet haben, zeigten lediglich eine um 7 µg bessere Jodversorgung als diejenigen, die es nicht benutzten. Gründe hierfür sind, daß einerseits sehr wahrscheinlich weniger als 2 g Salz/ Tag pro Person verwendet werden, zum anderen wird das Salz häufig nur zum Kochen benutzt.

Da Jod ein flüchtiges Element ist und bereits bei niedrigeren Temperaturen verdunstet, wird ein großer Teil des im Kochwasser enthaltenen Jods durch den Kochprozeß aus dem Wasser entfernt bzw. abgegossen. Dadurch, daß in Deutschland das Freiwilligkeitsprinzip gilt, wird viel zuwenig Jod über den Gebrauch von Jodsalz zugeführt. Schätzungsweise macht die durch Zusalzen im Haushalt aufgenommene Salzmenge nur 15% der gesamten mit der Nahrung zugeführten Salzmenge aus. Der weitaus größte Teil des Salzes wird über gewerblich hergestellte Nahrungsmittel wie Wurst, Brot und Käse aufgenommen. Daher müßte Jodsalz generell in der industriellen Nahrungsmittelproduktion Verwendung finden – angefangen mit dem Einsatz jodierter Mineralstoffgemische in der Tierernährung (Erhöhung des Jodgehaltes von Milch und Milchprodukten sowie Fleischwaren). Diese Problematik macht deutlich, daß das Freiwilligkeitsprinzip für eine allgemeine Verbesserung der Jodversorgung nicht effizient genug ist. Die zweite Verordnung zur Änderung der Diätvorschriften (Wegfall der Deklarationspflicht) brachte diesbezüglich keinen wesentlichen Fortschritt. Seit langem wird von verschiedenen Verbänden gefordert, eine generelle, gesetzlich festgelegte Anwendung von jodiertem Speisesalz in der industriellen Nahrungsmittelproduktion sicherzustellen. Man schätzt, daß innerhalb der Bundesrepublik Deutschland nur etwa 12% der industriellen Lebensmittelhersteller jodiertes Speisesalz verwenden.

Da eine allgemeine gesetzliche Prävention in absehbarer Zeit wohl nicht erfolgen wird, muß versucht werden, die Verbesserung der Jodversorgung über Aufklärungsarbeit zu erreichen. Dabei wird wegen fehlender Sicherstellung der notwendigen Jodzufuhr durch die Verwendung von Jodsalz im Haushalt der Einsatz von Jodtabletten allgemein empfohlen. Dieses gilt gerade in Lebensabschnitten mit erhöhtem Bedarf: Schwangerschaft, Stillzeit, Kleinkinder und Pubertät.

Die von der Deutschen Gesellschaft für Ernährung empfohlene tägliche Jodaufnahme kann Tab. 19 entnommen werden.

Die **unmittelbaren Folgen** des in Deutschland bestehenden Jodmangels lassen sich direkt an der Häufigkeit der Strumen ablesen. 50% der Erwachsenen, 52% der Jugendlichen und 21% der Kinder haben eine zu große

Schilddrüse (s. auch 4.3.1). Diese Situation ließe sich durch eine gesetzlich verfügte, generelle Strumaprophylaxe mit Jod innerhalb einer Generation grundlegend verbessern. Insbesondere wird die Jodsubstitution in der Schwangerschaft und Stillzeit von der WHO und nationalen Verbänden (Arbeitskreis Jodmangel, Sektion Schilddrüse der Deutschen Gesellschaft für Endokrinologie) gefordert. Bereits 1992 wurde die Aufnahme der Strumaprophylaxe mit Jod in die Mutterschaftsrichtlinien angemahnt. Die Kosten einer generellen Jodsubstitution bei Schwangeren und Stillenden mit 200 µg täglich würde Tageskosten von etwa 16 Pfennig pro Schwangere oder Stillende ausmachen.

Alter	µg Jod pro Tag
0 - 4 Monate	50
4 -12 Monate	80
1 - 4 Jahre	100 - 120
4 - 7 Jahre	120 - 150
älter 7 Jahre	150
älter 13 Jahre	200
Erwachsene	200
Schwangere und Stillende	200 - 300

Die alimentäre Jodaufnahme liegt bei 40 bis 100 µg/Tag, so daß je nach Altersgruppe ein mittleres tägliches Joddefizit von 100 bis 150 µg resultiert. Die Zahlen spiegeln durchschnittliche Werte wider.

Tab. 19: *Jodbedarf pro Tag in Abhängigkeit vom Lebensalter*

Indikation zur Strumaprophylaxe mit Jodtabletten
Erhöhtes Risiko zur Entwicklung einer Jodmangelstruma
- Kinder und Jugendliche (besonders während der Pubertät)
- Schwangere und Stillende
- Positive Familienanamnese

Tab. 20: *Strumaprophylaxe mit Jodtabletten*

Auch bei Kleinkindern und Jugendlichen sollte – sobald sie Kontakt mit einer für Schilddrüsenfragen zuständigen Praxis haben – auf das Problem der zu geringen Jodzufuhr hingewiesen werden.

4.3 Struma diffusa und nodosa mit Euthyreose

4.3.1 Pathogenese und Epidemiologie

Die Struma ist Symptom verschiedener möglicher Krankheiten. Sie ist eine tastbare, sichtbare und/oder mit Ultraschall meßbare Vergrößerung der Schilddrüse unabhängig von ihrer funktionellen Leistung oder morphologischen Beschaffenheit. Die häufigste Ursache der Struma im Jodmangelgebiet ist der alimentäre Jodmangel. Davon müssen andere Ursachen (z.B. Struma bei Karzinom, Immunthyreopathie, Hashimoto-Thyreoiditis, Autonomie, Jodfehlverwertung u.a.) abgegrenzt werden. Die Feststellung der Jodmangelstruma stellt insofern eine Ausschlußdiagnose dar (s. Tab. 21).

Die Jodmangelstruma ist die häufigste bekannte Endokrinopathie. Mehr als ein Fünftel der gesamten Weltbevölkerung lebt in Jodmangelgebieten. Ursache ist die letzte Eiszeit, die Jod in großen Mengen aus

- Jodmangel
- Autonomie
- Immunthyreopathien (Morbus Basedow, Hashimoto-Thyreoiditis)
- Medikamente (Lithium, Thyreostatika)
- Entzündungen
- Zysten
- Maligne und benigne Schilddrüsentumoren, Metastasen extrathyreoidaler Malignome
- TSH oder TSH-ähnliche Substanzen (Hypophysentumor, Blasenmole)
- Akromegalie
- Störungen der Schilddrüsenhormonsynthese
- Periphere Hormonresistenz
- Mitbeteiligung der Schilddrüse bei verschiedenen Krankheiten (Sarkoidose, Amyloidose, Parasiten u.a.) und andere, seltene Ursachen
- Strumigene Substanzen (Thiocyanat, Nitrat) (s. Tab. 23)

Tab. 21: Ursachen der Struma

den Böden ausgewaschen und in die Weltmeere transportiert hat (s. 4.2). Der Zusammenhang zwischen Jodmangel und dem Auftreten von Schilddrüsenvergrößerungen ist seit etwa 3000 v.Chr. bekannt. In China, Ägypten, später im Mittelalter und in der Neuzeit wurde immer wieder auf die Verbindung von Jodmangel und endemischer Struma hingewiesen. Auch therapeutische Ansätze gab es bereits in der prähistorischen Zeit. Bereits 3000 v.Chr. wurde der Genuß von Seegras oder gebrannten Meerschwämmen zur Therapie der Struma empfohlen. In der Neuzeit erkannten französische Wissenschaftler den Zusammenhang zwischen Jodmangel und der Entwicklung einer Struma. Sie empfahlen eine generelle Prophylaxe mit Jod.

Modernere Vorstellungen zur Pathogenese wurden in diesem Jahrhundert bis Mitte der 80er Jahre durch die bei Jodmangel angenommene vermehrte TSH-Stimulation dominiert. Das therapeutische Ziel war die Suppression der TSH-Sekretion in der Annahme, daß dadurch das Schilddrüsenvolumen kleiner würde. Erstmals Mitte der 80er Jahre kamen Zweifel an der alleinigen Verantwortung des TSH für die Strumapathogenese auf, insbesondere durch experimentelle Arbeiten an kultivierten Schilddrüsenzellen. Es konnte gezeigt werden, daß TSH nur dann zu einer Zellproliferation führt, wenn ein intrathyreoidaler Jodmangel besteht. Bei ausreichendem Jodgehalt wirkt TSH eher wachstumshemmend. Auch epidemiologische Untersuchungen (z.B. der Vergleich von Populationen in Jodmangelgebieten und in ausreichend mit Jod versorgten Gebieten) zeigten, daß die Höhe der TSH-Konzentration im Blut keinen Zusammenhang mit der Größe der Schilddrüse aufweist. Darüber hinaus wurden mehrere Wachstumsfaktoren identifiziert und analysiert, die autokrin oder parakrin im **jodarmen** Schilddrüsengewebe freigesetzt werden. Sie führen zu **Follikelhyperplasie** (Zellvermehrung) und Proliferation von Fibroblasten und Gefäßen. Diese Faktoren sind IGF 1, EGF, TGF-α, FGF (s. 2.2.7). Umgekehrt wird bei ausreichendem thyreoidalen Jodgehalt ein Hemmfaktor für das Schilddrüsenwachstum (Transforming growth factor β (TGF-β)) in wirksamer Menge von den Schilddrüsenzellen gebildet. Bei ausreichendem Jodangebot stellen darüber hinaus die in der Thyreozytenmembran gebildeten Jodlactone einen wachstumshemmenden Faktor dar. Die kompensatorische Follikelhyperplasie, die durch den Jodmangel ausgelöst wird, bewirkt hauptsächlich die Volumenzunahme der Schilddrüse. Die Zunahme des Bindegewebes, der Gefäße oder Interzellularsubstanz spielt eine untergeordnete Rolle. TSH hingegen hat einen eher modulierenden Einfluß auf die Wachstumsfaktoren. TSH ist überwiegend verantwortlich für die Schilddrüsenhormonsynthese und -sekretion. Zusätzlich stimuliert TSH das Wachstum der Schilddrüsenzellen. Dadurch ergibt sich die **Follikelhypertrophie** (Vergrößerung der einzelnen Zellen) (s. 2.2.7). Dieses Phänomen kann während einer thyreostatischen Therapie infolge TSH-Anstieg als Volumenzunahme beobachtet werden.

Die heutige Vorstellung des Entstehungsmechanismus der Jodmangelstruma ist in Abb. 39 und Tab. 22 dargestellt. Es muß jedoch betont werden, daß eine noch nicht bekannte Anzahl von Faktoren sicherlich ebenfalls eine Rolle spielen, so daß damit zu rechnen ist, daß in einigen Jahren eine erweiterte und genauere Pathogenese vorgestellt wird (s. auch 2.2.1).

Zusammengefaßt ist das **TSH** für die **Hypertrophie** der einzelnen Zellen verantwortlich, während die **Jodmangelsituation** zu einer **Hyperplasie** der Follikelzellen führt. Der intrathyreoidale Jodmangel hat über die Aktivierung der beschriebenen Wachstumsfaktoren dabei einen **entscheidenderen** Anteil an der Entstehung der Struma. Der Jodmangel führt nicht nur zu einer diffusen Vergrößerung, sondern im Laufe der Jahre auch zu degenerativen Veränderungen und Bindegewebseinlagerungen, so daß während des Wachstums der Schilddrüse zu-

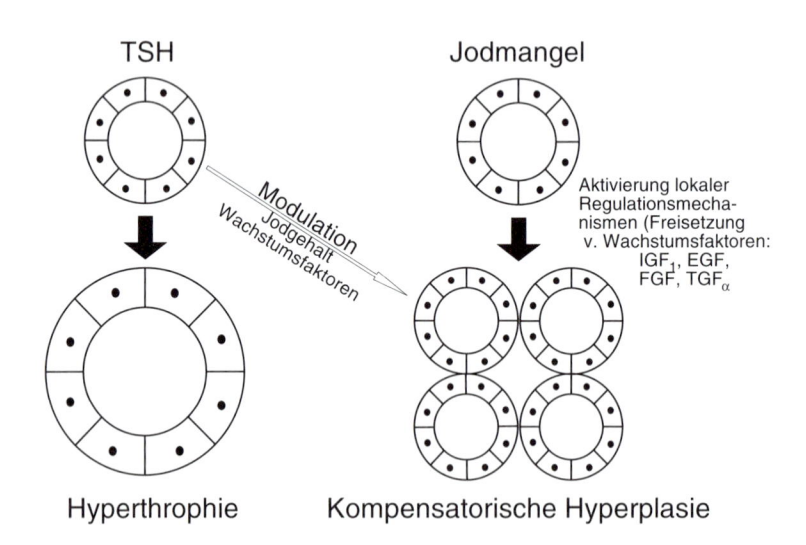

Abb. 39: Pathogenetische Vorstellungen zur Entstehung der Jodmangelstruma (nach Hampel)

sätzlich noduläre Strukturen auftreten. Diese nodulären Strukturen können bezüglich ihrer Funktion normal, autonom oder inaktiv sein, da die gesunde Schilddrüse nicht aus einer homogenen Zellpopulation besteht, sondern aus einem Nebeneinander funktionell autonomer und funktionell regelbarer Zellen. Diese Zellen reagieren individuell unterschiedlich auf den Jodmangel und auf den dadurch ausgelösten Wachstumsreiz. Damit wird das heterogene Wachstumsverhalten innerhalb des Organs und das Auftreten autonomer neben funktionell inaktiver Knoten erklärt.

TSH ist kein direkter Wachstumsfaktor.

EGF und IGF 1 sind direkte Wachstumsfaktoren.

Jodlipide können das Schilddrüsenwachstum hemmen. Bei hohem Jodangebot werden Jodlipide gebildet, die den stimulierenden Effekt der Wachstumsfaktoren antagonisieren.

Intrathyreoidaler Jodmangel bewirkt die Abgabe eines parakrinen Faktors durch die Thyreozyten. Fibroblasten werden zum Wachstum und zur Bildung von IGF 1 angeregt.

Intrathyreoidaler Jodmangel führt unabhängig vom TSH zur Zellvermehrung (= Hyperplasie).

TSH-vermittelt wird die Schilddrüsenfunktion stimuliert und dadurch eine Volumenzunahme durch Zellvergrößerung (= Hypertrophie) bewirkt. Damit kommt es zu einer funktionellen Adaptation an den Jodmangel durch Proliferation infolge vermehrter TSH-Stimulation.

Tab. 22: Derzeitige Vorstellungen zur Entstehung der Jodmangelstruma

Epidemiologie

Frühere Untersuchungen gingen für Deutschland von einer Kropfhäufigkeit von 20 bis 30% aus, wobei auch ein Nord-Süd-Gefälle angenommen wurde. Diese Daten können aufgrund neuerer Untersuchungen, die flächendeckend in verschiedenen Regionen durchgeführt wurden und die die sonographische Volumetrie einschlossen, nicht aufrecht erhalten werden (s. 4.2). Durch eine neuere epidemiologische

Untersuchung aus den Jahren 1993 und 1994 in insgesamt 32 Regionen wurde ein Höchstmaß an Repräsentativität erreicht. Neben der Volumetrie der Schilddrüse durch die Sonographie wurde auch die Jodausscheidung im Urin sowie die Belastung mit potentiell strumigenen Noxen wie Thiocyanat, Nitrat und die Versorgung mit den Spurenelementen Zink und Selen gemessen.

Diese repräsentative Stichprobe aus verschiedenen Regionen ergab folgende Daten: 50% der Erwachsenen, 52% der Kinder im Pubertätsalter und 21% der Kinder unterhalb des Pubertätsalters hatten eine zu große Schilddrüse. Dabei war der Anteil des weiblichen Geschlechtes bei Kindern im Pubertätsalter signifikant höher als der der männlichen Probanden. Ebenso waren Frauen von knotigen Veränderungen häufiger betroffen als Männer. 2,5% der juvenilen Strumen hatten bereits knotige Veränderungen. Die früher angenommene Nord-Süd-Abhängigkeit konnte statistisch nicht gesichert werden. Die Regionen mit höherem Kropfvorkommen im Norden waren die Regionen Flensburg, Eisenhüttenstadt, Magdeburg, Neubrandenburg. In Süddeutschland gab es Gegenden mit relativ geringer Häufigkeit (Darmstadt, Freiburg, Neu-Ulm). Die neuen Bundesländer wiesen insgesamt eine höhere Kropfprävalenz auf als die alten Bundesländer. Allerdings waren die Unterschiede statistisch nicht signifikant. Bei Personen unter 18 Jahren war das Schilddrüsenvolumen mit dem Lebensalter, der Körpergröße, der Körpermasse sowie negativ mit der Ausscheidung von Jod im Harn korreliert. Im Erwachsenenalter gab es signifikante Zusammenhänge zwischen Lebensalter, Schilddrüsenvolumen und Zahl der intrathyreoidalen Knoten. Die Ergebnisse der Messung der Jodausscheidung ist bereits an anderer Stelle (s. 4.2) beschrieben.

Diese Daten belegen eindrucksvoll, daß Deutschland bezüglich der Jodzufuhr leider noch ein Entwicklungsland ist. Die Anzahl der Strumaträger im Erwachsenenalter (50%) und der Jugendlichen bzw. Personen in der Pubertät mit über 50% sind ein alarmierendes Signal und fordern dazu heraus, die Strumaprophylaxe gesetzlich festzulegen (s. 4.2).

Die dargestellte Situation verlangt, daß zumindest Kinder und Jugendliche sowie Schwangere und Stillende unbedingt mit Jod in Tablettenform substituiert werden müssen (s. Tab. 20). Die Empfehlungen zur prophylaktischen Gabe von Jod in den verschiedenen Altersgruppen sind in Tab. 19 dargestellt.

Gegenüber der epidemiologischen Bedeutung des Jodmangels gibt es weitere, jedoch untergeordnete Ursachen für die Entstehung der Struma (s. Tab. 23).

Lithium als Langzeittherapeutikum bei manisch-depressiven Krankheiten ist eines der häufigeren und bekannteren Medikamente, welches zu einer Struma führen kann. Ferner kann eine exzessiv hohe Jodzufuhr über einen blockierenden Effekt zur Schilddrüsenvergrößerung führen (Beispiele: erhöhte Aufnahme von Seetang und Algen in Küstengebieten Japans). Hier sind auch jodhaltige Expektorantien und Antiarrhythmika (Amiodaron) zu nennen. Allerdings soll die Entwicklung eines Kropfes bzw. einer Hypothyreose durch Jod erst bei Dosen von > 1 mg/Tag ausgelöst werden. Die hohe intrathyreoidale Jodkonzentration führt über den Wolff-Chaikoff-Effekt zu einer Blockade der Schilddrüsenhormonsynthese und der Hormonabgabe (s. 2.2.1). Daraus ergibt sich eine TSH-Inkretion, die für das Strumawachstum verantwortlich gemacht wird. Allerdings ist dieser Effekt nur passager.

Warum in Zeiten hormoneller Umstellung häufiger der Beginn eines Strumawachstums beobachtet wird, ist derzeit nicht schlüssig zu erklären. Es wird diskutiert, daß es in der Schwangerschaft durch Erhöhung des TBG über den Mehrbedarf an Schilddrüsenhormonen zu einer reaktiven TSH-Ausschüttung kommt (Erhöhung des inaktiven Schilddrüsenhormonanteils). Gleichermaßen würde der Östrogeneffekt bei Frauen das häufigere Vorkommen eines Kropfes erklären. Weiter diskutiert werden Verluste von Jod in den Magen-Darm-Trakt (exsudative Gastroenteropathie, nephrotisches Syndrom, renale Jodverluste). Ferner ist zu nennen die Störung der Schilddrüsenhormonsynthese, zu denen die Jodinationsdefekte, Kopplungsdefekte, Dejodasedefekte, Proteasedefekte und Störungen der Thyreoglobulinsynthese zählen (s. 4.14.3).

TSH-unabhängige Vergrößerungen werden hervorgerufen durch Zystenbildungen, Pseudozysten sowie STH-Wirkungen (z.B. bei Akromegalie). Strumen können auch bei peripherer Hormonresistenz und Antikörpern gegen T_4 und T_3 beobachtet werden (s. 4.14.3). Dem Rauchen wird ebenfalls eine strumigene Wirkung zugeschrieben (Erhöhung des Thiocyanat-Wertes im Serum bzw. Störung der Thyreoglobulinsynthese). Selenmangel soll die Empfindlichkeit der Schilddrüse für Wachstumsreize steigern, obgleich dies in der erwähnten Untersuchung in verschiedenen Regionen Deutschlands nicht belegt werden konnte.

Diese letztgenannten Befunde dürfen nicht davon ablenken, daß über 95% der Strumen in unserer Region durch den Jodmangel entstehen!

Art der Störung	Beispiele/Bemerkungen
Häufigste Ursache	
Exogener Jodmangel	Geringer Jodgehalt der Nahrung und des Trinkwassers
Seltener	
Strumigene Substanzen in der Nahrung	Thiocyanate (Kohl, Bohnen, Soja, Weißklee)
	Nitrate (Gemüse, Salate)
	Zyanoglykoside (Mais, Süßkartoffel)
	Phenolderivate (Wasser)
	Flavonoide (Wasser)
	Resorcinol (Wasser)
Arzneimittel	Thyreostatika
	Strumigener Nebeneffekt:
	Phenylbutazon, Salicylate, Sulfonamide, Lithium, hohe Jodmengen, u.a.
Perioden mit gesteigertem Jodbedarf	Pubertät, Gravidität, Laktation
Verluste von Jod/ Hormon	Nephrotisches Syndrom, Hämodialyse
Angeborene Störungen der Hormonsynthese	s. Kap. 4.14.3

Tab. 23: *Co-Faktoren für die Struma-Entwicklung*

4.3.2 Klinische Befunde

Die Problematik bei der Strumaentstehung liegt darin, daß häufig keine oder nur geringe subjektive Beschwerden bestehen und/oder nicht angegeben werden. Dies trifft insbesondere für die kleinen, diffusen Strumen vom Stadium I bis II zu. Oft werden die Patienten erst durch den untersuchenden Arzt auf die Vergrößerung der Schilddrüse aufmerksam gemacht oder suchen den Arzt auf, wenn knotige Veränderungen oder mechanische Komplikationen bemerkt werden.

Lokale Beschwerden können sich in folgenden Symptomen äußern: Druck- und Engegefühl, Kloßgefühl, Schluckbeschwerden, Fremdkörpergefühl (stärker in Rücken- und Seitenlage), Mißempfindungen beim Tragen hochschließender Kleidung, Abneigung gegen geschlossene Hemdkrägen, Luftnot bei Belastung, bei bestimmter Haltung des Kopfes, Neigung zu Bronchitis, Berührungsempfindlichkeit am Hals, Zunahme von Halsumfang und Hemdengröße (Kragenweitenzunahme) (s. 3.1).

Das Globusgefühl kann jedoch auch bei fehlender Schilddrüsenvergrößerung auftreten (psychogene Ursache). Nicht selten wird eine Schwankung im Tagesverlauf berichtet (Zunahme abends, prämenstruell; durchblutungsabhängig?). Fortgeschrittene Symptome wie schwere Atemnot, Stridor, Heiserkeit oder obere Einflußstauung entstehen jedoch erst, wenn eine ausgeprägte Vergrößerung der Schilddrüse zu mechanischer Beeinträchtigung der Nachbarorgane führt. Bei ungünstiger Lokalisation können auch schon kleinere Knoten durch Druck und Verlagerung bzw. Einengung der Trachea erhebliche Komplikationen verursachen.

Ein objektiver klinischer Befund ist die sichtbare bzw. gut tastbare Schilddrüsenvergrößerung. Diese zeichnet sich durch eine Schwellung ventral und seitlich am Hals ab (s. Tab. 24). Einzelne knotige Veränderungen können zu einer sichtbaren Vorwölbung der Haut führen. Beim Schluckakt tastet man die Bewegung des Organs oder der knotigen Veränderungen mit Zurückgleiten in die Ausgangsposition. Allerdings

0	a	Keine Struma
	b	Tastbare, aber nicht sichtbare Struma
I		Tastbare und bei zurückgebeugtem Kopf eben sichtbare Struma
II		Sichtbare Struma
III		Große sichtbare Struma

Tab. 24: WHO-Klassifikation der Struma

kann es bei gut ausgeprägter Halsmuskulatur bzw. sehr korpulenten Patienten schwierig sein, eine Struma zu palpieren.

Gelegentlich ist bei jüngeren Patienten mit schlankem Hals auch eine inspektorische Fehleinschätzung möglich, wenn die Halskontur und das darunter liegende Fettgewebe eine Struma vortäuschen. Gerade bei Kindern und Jugendlichen ist die richtige Einschätzung der Schilddrüsengröße allein durch den Tastbefund schwierig. Dies gilt auch für ältere Patienten. Grundsätzlich darf man sich nicht allein auf den Tastbefund verlassen, sondern muß als objektives Maß für die Strumagröße immer die Sonographie einbeziehen.

Bei der Erhebung der Anamnese ist auf eine familiäre Kropfdisposition und die Einnahme strumigener Medikamente zu achten (s. Tab. 23). Auch sollten vorangegangene Behandlungen (wie z.B. Schilddrüsenhormongabe, Jod, Operationen, Radiojodtherapien) und der Zeitpunkt des Beginns der vermeintlichen Vergrößerung erfragt werden.

4.3.3 Diagnostik

Die Abklärung einer Struma beginnt mit der Anamnese, der Inspektion und Palpation, gefolgt von der Sonographie und In-vitro-Untersuchungen (s. 3.4.1).

Dadurch gelingt in der Regel die ätiologische Abgrenzung anderer Schilddrüsenkrankheiten zur häufigsten Entität, der Jodmangelstruma mit peripher euthyreoter Stoffwechsellage.

Die wichtigste Untersuchung zur Objektivierung der Größe der Schilddrüse ist die Sonographie (s. 3.3.1). Sie ist ohne jegliche Belastung für den Patienten jederzeit einsetzbar und wiederholbar. Sie sollte bei jeder Untersuchung neben der Anamnese und der Palpation am Anfang der morphologischen Diagnostik stehen. Bei jüngeren Patienten (< 30-40 Jahre) und bei Vorliegen einer knotenfreien diffusen Struma ohne Funktionsbeeinträchtigung oder Zeichen einer Thyreoiditis ist die Sonographie zumeist auch die einzige bildgebende Untersuchung.

Bei Nachweis von Knoten sollte jedoch eine szintigraphische Untersuchung angeschlossen werden, zumindest bei der Erstuntersuchung. Wenn aufgrund des Ausgangsszintigramms nicht geklärt werden kann, ob die knotigen Veränderungen vermehrt oder vermindert

Tc-99m aufnehmen, ist zusätzlich ein Suppressionsszintigramm angezeigt (s. 3.3.3).

Bei sonographischem Nachweis von knotigen Parenchymveränderungen ist ferner eine Feinnadelpunktion zu erwägen (s. 3.3.4).

Bei klinischen Hinweiszeichen auf lokale Kompressionserscheinungen durch die Struma sollten ergänzend eine Röntgendiagnostik der Trachea in zwei Ebenen sowie ein Ösophagus-Breischluck erfolgen (s. 3.3.5).

Die In-vitro-Diagnostik bezieht sich auf den Nachweis oder Ausschluß einer Euthyreose und die Abklärung des Verdachtes auf eine Autoimmunthyreopathie (s.3.4.3, 3.4.4).

Zum Abschluß der klinisch orientierenden Untersuchung kann die Größe der Schilddrüse der WHO-Klassifikation (s. Tab. 24) zugeordnet werden. Für epidemiologische Untersuchungen und für die Verlaufskontrolle bei Patienten mit Struma ist diese Klassifikation jedoch ungeeignet. Hierzu muß die objektive sonographische Größenbestimmung herangezogen werden (s. Tab. 11).

Darüber hinaus ist zum Abschluß der klinischen Untersuchung festzulegen, ob palpatorisch eine diffuse oder eine ein- oder mehrknotige Struma vorliegt. Die Konsistenz und Schluckverschieblichkeit sowie die Größe und Konsistenz fokaler Läsionen ist zu beschreiben und zu dokumentieren, und durch die Sonographie zu ergänzen oder zu modifizieren.

Sonographie
Die Technik der Schilddrüsensonographie ist an anderer Stelle ausführlich beschrieben (s. 3.3.1).

Die sonographische Untersuchung erlaubt in den meisten Fällen die genaue Ermittlung des Schilddrüsenvolumens. Ausnahmen ergeben sich bei irregulären Konturen sowie retrosternalen oder retrotrachealen Anteilen. Für die sonographisch ermittelten Volumina gelten die in Tab. 11 angegebenen Referenzbereiche.

Schilddrüsenszintigraphie
Die Prinzipien der Schilddrüsenszintigraphie sind an anderer Stelle (s. 3.3.3) beschrieben. Die Indikation zur Schilddrüsenszintigraphie stellt sich dann, wenn bei der zuvor durchgeführten Ultraschalluntersuchung

eine knotige Veränderung nachgewiesen wurde. Knoten, die weniger radioaktives Technetium oder Jod aufnehmen, werden als „kalte" Knoten (funktionell inaktive Knoten) beschrieben. Knoten, die das Radionuklid vermehrt aufnehmen, werden als „heiße" Knoten (funktionell aktivere Knoten) bezeichnet (s. Abb. 33).

Feinnadelpunktion
Indikation und Technik der Feinnadelpunktion sind an anderer Stelle ausführlich beschrieben (s. 3.3.4 und 3.3.5).

Röntgenuntersuchungen (s. 3.3.5.1)
Bei großen und bei nach retrosternal reichenden Schilddrüsen kann eine Röntgenuntersuchung der Thoraxorgane sinnvoll sein. Insbesondere die Beziehung zur Luftröhre und zum Ösophagus ist wichtig, wenn klinische Beschwerden vorliegen. Die Indikation zur Schilddrüsenoperation kann hiervon abhängig gemacht werden. Darüber hinaus können subjektive Beschwerden wie Luftnot und Schluckbeschwerden objektiviert werden.

Bei Verdacht auf retrosternale Strumen kann ggf. eine CT-Untersuchung notwendig werden. Bei Verdacht auf retrosternale Struma sollte die Szintigraphie mit einem Jodisotop (I-123) durchgeführt werden (s. 3.3.3).

In-vitro-Diagnostik
Bei Verdacht auf eine Funktionsstörung bei nachgewiesener Struma sollte eine Bestimmung des freien Thyroxins sowie des basalen TSH erfolgen (s. 3.4.1). Bei Verdacht auf eine Autoimmunthyreopathie ist es sinnvoll, die schilddrüsenspezifischen Antikörper zu bestimmen (s. 3.2.4). Der Tumormarker Calcitonin kann Aufschluß geben über das Vorliegen eines medullären Schilddrüsenkarzinoms. Er sollte jedoch nur eingesetzt werden, wenn der klinische Verdacht auf ein Malignom besteht und im Sonogramm knotige Veränderungen nachzuweisen sind. Beachtet werden muß der Einfluß bestimmter Medikamente auf die peripheren Hormonwerte und das TSH (s. Tab. 126).

Besondere Lokalisationen der Struma
Sehr selten wird eine Zungengrundstruma beobachtet. Hier ist es notwendig, die Szintigraphie auch in seitlicher Projektion mit Markierung (externe anatomische Marker) der Halsregion und des Unterkiefers durchzuführen. Weitere Raritäten sind intralaryngeale und intratracheale Lokalisationen oder aberrierendes Gewebe (laterale

Strumen). Die retrosternale bzw. mediastinale Struma wurden bereits erwähnt.

Die Struma ovarii ist ein extrem seltener Befund.

Bei Verdacht auf Vorliegen einer nicht typischen Lokalisation ist in jedem Fall – neben dem konventionellen Technetium-Szintigramm – eine Diagnostik mit I-123, ggf. in Ganzkörper-Technik, zu empfehlen (s. 3.3.3).

4.3.4 Therapie

4.3.4.1 Konservative Therapie

Zur medikamentösen Therapie stehen drei Behandlungsstrategien zur Verfügung:

- Jod,
- Levothyroxin,
- Kombination aus Jod und Levothyroxin.

Besonderheiten ergeben sich in der Schwangerschaft, Stillzeit und im Säuglings-, Kinder- und Jugendalter (s. 4.14, 4.15).

Jod zur Strumaprophylaxe
Die Empfehlungen der WHO für die tägliche Jodzufuhr liegen bei 150 bis 300 µg Jod/Tag. Wie bereits im Kap. 4.2 ausgeführt, ist in Deutschland die alimentäre Versorgung mit Jod unzureichend. Die mittlere Aufnahme liegt bei etwa 70 µg, so daß eine Menge von 100 bis 150 µg Jod täglich auszugleichen ist. Durch rechtzeitige Beseitigung des bestehenden alimentären Jodmangels, insbesondere bei Kindern und Jugendlichen, kann die Entwicklung einer Jodmangelstruma verhindert werden.

Eine Ausnahmesituation besteht für Säuglinge, wenn sie gestillt werden und/oder Säuglingsnahrung erhalten. Nimmt die Mutter während der Stillzeit ausreichend Jod zu sich, ist auch die Jodversorgung des Säuglings gewährleistet. Die mit Jod angereicherte Säuglingsnahrung (etwa 5 µg Jod/100 ml) stellt ebenfalls eine Jodversorgung sicher.

Im Kleinkindalter verschwindet jedoch diese „Jodquelle", so daß die heranwachsenden Kleinkinder dann dem allgemeinen alimentären

Jodmangel ausgesetzt sind. Dieses Defizit kann nur verhindert werden, indem bereits Kleinkinder täglich die adäquate Joddosis als Tablette erhalten. Der Jodbedarf in den verschiedenen Altersstufen ist in Tab. 19 aufgeführt.

Eine eindeutige Indikation zur prophylaktischen Gabe von Jodpräparaten besteht bei erhöhtem Risiko zur Entwicklung einer Jodmangelstruma:

Kinder, Jugendliche mit positiver Familienanamnesie (besonders während der Pubertät), Schwangere und Stillende, Zustand nach erfolgreicher Strumatherapie sowie Nachkommen aus Familien mit gehäuftem Vorkommen einer Struma (s. Tab. 25).

Struma-Behandlung mit Jod

Hat sich aufgrund des Jodmangels eine Struma entwickelt, sollte bei **Kindern** und **Jugendlichen** die **Jodgabe** die **Therapie der ersten Wahl** darstellen. Die Dosierung beträgt bei Kleinkindern 100 µg Jod/Tag, bei Schulkindern, Jugendlichen und Erwachsenen 200 µg (in Einzelfällen bis 300 µg) Jod/Tag. Die Behandlungsdauer beträgt üblicherweise 12 Monate, in Einzelfällen bis zu zwei Jahren. Während der Therapie sollte das Schilddrüsenvolumen sonographisch in regel-

---

Struma-Prophylaxe mit Jod

Indikation
Erhöhtes Risiko zur Entwicklung einer Jodmangelstruma bei:
- Kinder und Jugendliche (besonders während der Pubertät)
- Schwangere und stillende Mütter
- Positive Familienanamnese
- Wachstumsprophylaxe nach medikamentöser Strumatherapie (s. Tab. 26, 28)

Durchführung
Kleinkinder und Kinder bis 10 Jahre
- 100 µg Jod/Tag

Kinder über 10 Jahre und Erwachsene bis 40 Jahre
- 150 bis 200 µg Jod/Tag oder
- 1,5 mg Jod/Woche

Tab 25: Struma-Prophylaxe mit Jod

mäßigen Abständen bestimmt sowie klinisch und laborchemisch das Auftreten einer jodinduzierten Hyperthyreose ausgeschlossen werden. Kommt es zu einem Volumenrückgang, kann versucht werden, die Therapie auf eine niedrige Joddosis im Sinne einer Prophylaxe umzustellen. In der Regel wird durch die alleinige Therapie mit Jod bei Kindern, Jugendlichen und auch jüngeren Erwachsenen eine deutliche Volumenreduktion erreicht (bis zu 30% des Ausgangswertes). Zum Erhalt dieses Therapieerfolges ist eine langfristige Prophylaxe mit Jod im Anschluß an die höherdosierte Jodgabe erforderlich (s. Tab. 26).

Bei größeren Strumen (> 50 ml) ist die Wirksamkeit der Jodtherapie eingeschränkt.

Die Vorteile der Jodtherapie liegen auf der Hand: Eine unphysiologische Beeinträchtigung der TSH-Konzentration und damit eine Beeinflussung

Kinder/Jugendliche	**Jod**therapie über etwa ein Jahr
	Kleinkinder: 100 µg Jod/Tag
	Schulkinder und Jugendliche: 200 µg (Einzelfälle bis 300 µg) Jod/Tag
	Strumaprophylaxe mit Jod: 100-200 µg Jod/Tag im Anschluß
Erwachsene < 40 Jahre	**Jod**therapie über etwa ein Jahr
	200 µg (Einzelfälle bis 300 µg) Jod/Tag
	Levothyroxin-Therapie über etwa ein Jahr
	75 bis 150 µg Levothyroxin/Tag
	Kombinationstherapie über etwa ein Jahr
	variable Kombination: 50-125 µg Levothyroxin + 150 µg Jod/Tag
	fixe Kombination: 100 µg Levothyroxin + 100 µg Jod/Tag
	Strumaprophylaxe mit Jod: 100-200 µg Jod/Tag im Anschluß
Erwachsene > 40 Jahre	Autonomie sicher ausgeschlossen
	Versuch einer medikamentösen Therapie
	s. Erwachsene < 40 Jahre
	Strumaprophylaxe mit Jod: 100-200 µg Jod/Tag im Anschluß

Tab. 26: *Struma diffusa – Medikamentöse Therapie*

der Hypophyse werden vermieden. Der pathophysiologische Ansatz (s. 4.3.1) macht es ratsam, Jod als rationale Therapieform einzusetzen. Auch die Rezidivrate erscheint bei einer Jodtherapie geringer als bei einer alleinigen Levothyroxin-Therapie.

Nebenwirkungen und Kontraindikationen für eine Behandlung mit Jod
Absolute Kontraindikation: Latente oder manifeste Hyperthyreosen. Vor einer Jodtherapie muß eine funktionelle Autonomie ausgeschlossen sein (basales TSH, ggf. weiterführende Diagnostik einschl. Suppressionsszintigraphie). Ebenso muß eine Autoimmunerkrankung (anamnestische Hinweise, ggf. TPO AK, Tg AK, Sonographie) ausgeschlossen sein.

Der Ausschluß einer funktionellen Autonomie bei Kindern, Jugendlichen und jungen Erwachsenen (< 30-40 Jahre) gilt als gegeben, wenn das basale TSH im Referenzbereich liegt und die Ultraschalluntersuchung keine knotigen Veränderungen der Schilddrüse aufweist. Bei älteren Patienten ist gegebenenfalls eine Suppressionsszintigraphie erforderlich.

Bezüglich des Vorliegens von Autoimmunthyreopathien kann auch bei Kindern und Jugendlichen die Bestimmung schilddrüsenspezifischer Antikörper erforderlich sein, wenn die Ultraschalluntersuchung Hinweise darauf ergibt (s. auch 4.14.5).

Seltene Nebenwirkungen einer Jodbehandlung können in der Zunahme einer bestehenden Akne sowie einer Dermatitis herpetiformis bestehen. Allergische Reaktionen kommen bei den zur Therapie der Jodmangelstruma eingesetzten Dosierungen nicht vor.

Mit dem Auftreten jodinduzierter Hyperthyreosen ist bei Dosierungen von 100 bis 200 µg Jod nicht zu rechnen.

Bei Nachweis erhöhter schilddrüsenspezifischer Antikörper vor bzw. während einer Jodtherapie sollte die Behandlung stattdessen mit Levothyroxin fortgesetzt werden (s. 4.9.9).

Behandlung mit Schilddrüsenhormonen
Bis Mitte der 80er Jahre war die Behandlung mit Schilddrüsenhormonen die Standardtherapie der Struma. Die Monotherapie mit Levothyroxin wird auch heute noch bevorzugt bei folgenden Indikationen eingesetzt:

- Ältere Patienten, wenn eine Autonomie ausgeschlossen ist.
- Ineffizienz einer vorausgegangenen Jodtherapie.
- Autoimmunthyreoiditis.
- Struma mit gleichzeitiger Hypothyreose.

Levothyroxin sollte bei einer Struma mit gleichzeitiger subklinischer oder manifester Hypothyreose eingesetzt werden, ebenso bei älteren Patienten (> 40 Jahre), wenn eine relevante Autonomie ausgeschlossen ist. Ferner wird die Levothyroxin-Therapie bei Verdacht oder Nachweis einer chronisch-lymphozytären Thyreoiditis eingesetzt. Auch das Ausbleiben einer Rückbildung der Struma nach einer zuvor durchgeführten Jodtherapie ist eine Indikation zur Umstellung auf ein reines Levothyroxin-Präparat. Bei etwa 20 bis 30% der Patienten kommt es bei primärer Levothyroxin- oder Kombinationstherapie und an-schließender Umstellung auf Jod zu einem Wiederanstieg des Volumens. Dies führt ebenfalls zu einem erneuten Einsatz von Levothyroxin.

Die zunehmende Anwendung von Kombinationspräparaten und die Monotherapie mit Jod beruhte auf der Erkenntnis, daß der intrathyreoidale Jodmangel eine der Hauptursachen für die Strumaentstehung ist. Früher wurde angenommen, daß vor allem die TSH-abhängige Stimulation der Schilddrüse für das Wachstum verantwortlich gewesen sei. Daher sah der Therapieansatz der Monotherapie mit reinem Levothyroxin vor, die TSH-Konzentration im Serum zu supprimieren. In vergleichenden Studien wurde jedoch nachgewiesen, daß eine Behandlung mit Jod bzw. einer Kombination aus Levothyroxin und Jod eine vergleichbare Volumenreduktion erreichte wie die TSH-suppressive Therapie mit Levothyroxin. Ferner wurde gezeigt, daß nach einer Monotherapie mit Levothyroxin im Vergleich zur Gabe von Jod eine höhere Rate von Strumarezidiven auftrat.

- Manifeste oder subklinische Hypothyreose
- Ältere Patienten (> 40 Jahre), sofern eine relevante Autonomie ausgeschlossen ist
- Patienten mit Verdacht auf Autoimmunthyreoiditis
- Unzureichende Wirkung einer Jod-Therapie

Tab. 27: Indikationen zur Therapie der diffusen und nodösen Struma mit Levothyroxin

Die Behandlung mit Levothyroxin ist bezüglich ihrer Effektivität mit der Jodtherapie vergleichbar. Nachteilig ist jedoch, daß der intrathyreoidale Jodgehalt bei alleiniger Behandlung mit Levothyroxin abnimmt, so daß der pathophysiologische Ansatz (Ausgleich des intrathyreoidalen Jodmangels) eher verschlechtert wird.

Aufgrund der nicht eindeutig belegten Vorteile der TSH-suppressiven Monotherapie mit Schilddrüsenhormonen sollte die Dosierung so gewählt werden, daß die basale TSH-Konzentration im Serum im niedrig normalen Bereich liegt (0,3 bis 0,8 mU/l). Auf keinen Fall sollte eine völlige Suppression des TSH angestrebt werden. Zur Vermeidung von Nebenwirkungen wird in der Regel niedrig dosiert begonnen (25-50 µg Levothyroxin/Tag). Die Steigerung erfolgt individuell entsprechend den basalen Werten des TSH im Serum bis auf eine Enddosis von 75 bis 150 µg/Tag, je nach Körpergewicht. Ähnlich wie die Jodtherapie führt auch die Levothyroxin-Medikation innerhalb der ersten sechs Monate zu einer meßbaren Volumenabnahme bei jungen Patienten mit rein diffusen Strumen. Danach ist eine weitere Abnahme der Schilddrüsengröße nur noch in Ausnahmefällen zu beobachten. Die Dauer der reinen Levothyroxintherapie sollte auf ein bis anderthalb Jahre beschränkt werden. Nach durch Levothyroxin-Gabe erreichter Verkleinerung der Struma empfiehlt sich anschließend eine Prophylaxe mit Jod (s. Tab. 26).

Nebenwirkungen bei einer reinen Levothyroxin-Medikation finden sich in Form einer Thyreotoxikosis factitia, wenn die Dosis zu hoch gewählt wurde.

Bei einer langdauernden und hochdosierten Schilddrüsenhormontherapie (im Rahmen einer TSH-suppressiven Therapie bei operiertem und radiojodtherapiertem Schilddrüsenkarzinom) ist die Möglichkeit einer Abnahme des Mineralsalzgehaltes des Knochens (nachzuweisen durch entsprechende biochemische Parameter oder eine Knochendichtemessung) zu beachten, insbesondere bei postmenopausalen Frauen ohne Östrogen-Substitution.

Kombinationspräparate aus T_3 und T_4 sollten nur in Ausnahmefällen eingesetzt werden. Sie bleiben vor allem Patienten vorbehalten, bei denen eine Störung der Konversion von T_4 zu T_3 in der Körperperipherie aufgrund niedriger T_3-Konzentration im Serum vermutet wird. Wenn möglich soll die Relation von T_4 zu T_3 in Kombinationspräparaten 10:1 betragen.

Bei älteren Patienten muß berücksichtigt werden, daß der Tagesbedarf niedriger ist, so daß in der Regel nicht mehr als 100 bis 125 µg/Tag erforderlich sind (s. 4.16.1).

Wichtig für die Patienten ist der Hinweis, die Tablette morgens auf nüchternen Magen unbedingt in zeitlichem Abstand zur Nahrungsaufnahme einzunehmen, da die Resorption der Tablette sonst vermindert sein kann. Dies gilt auch für die gleichzeitige Einnahme mit Milchprodukten oder Fruchtsäften (Störung der Resorption).

Behandlung mit Kombinationspräparaten (Jod und Levothyroxin)

Studien aus den 80er Jahren zeigten, daß die kombinierte Therapie mit Jod und Levothyroxin den gleichen therapeutischen Effekt hat wie die Einzeltherapie mit beiden Substanzen. Die Therapie mit Levothyroxin führt zu einer raschen Rückbildung der Hypertrophie von Schilddrüsenfollikeln, die Jodzufuhr gleicht langfristig den intrathyreoidalen Jodmangel aus und begünstigt den Rückgang der Hyperplasie. Ein Argument für die Zugabe von Jod zur reinen Levothyroxin-Medikation ist die Forderung, den bei alleiniger Levothyroxin-Therapie abnehmenden intrathyreoidalen Jodgehalt auszugleichen. Die häufig geäußerte Annahme, daß unter einer Levothyroxin-Therapie und einer damit verbundenen Absenkung des TSH die Schilddrüse kein Jod aufnehme, konnte durch experimentelle Untersuchungen widerlegt werden. Selbst unter TSH-suppressiver Therapie erfolgt im Rahmen der Autoregulation der Schilddrüse eine Jodaufnahme – allerdings in geringerem Umfang.

Derzeit stehen drei kommerzielle Kombinationspräparate zur Verfügung:

- Ein Präparat mit einer fixen Kombination aus Thyroxin und Jod (100 µg Jod + 100 µg Levothyroxin).
- Seit kurzem ein Präparat mit abgestufter Levothyroxin-Dosierung und einem festen Jod-Anteil. Die Levothyroxin-Dosierungen reichen von 50 bis 125 µg in Kombination mit jeweils 150 µg Jod.
- Ferner ein Präparat mit 115 µg Jod und 70 µg Levothyroxin.

Manchmal kann es sinnvoll sein, eine freie Kombination einzusetzen, die 75 oder 50 µg Levothyroxin und 200 µg Jod beinhaltet. Da bislang nicht eindeutig belegt ist, welche Kombinationen am effektivsten sind, kann an dieser Stelle noch keine eindeutige Empfehlung gegeben werden.

Generell kann die Empfehlung gegeben werden, die Levothyroxin-Dosis so niedrig zu halten, daß eine TSH-Absenkung in den subklinisch hyperthyreoten Bereich nicht eintritt. Andererseits sollte die Jodsubstitution die täglich empfohlene Menge von 200 µg bei Erwachsenen erreichen. Dieses Vorgehen ist in jedem Fall mit einer freien Kombination zu erzielen. Auch die neu eingeführte Kombination mit einer Standardmenge von 150 µg Jod gewährleistet – nach Ergebnissen neuer Studien – eine ausreichende Jodzufuhr und ermöglicht so die TSH-Konzentration im physiologischen Bereich zu halten.

Die Dosierung der Kombinationstherapie richtet sich nach der individuell erforderlichen Levothyroxin-Menge. Sie sollte so gewählt werden, daß die basale TSH-Konzentration im Serum noch gut meßbar ist (0,3-0,8 mU/l Serum).

Die **Indikationen** zur kombinierten Gabe von Levothyroxin und Jod sind:

- Diffuse oder nodöse Strumen ohne autonome Anteile.
- Strumarezidivprophylaxe nach Operation.
- Subklinische oder manifeste Hypothyreose nach Operation oder RJT.
- Ineffektivität einer vorangegangenen Therapie mit Levothyroxin oder Jod.

Nach 6 bis 12 Monaten sollte die Behandlung auf eine langfristige Prophylaxe mit 200 µg Jod umgestellt werden. Kommt es hierunter zu einer erneuten Zunahme des Schilddrüsenvolumens, bleibt im Rahmen der konservativen Therapie jedoch keine andere Wahl, als die Levothyroxin-Therapie in Kombination mit Jod wieder aufzunehmen.

Besonderheiten der Therapie der diffusen Jodmangelstruma in der Schwangerschaft, im Kindes- und Jugendalter und bei älteren Menschen: s. 4.14.5, 4.14.3, 4.16.1.

Struma bei anderen Schilddrüsenkrankheiten
Sporadische Strumen, die andere Ursachen als den Jodmangel haben, sind selten. Eine Behandlung mit Jod ist hierbei nicht sinnvoll. Sie müssen in aller Regel mit Schilddrüsenhormonen, therapiert werden.

Strumen können bei einer Reihe anderer Schilddrüsenkrankheiten vorkommen wie z.B. bei der hypertrophen Verlaufsform der chronisch lymphozytären Thyreoiditis (Typ Hashimoto). Daneben ist auch bei der Immunhyperthyreose (Typ Morbus Basedow) häufig eine Struma feststellbar. Indikationen zur medikamentösen Strumaverkleinerung bestehen hier im „klassischen" Sinn einer Verkleinerungstherapie nicht. Die Behandlung der Struma muß dem Konzept der Grundkrankheit folgen.

Nodöse Struma
Die Abklärung der Knotenstruma erfordert neben der Sonographie und der In-vitro-Diagnostik immer eine Schilddrüsenszintigraphie mit quantitativer Bestimmung des TcU. Kalte Knoten, die sonographisch ein Korrelat haben, müssen punktionszytologisch weiter abgeklärt werden. Bei multinodösen Strumen können neben „heißen" auch „kalte" Knoten vorkommen. In solchen Situationen ist eine medikamentöse Therapie schwierig, da bei latenter Überfunktion auf dem Boden einer Autonomie kein Jod gegeben werden sollte. Andererseits bewirkt eine Medikation mit Levothyroxin oft eine Hyperthyreosis factitia mit Unverträglichkeitssymptomatik. Daher sollte bei einer multinodösen Struma, bei der gleichzeitig „heiße" Knoten vorliegen, mit der konservativen Strumatherapie zurückhaltend umgegangen werden. Dies betrifft insbesondere ältere Patienten. Hier ist die Grenze der konservativen Strumatherapie gegeben.

• Funktionelle Autonomie ausgeschlossen • Kein Malignitätsverdacht • Keine Operationsindikation	Versuch einer medikamentösen Therapie s. Erwachsene < 40 Jahre (Tab. 26)
Im Anschluß: Strumaprophylaxe mit Jod (200 µg Jod) zur Verhinderung eines erneuten Strumawachstums	

Tab. 28: Medikamentöse Therapie der Struma nodosa

Bei jüngeren Patienten mit funktionslosen Knoten hat eine konservative Therapie mit Levothyroxin oder eine Kombinationstherapie eine volumenmindernde Wirkung auf das gesamte Schilddrüsenparenchym, meist jedoch nicht auf das funktionslose, regressiv veränderte knotige Areal. Sie können daher nicht als Standardtherapie empfohlen werden. Man kann jedoch bei Knotenstrumen eine konservative Therapie einsetzen, wenn der punktionszytologische Befund gutartig war und eine absolute Indikation zur Operation **nicht** gegeben ist. Die Einleitung einer Strumatherapie hat hier das Ziel, die Entstehung weiterer Knoten zu verhindern. Die Verlaufsbeobachtung ist gerechtfertigt bei sonographisch echoreichen Knoten oder echoarmen Knoten, die in der Folge unverändert bleiben, sowohl hinsichtlich der Echostruktur als auch der Größe. Die konservative Therapie bei knotigen Strumen (uni- oder multinodös, keine Autonomie) erfolgt nach dem Schema der Monotherapie mit reinem Schilddrüsenhormon oder der kombinierten Gabe von Levothyroxin und Jod (s. Tab. 26).

4.3.4.2 Chirurgische Therapie

Eine **absolute Indikation** für ein chirurgisches Vorgehen bei einer Struma besteht bei:
- Lokalen Komplikationen:
  Einengung der Trachea, Tracheomalazie mit Atemwegsstenose, Verlagerung oder Einengung des Ösophagus, deutlichen subjektiven Beschwerden wie Dyspnoe und Schluckbeschwerden.
- Konkretem Malignomverdacht:
  Szintigraphisch kalter Knoten, sonographisch suspekter Knoten, suspekter Zytologiebefund, rasches Knotenwachstum.

Relative Indikationen bestehen:
- Wenn die Struma nicht ausreichend auf eine medikamentöse Therapie anspricht, und/oder subjektive Beschwerden verursacht bzw. eine weitere Wachstumstendenz zeigt.
- Wenn sonographisch ein malignitätsverdächtiger (szintigraphisch kalter) Knoten nachgewiesen wurde, jedoch kein konkreter Malignitätsverdacht besteht.
- Wenn subjektive Beschwerden bestehen und/oder bei Patienten eine Karzinophobie besteht, ohne daß objektiv konkrete Hinweise für ein Malignom vorliegen.
- Bei dystopem Schilddrüsengewebe oder einer mediastinalen Struma, vor allem dann, wenn eine Wachstumstendenz besteht.
  (s. Tab. 29).

Das chirurgische Vorgehen richtet sich nach Größe, Anzahl und Lokalisation der Knoten. Alle knotigen Veränderungen bzw. funktionell veränderten Areale auch außerhalb von Knotenbildungen werden bei der Resektion berücksichtigt. Solitäre Befunde werden durch eine subtotale Lobektomie oder Polresektion entfernt. Bei multinodös umgebauten Organen ist in der Regel eine bilaterale Resektion erforderlich. Ziel der chirurgischen Sanierung ist ein knotenfreies Restorgan.

Absolute Indikationen

•**Konkreter Malignomverdacht**

•**Mechanische Beeinträchtigung**

Objektivierbar
- Trachea-Einengung
- Ösophagus-Einengung/-Verlagerung
- Einflußstauung

Subjektiv (wenn objektiver Befund vorhanden)
- Luftnot, Stridor
- Schluckbeschwerden

Relative Indikationen

- Kein Ansprechen auf medikamentöse Therapie (Wachstumstendenz)
- Subjektive Beschwerden
- Größenzunahme
- Szintigraphisch kalter Knoten und subjektive Beschwerden ohne konkreten Malignomverdacht
- Dystopes Schilddrüsengewebe mit Größenzunahme
- Mediastinale Struma mit Größenzunahme

Tab. 29: Indikation zur Operation der Struma

Spezifische Risiken bei der Schilddrüsenoperation sind die Verletzung des Stimmbandnerven und/oder die Beschädigung oder Entfernung einer oder mehrerer Nebenschilddrüsen. Die Wahrscheinlichkeit einer permanenten Nervschädigung liegt beim Ersteingriff bei 0,5 bis 1%. Bei Wiederholungseingriffen ist die Rate höher und kann Größenordnungen von 5 bis 10% erreichen. Das Risiko eines permanenten substitutionsbedürftigen Hypoparathyreoidismus liegt bei 0,5 bis 1%, das eines passageren bei 1-5%.

Die präoperative Diagnostik umfaßt die Sonographie und die Szintigraphie. Darüber hinaus sind aktuelle Laborbefunde (T_3, fT_4, TSH, Ca) erforderlich. Bei mechanischer Indikation sollte ferner eine Röntgenuntersuchung der Trachea und der Thoraxorgane und ein Ösophagus-Breischluck vorliegen.

4.3.4.3 Radiojodtherapie

Neben der medikamentösen und chirurgischen Therapie steht als drittes Verfahren die Radiojodtherapie zur Verkleinerung der Struma zur Verfügung. Eine Indikation zur Radiojod-Verkleinerungstherapie liegt vor, wenn durch eine medikamentöse Therapie keine ausreichende Reduktion der Strumagröße erreicht wird, wenn der Patient eine Operation nicht wünscht oder wenn eine Operation – z.B bei Rezidiven – zu risikoreich erscheint (s. Tab. 30).

Indikationen zur Radiojodtherapie bei Struma

- Kein Ansprechen auf konservative Therapie (weiteres Wachstum)
- Absolute oder relative Kontraindikationen zur Operation
- Rezidivstruma mit Wachstumstendenz trotz konservativer Therapie
- Bestehende Recurrensparese
- Wunsch des Patienten

Tab. 30: Indikationen zur Radiojodtherapie bei Struma

Eine häufige Indikation betrifft große knotige Strumen bei älteren Patienten mit erhöhtem Operationsrisiko bzw. ablehnender Haltung gegenüber einer Operation. Eine weitere Indikation sind Rezidivstrumen, die medikamentös nicht beherrschbar sind bzw. die eine weitere Wachstumstendenz zeigen. Durch eine Therapie mit I-131 kann hier eine zweite Operation umgangen werden (Kontraindikationen für die Radiojodtherapie s. Tab. 16).

Für die Behandlung wird eine Energiedosis von 100-150 Gy angestrebt. Die Berechnung der erforderlichen Radiojodmenge ist in 4.1.3 beschrieben. Volumenabnahmen von bis zu 70% sind keine Seltenheit. In der Regel werden Verkleinerungen von 30 bis 50% erreicht.

Dadurch können die lokalen Beschwerden in manchen Fällen deutlich zurückgebildet werden. Kontrolluntersuchungen sollten zunächst im Abstand von 6 bis 12 Monaten nach Radiojodtherapie erfolgen. Der strahlentherapeutische Verkleinerungseffekt der Radiojodtherapie kann bis zu ein bis zwei Jahren nach Therapie fortbestehen. Aus diesem Grunde sind Nachbeobachtungen wichtig, um das Auftreten einer möglichen Späthypothyreose rechtzeitig erkennen zu können.

Nur in seltenen Fällen kommt es zu einer strahlenbedingten Thyreoiditis. Sie tritt in der Regel etwa ein bis zwei Tage nach der I-131-Applikation auf. Durch lokale Maßnahmen (Kühlung) bzw. systemische Gabe von Antiphlogistika (z.B. Diclofenac) kann sie gut beherrscht werden. Nur in Ausnahmefällen sind Kortikosteroide erforderlich.

Bei Patienten mit bereits vorbestehender hochgradiger Trachealeinengung sollte jedoch immer eine begleitende Kortikosteroid-Therapie durchgeführt werden, um die Gefahr einer vorübergehenden Zunahme des Strumavolumens gering zu halten. Im Zweifel sollte hier die Operation als Therapieform der ersten Wahl angesehen werden.

Die individuelle zur Therapie ermittelte Radjodmenge kann auch fraktioniert in kleineren Einzeldosen verabreicht werden, um damit die Gefahr einer Strahlenthyreoiditis oder einer vorübergehenden Atemwegsbehinderung zu verhindern.

4.3.4.4 Rezidivprophylaxe und Verlaufskontrollen nach Operation

Nach der Operation besteht der alimentäre Jodmangel fort. Aus diesem Grund ist nach einer Operation in jedem Fall die Jodversorgung der Restschilddrüse durch Substitution von 100 bis 200 µg Jod/Tag obligat.

Sollte eine sonographisch unauffällige Restschilddrüse mit normalem Volumen und normaler Funktion vorliegen, genügt die alleinige Gabe von 200 µg Jod.

Umstritten ist, ob in jedem Fall bei Belassen größerer Schilddrüsenreste, die in der Lage sind, eine ausreichende Hormonproduktion aufrechtzuerhalten, eine Therapie mit Levothyroxin sinnvoll ist. In der Regel wird bei Patienten mit einem Restvolumen von < 10 ml Schilddrüsenparenchym eine Schilddrüsenhormontherapie notwendig.

Bei latent oder manifest hypothyreoter Stoffwechsellage kann die benötigte Schilddrüsenhormonmenge bis zu 150 µg Levothyroxin/Tag betragen. Die Therapie wird in der Regel nach einem Standardschema (z.B. 100 µg Levothyroxin, zusätzlich 150 bis 200 µg Jod) postoperativ eingeleitet und nach fünf bis sechs Wochen an den individuellen Bedarf angepaßt.

Über die definitive Substitutionspflicht wird etwa drei bis sechs Monate nach der Operation entschieden. Weitere Verlaufsuntersuchungen sind postoperativ in ein- bis zweijährigen Abständen zu empfehlen.

Postoperativ sollte auch eine quantitative Szintigraphie der Restschilddrüse zur Dokumentation des verbliebenen funktionstüchtigen Schilddrüsengewebes (auch im Hinblick auf eine mögliche spätere Entwicklung eines Strumarezidivs) erfolgen. Eine Wiederholung des Szintigramms sollte dann angestrebt werden, wenn im Verlauf der postoperativen Nachsorge der Verdacht auf ein Rezidiv bzw. das Auftreten einer funktionellen Autonomie entsteht.

Postoperative Rezidivprophylaxe

	Jod	Levothyroxin
• Normal große Restschilddrüse, morphologisch unauffällig, peripher euthyreote Funktion, keine Autoimmunthyreoiditis	200 µg	—
• Latente oder manifeste Hypothyreose	200 µg	individuelle Dosisermittlung, TSH basal: 0,3-0,8 mU/l
• Autoimmunthyreoiditis	—	s.o.
• Hypocalcämie bei Hypoparathyreoidismus	s.o.	s.o.
Calcium-Substitution: individuell		Calcitriol oder Dihydrotachysterol-Substitution: individuell

Tab. 31: Postoperative Rezidivprophylaxe

Medikamentöse Therapie nach Radiojodtherapie

Funktion	Jod	Levothyroxin
Euthyreose, keine Autoimmunthyreopathie	100-200 µg	–
Latente Hypothyreose/manifeste Hypothyreose	je nach Schilddrüsenrestgröße	individuelle Dosisermittlung, TSH: 0,3-0,8 mU/l

Tab. 32: Medikamentöse Therapie nach Radiojodtherapie

Stellt sich postoperativ anhand der histologischen Untersuchung heraus, daß bei dem Patienten ein Schilddrüsenkarzinom vorgelegen hat, und ist die Operation im Sinne einer totalen Thyreoidektomie erweitert worden, wird postoperativ zunächst keine Schilddrüsenhormonsubstitution eingeleitet. Über einen Zeitraum von fünf bis sechs Wochen entsteht durch die Hypothyreose eine maximale TSH-Stimulation. Diese Maßnahme ist wichtig für eine sich anschließende Radiojodtherapie (s. 4.13.4.2).

4.3.4.5 Der „kalte" (hypofunktionelle) Schilddrüsenknoten (s. a. 3.3.4)

Die Problematik des szintigraphisch kalten, d.h. funktionslosen Schilddrüsenknotens besteht in der richtigen Indikationsstellung entweder zur Operation oder zur beobachtenden Verlaufskontrolle unter konservativer Strumatherapie (s. Tab. 26).

In jedem Fall ist bei Vorliegen eines singulären szintigraphisch kalten Knotens (bei > 1cm) zunächst eine Feinnadelpunktion angezeigt. Die Feinnadelpunktion erfolgt sonographisch gesteuert (s. 3.3.4). Die meisten szintigraphisch kalten Knoten weisen im Sonogramm eine echoarme Struktur auf. Seltener findet sich in der farbkodierten Dopplersonographie eine vermehrte Durchblutung.

Bei zweifelhaftem Befund der Feinnadelpunktion, insbesondere bei einer follikulären Neoplasie, muß dem Patienten zu einer chirurgischen Klärung geraten werden. Bei unauffälligem punktionszytologischen Befund kann eine Verlaufskontrolle in bestimmten Zeitintervallen erfolgen. Es empfehlen sich Abstände von 6 bis 12 Monaten. Dabei ist die sonographische Volumetrie des Knotens entscheidend. Eine absolute

Indikation zur Operation besteht bei Änderung des Punktionsbefundes (bei Wiederholung der Feinnadelpunktion) sowie bei nicht eindeutig beurteilbarem zytologischen Befund. Eine Indikation besteht auch bei gutartigem punktionszytologischen Befund, sonographisch echoarmem Knoten sowie klinischen Malignomkriterien wie Wachstumstendenz, unscharfer Randbegrenzung im Sonogramm, derber Konsistenz oder Nachweis verdächtiger Halslymphknoten.

Eine zuwartende Haltung kann eingenommen werden bei kleinen und sonographisch echoreichen Knoten (< 1 cm) ohne Wachstumstendenz. Bezüglich der Operationsindikation ist auch die individuelle Situation des Patienten zu berücksichtigen, insbesondere eine ausgeprägte Karzinomangst sollte in die Entscheidung mit eingehen.

Ferner ist zu bedenken, daß nicht alle Patienten eine ausreichende Compliance aufweisen und sich jährlichen oder halbjährlichen Kontrolluntersuchungen anvertrauen. Bei isolierten kalten Knoten sollte auch an die Möglichkeit eines C-Zellkarzinoms gedacht werden . In ausgewählten Fällen (echoarmer Knoten mit Verkalkungsherden) kann hier die Bestimmung von Calcitonin sinnvoll sein (s. 3.2.6).

Die Befundkonstellation „szintigraphisch kalter Knoten, punktionszytologisch unauffälliger Befund bei sonographisch echoarmer Läsion" ist eine in der täglichen Routine häufige Kombination (s. Abb. 15, 34). Sie erfordert neben einer sorgfältigen Diagnostik eine umfassende Diskussion mit dem Patienten über das weitere Vorgehen.

Das differentialdiagnostische Vorgehen bei knotigen Veränderungen ist in nebenstehender Übersicht dargestellt (nach Saller).

4.3.4.6 Schilddrüsenzyste

Bei Zysten empfiehlt sich der Versuch einer Punktion. Unter Ultraschallsicht wird durch Aspiration versucht, die Gewebsflüssigkeit vollständig zu entfernen. Nach Punktion empfiehlt sich eine Kontrollsonographie, um den Punktionserfolg zu dokumentieren. Nativausstriche oder Ausstriche des Sedimentes der Zystenflüssigkeit werden zytologisch untersucht. Bei solidem Gewebe innerhalb der Zyste sollte auch versucht werden, aus dem soliden Anteil gesondert Punktionsmaterial zu gewinnen, da z.B. auch ein zystisch degeneriertes Schilddrüsenkarzinom vorliegen kann. Größere Zysten neigen in etwa 80% zu Rezidi-

BASISDIAGNOSTIK

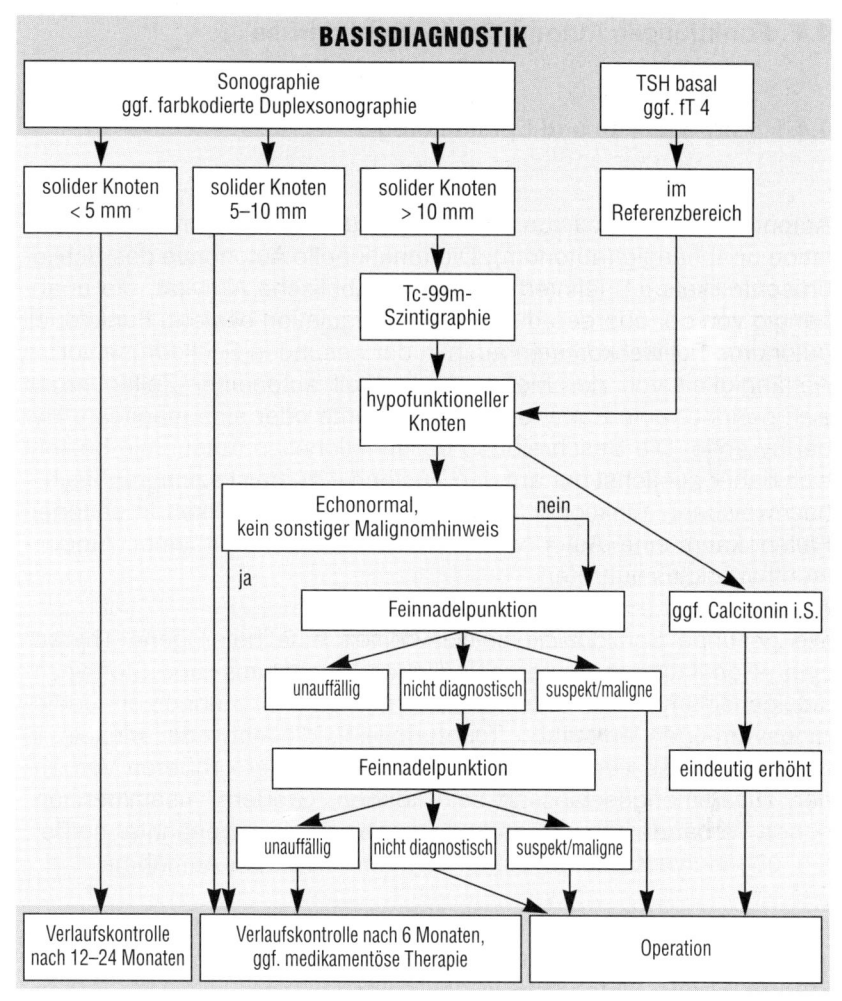

| Sonographie
ggf. farbkodierte Duplexsonographie | TSH basal
ggf. fT 4 |

```
solider Knoten    solider Knoten    solider Knoten         im
   < 5 mm           5–10 mm           > 10 mm         Referenzbereich
                                         │
                                         ▼
                                     Tc-99m-
                                   Szintigraphie
                                         │
                                         ▼
                                  hypofunktioneller
                                      Knoten
                                         │
                                         ▼
                              Echonormal,           nein
                         kein sonstiger Malignomhinweis
                              │
                             ja
                              ▼
                        Feinnadelpunktion              ggf. Calcitonin i.S.
                     ┌────────┼────────┐
                  unauffällig  nicht diagnostisch  suspekt/maligne
                              │
                              ▼
                        Feinnadelpunktion              eindeutig erhöht
                     ┌────────┼────────┐
                  unauffällig  nicht diagnostisch  suspekt/maligne

Verlaufskontrolle   Verlaufskontrolle nach 6 Monaten,    Operation
nach 12–24 Monaten   ggf. medikamentöse Therapie
```

ven. Daher sollte bei erneuter Füllung der Zystenhöhle und mehrfacher erfolgloser Punktion eine chirurgische Sanierung angestrebt werden. Kleinere Zysten werden meist nur einmal punktiert und im weiteren Verlauf lediglich sonographisch beobachtet.

Von einigen Autoren wurde vorgeschlagen, Zysten durch Einbringen eines Fibrinklebers oder auch durch Instillation von Ethanol dauerhaft zu sanieren. Die Erfolgsraten sind jedoch nicht höher als bei einer einfachen Punktion. Wichtig ist, den Patienten aufzufordern, nach der Punktion längere Zeit die Punktionsstelle zu komprimieren, um dadurch die Adhäsion der Zystenwände zu fördern.

4.4 Funktionelle Autonomie der Schilddrüse

4.4.1 Pathogenese und Epidemiologie

Autonome Zellen sind von der übergeordneten hypophysären Regulation unabhängig (autonom). Die funktionelle Autonomie des Schilddrüsenfollikels ist definiert als die metabolische Aktivität, die unabhängig von der übergeordneten TSH-Regulation besteht. Funktionell autonome Follikel kommen auch in der gesunden Schilddrüse vor. In Abhängigkeit von der Menge funktionell autonomer Zellen ergibt sich peripher eine Euthyreose, eine latente oder eine manifeste Hyperthyreose. Die Beschreibung der funktionellen Autonomie bezieht sich daher zunächst nur auf den Zustand – zumeist szintigraphisch – nachweisbarer funktionell aktiverer Schilddrüsenfollikel. In seltenen Fällen kann eine Autonomie auch zusammen mit einer Autoimmunthyreoiditis auftreten.

Die gesunde Schilddrüse besitzt bereits eine heterogene Thyreozyten-Population mit unterschiedlichen Wachstums- und Stoffwechseleigenschaften. Aus Zellfamilien mit hohem autonomen Jodierungsvermögen entstehen Tochterfollikel, die entweder einzeln in der Schilddrüse verstreut oder in kleineren oder größeren Verbänden zusammengeschlossen sein können. Größere zusammenhängende Verbände imponieren szintigraphisch als sogenannte „heiße", d.h. überaktive Knoten mit fokal vermehrter Tc-99m-Aufnahme.

Als Ursache der Autonomieentwicklung der Zelle werden Mutationen im Rezeptor diskutiert. Neuere Untersuchungen zeigten auf **molekularer Ebene** Mutationen in den Gensequenzen des TSH-Rezeptors und der G-Proteine. Diese Mutationen können zu einer TSH-Stimulation-unabhängigen, konstitutionellen Aktivierung des Rezeptors führen, womit in der Signalkette auch eine Aktivierung des Gsα-Proteins und damit der Adenylzyklase eintritt. Das Auftreten dieser **somatischen Mutation** wird offensichtlich durch den Jodmangel begünstigt.

Eine sehr viel seltenere Ursache der Autonomie beruht auf einer **Keimbahnmutation**. Diese hereditär auftretende nicht-immunogene Hyperthyreose muß als Differentialdiagnose zur neonatalen, immunbedingten Hyperthyreose berücksichtigt werden.

Je nach Menge autonomer Thyreozyten ergibt sich die oben beschriebene periphere Stoffwechsellage. Die autonomen Zellen, die in geringer Menge in der gesunden Schilddrüse bereits nachweisbar sind, werden bei chronischem Jodmangel – wahrscheinlich über die Stimulation lokaler Regulationsmechanismen, ähnlich denen bei der Entstehung der Struma – zur Proliferation angeregt. Dadurch kommt es schließlich zu einer klinisch relevanten Autonomie. Sie ist eine direkte Folge des intrathyreoidalen Jodmangels.

Eine sichere Diagnose der Autonomie ist durch eine Feinnadelpunktion des Knotens mit anschließender molekularbiologischer Untersuchung des Aspirates möglich. Diese Untersuchung besitzt jedoch keinerlei Relevanz für die Therapieentscheidung und steht noch nicht für die Routinediagnostik zur Verfügung.

Bei Kindern und Jugendlichen mit autonomen Adenomen ist auch an die Möglichkeit vererbbarer Keimbahnmutationen im Bereich des TSH-Rezeptors zu denken (s. 3.2.8).

Hinsichtlich der therapeutischen Konsequenzen ergeben sich jedoch keine besonderen Gesichtspunkte. Grundsätzlich besteht auch in diesen Fällen die Möglichkeit einer definitiven Elimination der autonomen Schilddrüsenanteile durch eine Therapie mit Radiojod oder durch eine Operation.

Einteilung der Autonomie-Formen in der Schilddrüse
Die Verteilung der autonom funktionierenden Zellen innerhalb der Schilddrüse bestimmt das klinische Erscheinungsbild. Bei singulären Knoten spricht man von einer **unifokalen Autonomie**. Sie kommt in etwa 25 bis 30% vor. In etwa 50% finden sich mehrere Bezirke mit autonomer Funktion, sog. **multifokale Autonomie**. In einem weiteren Viertel der Fälle findet man die Autonomie diffus über die ganze Schilddrüse in Form von mikronodulären Veränderungen verteilt, sog. **disseminierte Autonomie**.

Wird eine thyreoidale Autonomie diagnostiziert, sollte sie einer dieser drei Erscheinungsformen zugeordnet werden. Ferner muß im jeweiligen Einzelfall die von der Menge der autonomen Schilddrüsenzellen abhängige aktuelle Stoffwechsellage zum Zeitpunkt der Diagnosestellung festgestellt werden.

Nimmt die Menge an autonomen Zellen zu, kommt es zu einer entsprechenden Gegenregulation der hypothalamisch-hypophysären Achse mit einer Abnahme der TSH-Inkretion.

Wenn dieser Kompensationsmechanismus bei weiterer Zunahme autonomen Gewebes nicht mehr ausreicht, übersteigt die autonome Hormonproduktion den Bedarf des Organismus. Es entsteht eine zunächst latente, später klinisch manifeste Hyperthyreose. Die Wahrscheinlichkeit für diese Entwicklung hängt direkt von der Masse und – in geringerem Maße – auch von der Aktivität des funktionell autonomen Gewebes ab.

Ferner besteht eine Abhängigkeit von der individuellen Jodversorgung. In Jodmangelgebieten können Strumen mit großen autonomen Gewebsbezirken noch eine euthyreote Stoffwechsellage unterhalten, wenn Jod nur in geringen Mengen dem Organismus zugeführt wird. Das kritische Volumen, d.h. das Volumen, ab dem eine manifeste Hyperthyreose entstehen kann, liegt bei normaler Jodzufuhr (etwa 150 µg Jod/Tag) bei etwa 5 ml autonomem Gewebe. Bei geringerer Jodzufuhr (50 bis 100 µg/Tag) kann das kritische Volumen 10 ml und mehr betragen.

Die Wahrscheinlichkeit, daß eine Schilddrüsenautonomie auftritt, steigt mit dem Lebensalter sowie der Größe und Beschaffenheit der Struma, insbesondere bei nodösen Strumen. Bei älteren Patienten mit einer vergrößerten und knotig umgewandelten Struma ist in über 75% der Fälle mit dem Vorliegen einer Autonomie zu rechnen. Von der individuellen Jodzufuhr hängt es ab, wann und in welchem Ausmaß eine Hyperthyreose auf dem Boden der Autonomie auftritt.

Diese Beobachtungen machen deutlich, daß gerade bei älteren Menschen eine relevante Autonomie der Schilddrüse sicher ausgeschlossen werden sollte, insbesondere vor diagnostischen Maßnahmen, bei denen hohe Jodmengen zugeführt werden, z.B. bei Röntgenuntersuchungen mit jodhaltigen Kontrastmitteln oder bei großflächiger Desinfektion mit jodhaltigen Desinfizientien bzw. vor therapeutischen Maßnahmen wie beispielsweise der Gabe von jodhaltigen Medikamenten wie Amiodaron.

Bei Überschreitung des für das kritische Volumen der thyreoidalen Autonomie relevanten Jodangebotes kann es innerhalb kurzer Zeit zu einer raschen Zunahme der Synthese und Freisetzung von Schilddrüsenhormonen mit dem klinisch z.T. schweren Verlauf einer durch Jod induzierten Hyperthyreose kommen.

Sondersituationen der Autonomie
Eine Autonomie kann in seltenen Fällen zusammen mit einer chronisch lymphozytären Autoimmunthyreoiditis auftreten. In dieser Situation kann die Stoffwechsellage – trotz sog. „heißen" Knotens – bereits latent oder manifest hypothyreot sein, so daß trotz einer (im Szintigramm) nachweisbaren Autonomie Schilddrüsenhormon substituiert werden muß.

Ätiologie	
• TSH-R-Mutation (somatisch)	
• Chronischer Jodmangel	Befunde, die dafür sprechen: Große knotige Struma, höheres Lebensalter, multifokale Autonomie.
• Angeborene TSH-Rezeptor-Mutation (selten)	Befunde, die dafür sprechen: Jüngeres Lebensalter, familiäre Belastung, (molekulargenetische Diagnose möglich, jedoch nicht für die Routinediagnostik verfügbar)
Morphologie	
Unifokal:	ca. 30%
Multifokal:	ca. 50%
Disseminiert:	ca. 20%
Funktion	
Euthyreose	
Latente Hyperthyreose	
Manifeste Hyperthyreose	

Tab. 33: Ätiologie und Erscheinungsform der funktionellen Autonomie

Die Begriffe „kompensiert" oder „dekompensiert", die sich auf das szintigraphische Bild beziehen, sind heute nicht mehr gebräuchlich. Der Begriff „kompensiert" wurde früher verwendet, wenn nur durch eine Suppressionsszintigraphie eine Autonomie zu „demaskieren" war. Bei Vorliegen „dekompensierter" autonomer Bezirke ist die Speicherung im perinodulären, nicht der Autonomie unterliegenden Schilddrüsengewebe aufgrund der supprimierten endogenen TSH-Stimulation vermindert (s. Abb. 35). Eine fokale oder disseminierte Autonomie sollte in Zweifelsfällen durch ein Suppressionsszintigramm belegt werden (s. 3.3.3 sowie 3.4.4).

4.4.2 Symptome und klinische Befunde

Die klinischen Symptome bei der funktionellen Autonomie der Schilddrüse sind aufgrund der verschiedenen Stadien mit Übergängen von einer euthyreoten bis latent und manifest hyperthyreoten Stoffwechsellage unterschiedlich ausgeprägt. Daneben können durch knotige Veränderungen und Vergrößerungen der Schilddrüse auch mechanische Beschwerden hervorgerufen werden. Nicht zu vergessen ist das unterschiedliche Lebensalter, in dem sich die funktionelle Autonomie entwickeln kann (s. 4.16).

Manifeste Hyperthyreose
Die Wirkung der Schilddrüsenhormone auf verschiedene Körperfunktionen ist in 2.2.6 und 4.17 beschrieben. Die typische Beschwerdesymptomatik der manifesten Hyperthyreose ist meist leicht zu erkennen.

Herz-Kreislauf-System
Bei jüngeren Patienten besteht nicht selten eine erhöhte Herzfrequenz (> 100 Schläge/min). Bei älteren Patienten mit bereits vorgeschädigtem Herz-Kreislauf-System kann eine Herzrhythmusstörung im Vordergrund stehen. Aufgrund einer relativen Insuffizienz des Herzens kommt es zu Kurzatmigkeit und Ödembildung in den unteren Extremitäten. Typisch ist auch der Anstieg des systolischen Blutdrucks bei eher niedrigem diastolischen Wert. Der Befund einer großen Blutdruckamplitude und die höhere Schlagfrequenz des Herzens verursachen ein subjektives „Pochen", welches sich im Hals- und Kopfbereich fortsetzt und als Palpitation bezeichnet wird.

Symptome des Magen-Darm-Traktes
Es kommt zu einer beschleunigten Magen-Darm-Passage, die sich klinisch in in Form von krampf- und kolikartigen Beschwerden äußert. Die raschere Darmpassage mit geringerer Ausnutzung und Verlust von Kalorien führt zu einer Abnahme des Körpergewichtes.

Zu Beginn der Hyperthyreose kann jedoch die Appetitsteigerung mit vermehrter Nahrungszufuhr sogar zu einer Zunahme des Körpergewichtes führen. Nicht untypisch ist bei Beginn einer massiven Überfunktion aber auch der Appetitverlust und das Gefühl der „Magenverstimmung".

Ein weiterer Symptomenkomplex ist das **vermehrte Schwitzen** als Folge einer Steigerung des Energieverbrauchs. Die **Haut** von Patienten mit hyperthyreoter Stoffwechsellage ist daher warm, gut durchblutet und eher rötlich und feucht. Sie fühlt sich samtartig an. Nicht selten klagen die Patienten über **Haarausfall**.

Die **Psyche** und Person der Kranken können sich ändern. Die erhöhte Stoffwechselaktivität führt zu Unruhe, Reizbarkeit, Rastlosigkeit, Ungeduld und emotionaler Labilität. Dies sind Symptome, die für den Betroffenen häufig im Vordergrund stehen und auch von Familienangehörigen und engen Bekannten als störend empfunden werden.

Nervensystem und **Muskulatur** sind ebenfalls durch die Überfunktion beeinträchtigt. Typisch ist ein feinschlägiges Zittern der Hände. Die Rückbildung der Muskulatur durch vermehrten Abbau von Eiweiß führt zur Muskelatrophie und damit zur Muskelschwäche des Patienten, die neben den kardialen Symptomen dazu führt, daß die Patienten sich zwar innerlich angetrieben und rastlos fühlen, jedoch gleichzeitig permanent erschöpft sind.

Bei **Frauen** kommt es zu Störungen des menstruellen Zyklus mit Verkürzung oder Verlängerung bzw. Ausbleiben der Periodenblutung. Bei Schwangerschaft sind bei ausgeprägter, nicht behandelter Überfunktion der mütterlichen Schilddrüse Mißbildungen des Feten beobachtet worden.

Weitere Organmanifestationen betreffen das **Skelettsystem**. Bei länger bestehender Hyperthyreose besteht die Gefahr eines beschleunigten Knochenabbaus. Bei entsprechender Prädisposition kann die hyperthyreote Osteopathie zur Begünstigung einer Osteoporose führen (s. 4.4.3).

Bei der **laborchemischen Untersuchung** des Blutes muß auch an Veränderungen der Leberenzyme gedacht werden. Bei einer manifesten Hyperthyreose können die Leberenzyme (GOT, GPT, Gamma-GT) erhöht sein. Diese Veränderungen sollten vor Beginn einer Behandlung bekannt sein, damit sie nicht später auf die Nebenwirkungen der thyreostatischen Therapie zurückgeführt werden.

Veränderungen des Differentialblutbildes, insbesondere eine grenzwertige Verminderung der weißen Blutbestandteile können vorkommen. Dies ist ebenfalls wichtig für die Bewertung möglicher Nebenwirkungen einer thyreostatischen Therapie.

Subklinische (latente) Hyperthyreose
Eine besondere Situation bezüglich Diagnostik und der Therapieentscheidung besteht, wenn eine subklinische Hyperthyreose besteht.

Wenn der basale TSH-Wert erniedrigt ist ($< 0,3$ mU/l) bzw. die Antwort des TSH nach TRH-Stimulation ausbleibt, die peripheren Schilddrüsen-Hormonkonzentrationen im Serum noch im Referenzbereich liegen, und **wenn noch keine klinische Symptomatik vorliegt**, kann bezüglich einer Therapie zunächst eine abwartende Haltung eingenommen werden.

Man muß jedoch damit rechnen, daß bei den betroffenen Patienten die funktionelle Autonomie im Zeitverlauf zunimmt. Insbesondere kann durch Gabe größerer Mengen jodhaltiger Röntgenkontrastmittel, Medikamente wie Jod und/oder Levothyroxin und Desinfizientien bei einem Teil der Patienten eine zunächst noch peripher euthyreote Stoffwechsellage in eine manifeste Hyperthyreose überführt werden.

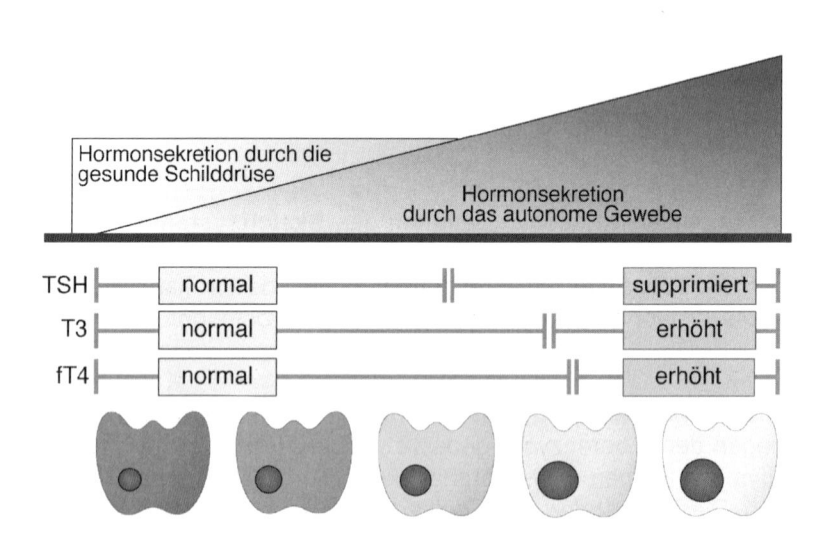

Abb 40: Beziehung zwischen szintigraphischem Bild und Laborkonstellation

Der Patient muß daher unbedingt auf die Vermeidung einer höhergradigen Jodexposition hingewiesen werden.

Die **latente Hyperthyreose mit klinischen Symptomen** wird als Indikation für eine definitive Elimination der zugrunde liegenden thyreoidalen Autonomie angesehen. Ob bereits bei fehlenden klinischen Symptomen bei eindeutiger Autonomie eine entsprechende Therapie als „prophylaktische" Maßnahme eingeleitet werden sollte, ist umstritten. Da für die Behandlung der funktionellen Autonomie (wenn gleichzeitig keine „kalten" Knoten oder mechanischen Komplikationen bestehen) die Radiojodtherapie als nicht invasives Verfahren zur Verfügung steht, sollte die Indikation auch bei früh entdeckten Autonomien eher großzügig gestellt werden, zumal eine Spontanremission bei der Autonomie nicht eintritt.

4.4.3 Diagnose (s. auch 3.4.3)

Bei Verdacht auf das Vorliegen einer funktionellen Autonomie und sonographisch in der Schilddrüse festgestellten knotigen Veränderungen muß in jedem Fall eine szintigraphische Untersuchung der Schilddrüse durchgeführt werden. Daneben sind folgende In-vitro-Parameter erforderlich: Freies T_4, T_3 oder freies T_3, basales TSH, ggf. TRH-Test. Leberenzyme und Blutbild sind vor einer evtl. notwendigen thyreostatischen Therapie wichtige Ausgangsparameter, um mögliche Veränderungen bereits vor Einleitung einer thyreostatischen Therapie dokumentiert zu haben.

Der Einsatz der Sonographie ist notwendig, um das Volumen der Schilddrüse und einzelner Knoten innerhalb des Schilddrüsenparenchyms zu ermitteln und ggf. die Herdbefunde dem Szintigramm zuzuordnen. Etwa 75% aller unifokaler Autonomien zeigen sonographisch eine echoarme Binnenstruktur, meist mit zentral zystischen Anteilen. 25% der autonomen Bezirke sind echonormal oder echoreich. Die farbkodierte Dopplersonographie zeigt nicht selten eine vermehrte Durchblutung des Binnenraums, häufiger jedoch des Randbereichs von uni- und multifokalen Autonomien (s. Abb. 20). Die Sonographie hat eine hohe Sensitivität zum Nachweis von Herdbefunden, jedoch läßt sich auch durch Hinzuziehung der farbkodierte Dopplersonographie die Diagnose einer thyreoidalen Autonomie nicht stellen. Daher ist in jedem Fall bei fokalen Parenchymveränderungen im Sonogramm eine quantitative Szintigraphie der Schilddrüse notwendig (s. 3.3.3). Damit können autonome Areale eindeutig lokalisiert und deren funktionelle Aktivität abgeschätzt werden. Die Szintigraphie ist das einzige Verfahren, mit dem funktionelle Autonomien bewiesen werden können. Je nach Menge des autonomen Parenchyms stellt sich das gesunde, regelbare Schilddrüsengewebe normal- oder minderspeichernd neben den autonomen Bezirken dar, die den sonographisch festgestellten morphologischen Veränderungen zugeordnet werden sollten (s. Abb. 36, 38a).

Mit Hilfe der Ultraschalltechnik gelingt die Beurteilung des Volumens des szintigraphisch speichernden und des szintigraphisch nicht dargestellten, supprimierten Schilddrüsengewebes.

Sind das Volumen des autonomen Gewebes gering und der zentrale Regelkreis nicht supprimiert, kann sich der Nachweis einer funktionellen Autonomie schwierig gestalten. In einer solchen Situation, insbesondere bei Vorliegen sonographisch umschriebener Läsionen, ist neben dem nativen Szintigramm immer die Durchführung einer quantitativen Szintigraphie unter Suppressionsbedingungen notwendig (s. 3.3.3).

Differentialdiagnostische Überlegungen
Wichtig ist eine Abgrenzung der disseminierten Autonomie gegenüber einer Immunhyperthyreose vom Typ Morbus Basedow (s. 4.5.3). Als Besonderheit muß das Krankheitsbild des gleichzeitigen Vorkommens der Autoimmunhyperthyreose und der Schilddrüsenautonomie erwähnt werden. Es wird unter dem Begriff Marine-Lehnhart-Syndrom zusammengefaßt. Zum Ausschluß bzw. Nachweis des gleichzeitigen Vorkommens einer thyreoidalen Autonomie und einer Immunhyperthyreose sollte daher zu Beginn der Diagnostik bei entsprechendem Verdacht auch nach dem Vorhandensein von Schilddrüsenautoantikörpern gefahndet werden (TSH-R Antikörper, TPO Antikörper). Sind diese Befunde positiv und liegen gleichzeitig andere endokrine Zeichen (z.B. eine endokrine Orbitopathie) vor, muß die Diagnose der Schilddrüsenautonomie entsprechend erweitert oder korrigiert werden.

Feinnadelpunktion und zytologische Untersuchung
Diese Maßnahme ist bei isolierten „heißen" Knoten in der Regel nicht erforderlich, da die Inzidenz von Malignomen in ihnen extrem gering ist (< 1%). Nur bei konkretem Malignomverdacht, z.B. rasches Knotenwachstum, sollte daher eine Punktion als zwingend erachtet werden.

4.4.4 Therapie

Es stehen folgende Verfahren zur Verfügung: Thyreostatika, Operation, Radiojodtherapie und – als alternatives Verfahren: die lokale Instillation hochprozentigen Alkohols.

Die **Indikation** zur Behandlung der Autonomie ist gegeben, wenn eindeutige Symptome einer Überfunktion bestehen und die Stoffwechselsituation des Patienten latent bzw. manifest hyperthyreot ist. Bei nachgewiesener (zumeist kleiner) Autonomie und noch euthyreoter Stoffwechsellage sowie *fehlender* klinischer Symptomatik ist in der Regel ein Zuwarten gerechtfertigt. Manche Zentren entschließen sich allerdings bereits bei solchen Befunden zu einer „prophylaktischen" Therapie.

Die Inzidenz der Hyperthyreose beträgt in der Patientengruppe mit euthyreoter Stoffwechsellage und ohne klinische Symptome etwa 5% pro Jahr. Bei diesen Patienten besteht bei Vermeidung einer höhergradigen Jodexposition ein Beobachtungs-, aber noch kein Handlungsbedarf, da das Risiko hinsichtlich der Entwicklung einer Hyperthyreose gering ist.

Bei Vorliegen einer lokalen mechanischen Komplikation bzw. bei gleichzeitigem Nachweis „kalter" Knoten sollte jedoch nicht gezögert werden, die Indikation zur definitiven Therapie durch eine Operation zu stellen. Auch kann es notwendig sein, bei noch euthyreoten Patienten eine prophylaktische Therapie dann durchzuführen, wenn zu erwarten ist, daß aufgrund einer bestehenden Grundkrankheit (z.B. koronare Herzkrankheit) der Einsatz von jodhaltigen Röntgenkontrastmitteln diagnostisch notwendig werden wird. Dies ist auch bei Patienten mit Herzrhythmusstörungen zu beachten, bei denen eine Behandlung mit dem jodhaltigen Medikament Amiodaron geplant ist.

Da die funktionelle Autonomie keine Spontanheilung aufweist (abgesehen von extrem seltenen Fällen, bei denen eine zystische Degeneration eines autonomen Knotens eingetreten ist), muß dem Patienten eindeutig vermittelt werden, daß eine definitive ablative Therapiemaßnahme notwendig ist.

Die thyreostatische Therapie sollte nur als eine überbrückende Maßnahme Einsatz finden. Dies muß im ersten therapeutischen Gespräch klargestellt werden. Leider wird auch heute noch zu häufig und zu lange thyreostatisch behandelt. Ausnahme für eine alleinige thyreostatische Therapie sind Patienten, die keiner definitiven Therapiemaßnahme zugeführt werden können, z.B. ältere, bettlägerige Patienten, für die eine Therapie mit Radiojod oder eine chirurgische Behandlung nicht mehr in Frage kommen.

- Thyreostatika — überbrückende, nicht definitive Therapiemaßnahme
- Radiojodtherapie — definitiv (ablativ)
- Operation — definitiv (ablativ)

Alkoholinstillation* — definitiv ?
* Noch nicht gesichertes Behandlungsverfahren

Tab. 34: Therapeutische Möglichkeiten bei funktioneller Autonomie

4.4.4.1 Medikamentöse Therapie

Die Einleitung einer thyreostatischen Therapie ist nur indiziert, wenn bereits eine manifeste Hyperthyreose vorliegt. Sie dient überbrückend der Normalisierung der hyperthyreoten Stoffwechsellage. Eine Dauertherapie mit Thyreostatika sollte nur in Ausnahmefällen erfolgen. Eine latente Hyperthyreose wird in der Regel nicht thyreostatisch behandelt.

Die **Dosierung** richtet sich nach der **Symptomatik** und der Höhe der Serumkonzentrationen der **Schilddrüsenhormone**. Bei mäßig ausgeprägter klinischer Symptomatik und nicht wesentlich erhöhten Schilddrüsenhormonkonzentrationen sind Dosierungen von 10 bis 20 mg Thiamazol/Tag zu Beginn ausreichend. Die Dosierung wird im Verlauf — bei Erreichen der Euthyreose — auf eine Erhaltungsdosis reduziert. Eine Kontamination mit Jod (hohe Jodausscheidung im Harn) macht es erforderlich, zu Beginn höhere Thiamazol-Dosen, z.B. 40 mg/Tag, zu geben.

Die thyreostatische Therapie kann auch — insbesondere bei latenten Hyperthyreosen — probatorisch eingesetzt werden, um den Erfolg einer späteren therapeutischen, definitiven Maßnahme anhand der subjektiven Beschwerdesymptomatik und der Normalisierung der Laborparameter abschätzen zu können. Bei Besserung der klinischen Symptomatik kann damit gerechnet werden, daß der Patient von einer definitiven

Sanierung der autonomen Schilddrüsenanteile profitieren wird. Die thyreostatische Therapie wird in der Regel nur bis zum Erreichen der Euthyreose durchgeführt. Danach sollte sich eine definitive Maßnahme anschließen (s. 4.4.4.2 bis 4.4.4.4). Bei Patienten mit Tachyarrhythmien kann es sinnvoll sein, die thyreostatische Therapie mit der Gabe eines Betarezeptorenblockers zu kombinieren (je nach Erfordernis: z.B. 3 x 10 bis 3 x 40 mg Propranolol täglich).

Thyreostatika
Vorbereitung vor definitiven Therapiemaßnahmen bei
- Manifest hyperthyreoter Stoffwechsellage
- Latent/prälatent hyperthyreoter Stoffwechsellage mit Beschwerden zur „Vorhersage" des Erfolgs späterer definitiver Maßnahmen

Operation
- Gravidität
- Laktation
- gleichzeitig „kalte" Knoten
- Malignomverdacht
- Mechanische Komplikationen
- Wunsch des Patienten

Radiojodtherapie
- alle - außer Kontraindikationen zur Radiojodtherapie (s. Tab. 16)

Tab. 35: Indikationen zur Therapie der funktionellen Autonomie

Die Dosierung der Thyreostatika sollte vor der Entscheidung zu einer definitiven Therapie so niedrig gewählt werden, daß das basale TSH möglichst noch supprimiert ist. Dies ist für eine spätere Radiojodtherapie wichtig, da bei dieser Konstellation die Jodaufnahme in das regelbare, nicht der Autonomie unterliegende Schilddrüsengewebe weitgehend reduziert ist. Das applizierte Radiojod wird somit größtenteils nur von den autonomen Thyreozyten gespeichert. Durch diese Maßnahme kann die Rate strahlentherapeutisch induzierter späterer Hypothyreosen gesenkt werden.

4.4.4.2 Chirurgische Therapie

Die Operation ist angezeigt bei großen Knotenstrumen, zumeist mit multifokaler funktioneller Autonomie und/oder bei gleichzeitigem Vorliegen von kalten Knoten. Insbesondere wenn lokale mechanische Beschwerden bestehen, ist die Operation die Therapie der Wahl. Ferner ist eine Indikation gegeben bei Verdacht auf ein Malignom und bei Kontraindikationen zur Radiojodtherapie. Schließlich gilt der Wunsch des Patienten, selbst wenn eine Radiojodtherapie das Verfahren der ersten Wahl wäre.

Die funktionskritische chirurgische Resektion orientiert sich an einer exakten präoperativen Diagnostik, um intraoperativ möglichst das gesamte autonome Gewebe und auch knotiges nicht autonomes Gewebe entfernen zu können. Bei der funktionskritischen Resektion wird nur gesundes Schilddrüsengewebe belassen. Der Vorteil dieses Verfahrens gegenüber der früher vom Befund unabhängigen beidseitigen Operation der Struma ist die deutlich niedrigere Rezidivrate.

Die Komplikationen und Nebenwirkungen des operativen Vorgehens bei der funktionellen Autonomie liegen in der gleichen Größenordnung wie bei der chirurgischen Therapie der Struma (s. 4.3.4.2). Das Rezidivrisiko liegt bei 2 bis 10%. Besonders hoch ist das Rezidivrisiko bei disseminierter Autonomie und weit dorsal gelegenen autonomen Arealen, die nicht vollständig entfernt werden können, es sei denn, daß die Schilddrüse völlig reseziert wird. Die früher häufig geübte Enukleation eines autonomen Adenoms wird heute nur noch in Ausnahmefällen vorgenommen, da das Risiko für eine Rezidivautonomie höher ist.

Die Rate einer postoperativen Hypothyreose liegt – je nach Menge des Restgewebes – zwischen 20 und 60%.

Eine besondere Indikation zur Operation ergibt sich bei der jodinduzierten Hyperthyreose (s. 4.7).

Ein fortgeschrittenes Lebensalter gilt heute nicht mehr als Kontraindikation. Allerdings wird man bei älteren und multimorbiden Patienten auch bei eindeutiger Operationsindikation bei Abwägung aller Gegebenheiten manchmal der nichtinvasiven Radiojodtherapie den Vorzug geben.

Die erste Kontrolluntersuchung nach Operation empfiehlt sich etwa vier bis sechs Wochen nach dem Eingriff. Die Stoffwechsellage sollte dann unbeeinflußt von schilddrüsenspezifischen Medikamenten geprüft werden. Bei kleinen Schilddrüsenresten ist es in der Regel erforderlich, eine Substitutionstherapie mit Schilddrüsenhormonen zu beginnen. Dabei sollten die Konzentrationen für T_3 und fT_4 sowie basales TSH im Serum im Referenzbereich liegen. Gleichzeitig sollte der Jodmangel ausgeglichen werden. Es empfiehlt sich daher, eine Kombinationstherapie bestehend aus einem Substitutionsanteil an Levothyroxin – abzuschätzen anhand der TSH-Konzentration und der freien Schilddrüsenhormone im Serum – sowie einem Jodanteil von 150 bis 200 µg Jod täglich einzuleiten.

Nachsorge nach Operation
1. Kontrolle: 4 bis 6 Wochen postoperativ
• Diagnostik: fT_4, T_3, TSH, Sonographie, quantitative Szintigraphie
• Therapie: Substitution von Jod (200 µg/Tag), ggf. Levothyroxin-Substitution zusätzlich (je nach Erfordernis)

2. Kontrolle: jährliche Abstände
• Diagnostik: fT_4, T_3, TSH, Sonographie
• Therapie: Dosisüberprüfung

Nachsorge nach Radiojodtherapie
1. Kontrolle: 4 Wochen nach Radiojodtherapie
• Diagnostik: fT_4, T_3, TSH
• Therapie: Levothyroxin-Substitution, je nach Erfordernis
Jodsubstitution: 200 µg/Tag

2. Kontrolle: 12 Wochen nach Radiojodtherapie
• Diagnostik: fT_4, T_3, TSH, Sonographie, quantitative Szintigraphie
• Therapie: ggf. Levothyroxin-Substitution zusätzlich zur Jod-Substitution

Kontrollen jährlich
• Diagnostik: fT_4, T_3, TSH, Sonographie.
Bei Verdacht auf Rezidiv: Szintigraphie
• Therapie: Jod-Substitution, Levothyroxin-Substitution je nach Erfordernis

Tab. 36: Nachsorgemaßnahmen nach Operation und Radiojodtherapie

Weitere Kontrolluntersuchungen sind bei komplikationslosem Verlauf in jährlichen Abständen ausreichend. Hierbei kann sich die Kontrolle auf die Durchführung der Sonographie sowie die Überprüfung der In-vitro-Parameter beschränken. Eine Szintigraphie ist in der Regel nur bei der ersten Kontrolle nach Operation notwendig, um das Ausmaß der funktionskritischen Resektion zu dokumentieren.

Anamnese (s. 3.1)
Körperliche Untersuchung (s. 3.1)

Laborparameter
- Basisdiagnostik
  fT_4, fT_3 (T_3), TSH

- Erweiterte Diagnostik bei: DD andere Hyperthyreoseformen
  TSH-R AK, TPO AK, (Tg AK)

- Allgemeine Laborparameter (fakultativ)
  BKS (DD: Thyreoiditis de Quervain)
  Leberenzyme
  Alk. Phosphatase
  Blutbild

In-vivo Methoden
Sonographie
Farbkodierte Dopplersonographie
Quantitative Szintigraphie (TcU)

Feinnadelpunktion
bei gleichzeitigem hypofunktionellem Knoten

Weitere Untersuchungen (fakultativ)

Ophtalmologische Untersuchung (DD: Immunhyperthyreose)
Achillessehnenreflexzeit
Pulswellenerscheinungszeit
EKG
Echokardiographie

Tab. 37: *Diagnostik der funktionellen Autonomie*

4.4.4.3 Radiojodtherapie

Die Grundlagen der Radiojodtherapie sind in Kap. 4.1.3 bereits dargestellt, so daß hier nur kurz auf die physikalischen und biologischen

Grundlagen eingegangen werden soll. I-131 ist ein Beta- und Gamma-Strahler. Die therapeutische Wirkung beruht auf dem Beta-Anteil. I-131 wird – wie das „kalte" I-127 – in der Schilddrüse gegen ein Konzentrationsgefälle in die funktionell aktiven Thyreozyten eingeschleust. Je nach Funktionszustand wird in den funktionell aktiveren Thyreozyten mehr Radiojod gespeichert als in der gesunden Schilddrüse. Aufgrund der Emission von Beta-Strahlen ergibt sich ein steiler Dosisabfall von speicherndem Gewebe zu nicht speicherndem Gewebe. Dadurch kann eine selektive „Radiojodresektion" – auch bei multifokalen Autonomien – erreicht werden, ohne das gesunde Gewebe zu zerstören. Das die Autonomie umgebende gesunde Gewebe wird in der Regel in der Funktionsfähigkeit nicht beeinträchtigt. Die Radiojodtherapie ist daher geradezu das Verfahren der Wahl bei multifokalen Autonomien, da es den Zielort sicherer erreicht als das Skalpell des Chirurgen. Die etwa 2 mm reichende Beta-Strahlung verursacht in dem speichernden Areal eine Entzündung. Diese führt in der Folge zu einer Fibrose und zum Zelluntergang. Ferner resultiert eine nicht unbeträchtliche Größenabnahme von funktionell aktiven Knoten (bis zu 90%). Auch die Gesamtgröße der Schilddrüse kann durch eine Radiojodtherapie deutlich kleiner werden (30-40%) (s. Abb. 38a und 38b).

Die Vorbereitung zur Radiojodtherapie entspricht der Vorbereitung zur Operation: Es sollte eine thyreostatische Vorbehandlung bei Patienten mit manifester Hyperthyreose so durchgeführt werden, daß zum Zeitpunkt der Radiojodtherapie eine euthyreote Stoffwechsellage besteht. Diese sollte jedoch an der Grenze zur Hyperthyreose eingestellt werden, so daß das basale TSH supprimiert ist. Dies garantiert, daß kein oder nur sehr wenig radioaktives Jod in regelbarem gesunden Gewebe gespeichert wird.

Bei sog. „kompensierten" Adenomen, bei denen das regelbare Gewebe noch Jod aufnimmt, ist es notwendig, vor der Radiojodtherapie eine Suppressionstherapie mit Schilddrüsenhormonen (entweder Levothyroxin oder Trijodthyronin) durchzuführen. Bevorzugt wird die Gabe von reinem Levothyroxin über einen längeren Zeitraum (vier bis sechs Wochen). Die Höhe der Levothyroxin-Dosis sollte sich an der TSH-Konzentration orientieren (< 0,1mU/l).

Die **Indikation** zur Radiojodtherapie besteht generell bei einer unifokalen Autonomie sowie auch bei multifokalen Autonomien, sofern keine mechanischen Komplikationen vorliegen und kein Malignomverdacht besteht (s. Tab. 15). Kontraindikationen für eine Radiojodtherapie: s. Tab. 16.

Durchführung der Radiojodtherapie bei Autonomien

Zur optimalen Vorbereitung sollte der Patient grenzwertig hyperthyreot sein. Dies wird entweder durch eine thyreostatische Vorbehandlung oder durch eine Suppression mit synthetischem Levothyroxin erreicht. Thyreostatika führen zu einer Verminderung der Jodaufnahme in das autonome Gewebe, ebenso – wenn auch in geringem Ausmaß – Levothyroxin. Dies ist bei der Durchführung des Radiojodtestes entsprechend zu berücksichtigen. Am günstigsten ist es, wenn die Durchführung der Testmessung unter den gleichen Bedingungen wie die spätere Therapie erfolgt.

- Euthyreose: fT_4, T_3: oberer Referenzbereich
- TSH basal: < 0,1 mU/l

Tab. 38: *Vorbereitung zur Radiojodtherapie*

Die Wirkung der Radiojodtherapie läßt sich nach drei bis sechs Monaten abschätzen. In der Regel wird sich das szintigraphische Bild dann normalisiert haben. Nach der Radiojodtherapie kann es sinnvoll sein, die thyreostatische Therapie überlappend bis zum vollen Wirkungseintritt etwa noch vier bis sechs Wochen weiterzuführen. Die Radiojodtherapie sollte nicht durchgeführt werden, wenn die TSH-Konzentration erhöht ist. Dadurch kann es zu einer vermehrten Aufnahme von Radiojod auch in nicht-autonome Zellen kommen. Das Risiko der Entwicklung einer Hypothyreose ist damit höher. Die Suppressionstherapie mit Levothyroxin wurde bereits angesprochen. Die Vorbereitung hierzu kann ähnlich wie die zum Suppressionsszintigramm darin bestehen, über kurze Zeit täglich 200 µg oder über einen längeren Zeitraum eine niedrigere Dosierung (z.B. 100 µg) zu verabreichen.

Die **Dosis-Konzepte** bei der funktionellen Autonomie sehen vor, daß bei einer unifokalen Autonomie eine Herddosis von 400 Gy erreicht werden sollte. Diese Zahl wird bei der Berechnung der erforderlichen Radioaktivitätsmenge in die entsprechende Formel eingesetzt (s. S.129). Bei multifokalen Autonomien wird versucht, das autonome Gewebe einzeln zu ermitteln und zu einem Gesamtvolumen zu addieren. Auch hier wird eine Herddosis von 400 Gy eingesetzt. Wenn es nicht gelingt, sonographisch einzelne Knoten nachzuweisen, wird bei größeren Strumen das gesamte Volumen der Schilddrüse und eine

Herddosis von 150-180 Gy eingesetzt. Bei der disseminierten Autonomie wird in gleicher Weise verfahren: Ansatz des Gesamtvolumens der Schilddrüse, Herddosis: 150 Gy.

Diagnose	Angestrebte Herddosis
Unifokale Autonomie	400 Gy
Multifokale Autonomie	a) 400 Gy (bezogen auf autonomes Volumen)
	b) 150-180 Gy (bezogen auf Volumen der Gesamtschilddrüse)
Disseminierte Autonomie	150 Gy (bezogen auf Volumen der Gesamtschilddrüse)

Tab. 39: Angestrebte Herddosen zur Radiojodtherapie der funktionellen Autonomie

- **Strahlenthyreoiditis** (selten)
  Therapie: lokal oder systemisch antiphlogistische Therapie (z.B. Diclofenac)
- **Thyreotoxische Krise**: vernachlässigbar
- **Strahlenexposition**
  des Restkörpers (Gonaden, Knochenmark): 30 bis 40 mSv

Tab. 40: „Nebenwirkungen" der Radiojodtherapie

Die **Ergebnisse** der Radiojodtherapie hängen ab von der entsprechenden Indikation und der Menge des funktionell aktiven Gewebes. Bei unifokaler Autonomie ist in der Regel mit einer Erfolgsrate von 95% nach einmaliger Radiojodtherapie zu rechnen. Bei multifokaler Autonomie liegt die Erfolgsrate bei 80 bis 90%. Dabei wird die Normalisierung der peripheren Schilddrüsenhormonwerte und des TSH berücksichtigt. Die szintigraphische Normalisierung kann hiervon differieren. In der Regel gehen jedoch beide Parameter parallel. Bei etwa 10 bis 15% der Patienten persistiert die Hyperthyreose, so daß eine erneute Radiojodtherapie durchgeführt werden muß. Hierbei kann eine erneute Dosisberechnung notwendig werden, bzw. die zuvor berechnete Radioaktivitätsmenge ist dann voll auszuschöpfen, wenn bei der ersten Radiojodtherapie eine kleinere Radioaktivitätsmenge verabreicht wurde als berechnet. Bei 10 bis 15% der Patienten kommt es nach der Radiojodtherapie zu einer latenten, bei etwa 15% zu einer manifesten Hypothyreose (Frühhypothyreose). Die Rate der späteren Hypothyreosen liegt etwa in der Größenordnung von 2 bis 3% pro Jahr. Daher ist es notwendig, bei therapierten Patienten eine jährliche Verlaufsuntersuchung durchzuführen. Es wird häufig beobachtet, daß es nach ein bis zwei Jahren nach Radiojodtherapie zu einer weiteren Volumenabnahme der Schilddrüse kommt. Die Reduktion des Volumens liegt bei einzelnen knotigen Veränderungen bis zu 90%. Bezogen auf die Gesamtschilddrüse sind Volumenminderungen um 20 bis 40%, teilweise bis 70% erreichbar. In der Regel wird vier Wochen nach Radiojodtherapie eine Überprüfung der In-vitro-Werte durchgeführt. Sollte sich bereits eine Normalisierung der peripheren Hormonwerte andeuten, kann die thyreostatische Therapie abgesetzt werden. Der Erfolg der Radiojodtherapie wird in der Regel nach drei Monaten durch eine ausführliche Untersuchung: Sonographie, quantitative Szintigraphie und In-vitro-Parameter dokumentiert. Bei noch bestehender latenter Hyperthyreose wird eine erneute Radiojodtherapie eingeleitet, bei Persistieren einer manifesten Hyperthyreose eine zwischenzeitliche thyreostatische Therapie. Wichtigster Bestandteil der Nachsorge ist die Szintigraphie, die die strahlentherapeutische Elimination der autonomen Anteile beweist. Die Nachsorgemaßnahmen umfassen auch die Einleitung einer Jodsubstitution (200 μg/d) und – je nach Erfordernis – auch die Substitution mit Levothyroxin, wenn eine latente oder manifeste Hypothyreose eingetreten ist (s. Tab. 36).

Bei Persistenz der Hyperthyreose wird die thyreostatische Therapie bedarfsgerecht bis zur nächsten Radiojodtherapie weitergeführt.

4.4.4.4 Perkutane Ethanol-Injektion

Dieses therapeutische Vorgehen wird in jüngerer Zeit von einigen Autoren empfohlen. Es soll in ausgewählten Fällen eine Alternative zur Radiojodtherapie oder Operation bei unifokaler funktioneller Autonomie bzw. auch bei multifokaler Autonomie darstellen. In fast allen Fällen ist eine mehrfache Alkoholinstillation erforderlich, bis eine Beseitigung der Autonomie erreicht wird.

Nebenwirkungen dieser Therapie treten auf bei Austritt des hochprozentigen Alkohols aus dem Stichkanal bzw. bei „Durchstechen" der hinteren Kapsel und Auslaufen des Alkohols aus dem Schilddrüsengewebe. Dies führt zu extrem schmerzhaften Reaktionen und z.T. zu gravierenden Schädigungen (Recurrensparesen sind beschrieben). Die Nebenwirkungen machen es nach Ansicht der Autoren erforderlich, die Therapie nur stationär in Kliniken mit entsprechender Erfahrung anzuwenden. Bislang existieren keine eindeutigen Ergebnisse über die Langzeitwirkung und die Erfolgsrate bezogen auf die entsprechende Indikationsstellung. Nach derzeitiger Auffassung stellt die Methode allenfalls in wenigen Ausnahmefällen eine Alternative dar. Damit besteht kein Bedarf an der Ablösung der Radiojodtherapie durch andere Verfahren. Die Radiojodtherapie ist gegenüber der Alkoholinstillation ein etabliertes und hinsichtlich ihrer Wirksamkeit in zahlreichen Studien seit mehr als 50 Jahren millionenfach bewährtes Verfahren.

4.5 Immunhyperthyreose
(Synonym: Morbus Basedow; Graves' disease)

4.5.1 Pathogenese und Epidemiologie

Die Immunthyreopathie vom Typ Morbus Basedow ist eine Autoimmunkrankheit mit thyreoidalen und extrathyreoidalen Manifestationen. Extrathyreoidale Manifestationen sind die endokrine Orbitopathie, das prätibiale Myxödem und die Akropachie (s. 4.6). Typisch für die Basedow-Hyperthyreose ist die lymphozytäre Infiltration der betroffenen Gewebe (Schilddrüse, Augenmuskel, Subkutis).

Man kann heute davon ausgehen, daß der Immunthyreopathie vom Typ Morbus Basedow ein komplexes, multifaktiorielles Geschehen zugrunde liegt. Beteiligt sind genetische und immunologische Faktoren, aber auch Umweltfaktoren und psychosoziale Faktoren.

Die Annahme einer genetischen Prädisposition wird gestützt durch ein familiär gehäuftes Auftreten der Immunhyperthyreose und durch eine Häufung der Krankheit bei Menschen mit den Gewebsantigenen HLA-B8 und HLA-DR3.

Bei diesen Haplotypen scheint es sich um Prädispositionsfaktoren zu handeln, die zusammen mit anderen endogenen Mechanismen und exogenen Faktoren /z.B. Virusinfekte, psychischer Streß, Jodbelastung, Rauchen) zur Manifestation der Krankheit führen.

Eine zentrale Rolle in den immunologischen Veränderungen, die bei der Immunhyperthyreose nachzuweisen sind, spielen die T-Lymphozyten. Intrazellulär prozessiertes Antigen interagiert an der Oberfläche antigenpräsentierender Zellen (z.B. Makrophagen, zytokinaktivierte Thyreozyten) einerseits zusammen mit MHC-Klasse I-Molekülen mit CD8+ Lymphzyten, andererseits zusammen mit MHC-Klasse-II-Molekülen mit CD4+ Lymphzyten. Hierdurch werden die Produktion von B-Zellen und die Bildung von Zytokinen wie IL-1, IL-6, IL-8 oder TNFα initiiert. Diese Zytokine wiederum stimulieren unter anderem ihrerseits die Proliferation aktivierter B-Lymphozyten und natürliche Killerzellen. Zusätzlich können Zytokine sogenannte Adhäsionsmoleküle im Gefäßendothel der Schilddrüse aktivieren, welches wichtig für die Rekrutierung bestimmter Makrophagen und T-Zellpopulationen zu sein scheint.

Im Rahmen der T-Zellaktivierung kommt dem Vorliegen spezieller HLA-Haplotypen eine wichtige Rolle zu, da bestimmte HLA-Antigen-Komplexe besonders gut an den T-Zell-Rezeptor binden. Vor einigen Jahren konnte gezeigt werden, daß das Genrepertoire der variablen Region des T-Zell-Rezeptors von intrathyreoidalen Lymphozyten im Vergleich zu Lymphozyten des peripheren Blutes eine deutliche Restriktion aufweist. Dies spricht dafür, daß die bei der Immunhyperthyreose in der Schilddrüse nachweisbaren T-Lymphozyten von wenigen T-Zell-Klonen abstammen, die antigenabhängig in die Schilddrüse eingewandert sind. Es ist damit unwahrscheinlich, daß die für die Immunreaktion verantwortlichen T-Zellen in der Schilddrüse heranreifen.

Durch introthyreoidale B-Zellen werden Autoantikörper gegen schilddrüsenspezifische Antigene gebildet. Seit langem ist bekannt, daß für die Entstehung der Immunhyperthyreose Autoantikörper gegen den TSH-Rezeptor besondere Bedeutung besitzen. Sie führen über eine TSH-ähnliche Wirkung zur unkontrollierten Stimulation der Schilddrüsenzelle und damit zur Hyperthyreose. Neben diesen funktionell stimulierenden Antikörpern gegen den TSH-Rezeptor (TSH-R AK) (s. 3.2.4.1) lassen sich jedoch auch TSH-R AK ohne stimulierende Aktivität oder sogar mit blockierender Aktivität am TSH-

Rezeptor nachweisen. Veränderungen des Antikörperspektrums können auf diese Weise das klinische Erscheinungsbild der Krankheit beeinflussen.

Ebenfalls häufig nachweisbar sind Antikörper gegen die Schilddrüsenperoxidase (TPO AK) und in selteneren Fällen Antikörper gegen Thyreoglobulin (Tg AK): Die letztgenannten Antikörper sind jedoch mit großer Wahrscheinlichkeit nur Begleitphänomene. Eine entscheidende Rolle in der Pathogenese der Immunhyperthyreose kommt ihnen nicht zu.

Durch die Klonierung und Sequenzierung des TSH-Rezeptors ist es möglich geworden, die Interaktion von Autoantikörpern mit dem Rezeptor näher zu charakterisieren. Es konnten einige TSH-Rezeptorregionen identifiziert werden, die bei der Bindung von TSH und TSH-R AK eine Rolle spielen. Auch fanden sich Hinweise dafür, daß funktionell stimulierende und funktionell blockierende TSH-RAK an unterschiedliche Regionen des Rezeptors binden.

Zusammenfassend kann man sich die Pathogenese der Immunhyperthyreose heute folgendermaßen vorstellen:

Im initialen Stadium liegt eine genetische Prädisposition ohne faßbare Zeichen einer Autoimmunerkrankung vor. CD4+ T-Helfer-Zellen und B-Zellen stehen unter einer intakten Kontrolle von CD8+ Suppressorzellen. Treten äußere Einflüsse wie Virusinfekte, Streßsituationen oder anderes hinzu, kommt es zum Zusammenbruch dieser Kontrolle und über eine Präsentation des thyreoidalen Antigens zur T-Zell-Aktivierung und im weiteren, vermittelt durch Zytokineffekte, zur Proliferation aktivierter B-Lymphozyten. Schließlich führt die Produktion von Autoantikörpern gegen den TSH-Rezptor zur unkontrollierten Stimulation des TSH-Rezeptors und damit klinisch zur Hyperthyreose.

Differentialdiagnose
Die Einteilung der Hyperthyreosen in nicht-immunogen und immunogen wird zunächst nach klinischen Gesichtspunkten vorgenommen. Liegen bei einem Patienten Augensymptome im Sinne einer endokrinen Orbitopathie vor, ist die Diagnose einer **immunogenen Hyperthyreose** gesichert. Bei fehlender Augensymptomatik kann die Abgrenzung zur disseminierten Autonomie manchmal schwierig sein. Allerdings ist der

Nachweis von schilddrüsenspezifischen Antikörpern, insbesondere der Nachweis von TSH-Rezeptor-Antikörpern beweisend für eine Immunhyperthyreose (s. 3.2.4.1). Bei etwa 90% der Immunhyperthyreosen liegt das eine oder andere Phänomen vor. Etwa 5% der Patienten sind TSH-R AK-negativ und/oder haben keine endokrine Orbitopathie. In diesen Situationen ist die Differentialdiagnose schwierig und manchmal nur aufgrund des Verlaufs zu stellen.

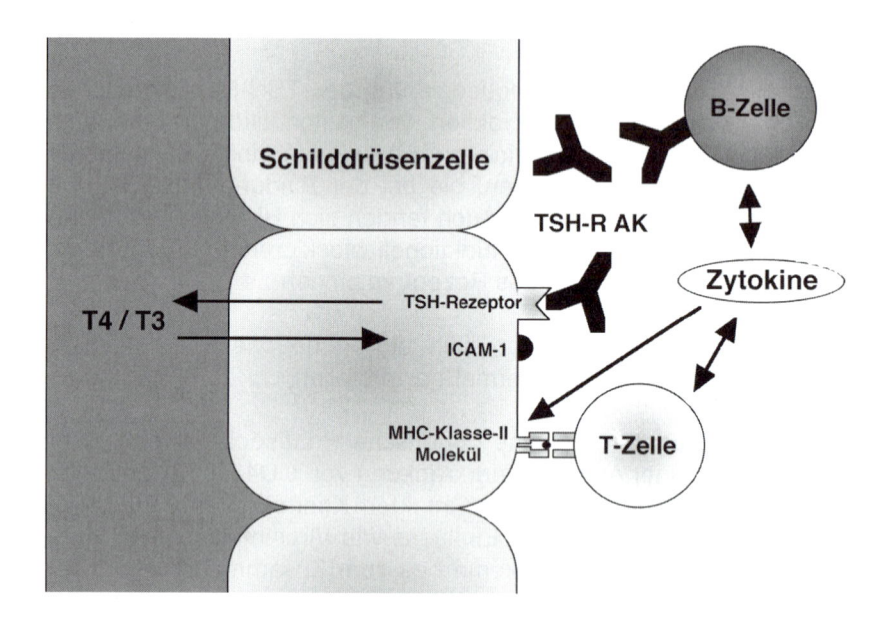

Abb. 41: *Vorstellungen zur Pathogenese des M. Basedow*

Eine besondere Form der Immunhyperthyreose ist die auf dem Boden einer bereits existierenden Struma mit autonomen Anteilen entstandene Basedow-Hyperthyreose, das sog. Marine-Lenhart-Syndrom (Häufigkeit: ca. 1%). Dabei ist es in einer Jodmangelstruma zur Entwicklung einer Autonomie gekommen, auf die sich die Immunhyperthyreose aufpfropft.

Die Häufigkeit der Immunhyperthyreose beträgt etwa 6%, die Häufigkeit der Immunhyperthyreose an der Gesamtzahl der Hyperthyreosen etwa 40%.

In Regionen, in denen die Jodversorgung entsprechend gut ist, wie z.B. in Japan und den USA liegt der Anteil der Immunhyperthyreosen an der Gesamtanzahl der Hyperthyreosen bei über 95%. Aufgrund der guten Jodversorgung treten in diesen Ländern kaum funktionelle Autonomien auf.

- Genetische Faktoren (z.B. HLA-Marker)
- Umweltfaktoren (z. Virusinfekte, psychischer Streß)
- Präsentation von thyreoidalen Antigenen auf Makrophagen und zytokinaktivierten Thyreozyten
- T-Zellaktivierung
- Bildung von Zytokinen
- Proliferation aktivierter B-Lymphozyten

Tab. 41: Pathogenese und Ätiologie der Immunhyperthyreose

4.5.2 Symptome und klinische Befunde

Wichtig für die Diagnose eines Morbus Basedow ist die Abgrenzung von der funktionellen Autonomie. Hierzu können verschiedene Kriterien herangezogen werden, wie z.B. das Lebensalter. Die funktionelle Autonomie ist eine Krankheit des höheren Lebensalters (über 50-60 Jahre). Die Immunhyperthyreose kommt dagegen in jedem Lebensalter vor. Etwa ein Drittel der Fälle tritt vor dem 35. Lebensjahr auf. Frauen erkranken *fünfmal* häufiger als Männer.

Klinische Hinweiszeichen für die Immunhyperthyreose sind daher jüngeres Lebensalter, eine meist diffuse Struma und plötzliches Auftreten der Krankheit.

Die infiltrativen Zeichen einer – auch gering ausgeprägten – endokrinen Orbitopathie sowie ein prätibiales Myxödem sichern die Diagnose. Darüber hinaus kann eine Assoziation mit anderen Autoimmunkrankheiten für die Autoimmunhyperthyreose sprechen, d.h das gleichzeitige Auftreten einer Vitiligo, atrophischen Gastritis, Myasthenia gravis, Lupus erythematodes, Adrenalitis u.a.

Autonomie	Immunhyperthyreose
Nodöse Struma	Diffuse Struma
Älterer Patient	Jüngerer Patient
Keine Augenzeichen	Endokrine Ophtalmopatie
Keine Antikörper	pos. Antikörper (Tg AK, TPO AK, TSH-R AK)
Sonographie	
Knotige Veränderungen	Diffuse Echoarmut
Farbkodierte Dopplersonographie	
Normale Vaskularisation	Hypervaskularisation
Szintigraphie	
Fokale Mehrspeicherung(en)	Homogene, erhöhte Tc-99m-Speicherung

Seltenere Differentialdiagnosen

Marine-Lenhard-Syndrom (ca. 1%)
　Typisch: Fokale Mehrspeicherung, TSH-R AK positiv, Echoarmut, knotige Veränderungen

Autoimmunthyreoiditis – hyperthyreote Phase (s. 4.9.3)
　Abgrenzung zur Immunhyperthyreose zu Beginn oft schwierig

Postparate Thyreoiditis / Silent Thyreoiditis (s. 4.9.4, 4.9.5)
　Typisch: Niedriger TcU

Schwangerschaftshyperthyreose (s. 4.15.4)
　Typisch: Erstes Trimenon, hCG > 50.000 U/l

Thyreoiditis de Quervain (s. 4.9.2)
　Typisch: Niedriger TcU, BKS erhöht, lokale Schmerzen

Schilddrüsentumor / hormonproduzierende Metastasen (selten)

Sekundäre Hyperthyreose (s. 4.12)
　Typisch: fT_4, T_3 erhöht, TSH normal oder erhöht

Schilddrüsenhormonresistenz (s. 4.14.4)
　Typisch: Struma, fT_4, T_3 erhöht, TSH normal oder erhöht,
　Mutation: T_3 Rezeptor-Gen

Tab. 42: Differentialdiagnose der Hyperthyreose

Der Nachweis von TSH-Rezeptor Antikörpern beweist die Krankheit, jedoch schließen negative Antikörperbefunde eine Immunhyperthyreose nicht aus. Es gibt noch keine für die Routinediagnostik geeigneten Testverfahren, die blockierende bzw. stimulierende Antikörper isoliert nachweisen. Es ist lediglich eine Aussage über die globale Höhe der TSH-Rezeptor-Antikörper möglich. TPO-Antikörper sind in etwa 60 bis 80%, Thyreoglobulin-Antikörper in 20 bis 40% der Fälle mit Immunhyperthyreose nachweisbar.

Die Schilddrüsensonographie liefert häufig ebenfalls typische Befunde: Diffus verminderte Echogenität und in der farbkodierten Dopplersonographie deutliche Hypervaskularisation. Jedoch ist die sonographische Differentialdiagnose gegenüber der Hashimoto-Thyreoiditis schwierig, da diese ähnliche Phänomene aufweist.

Die klinischen Symptome korrelieren nicht unbedingt mit der Höhe der Hormonkonzentration. Sie hängen auch ab vom Zeitpunkt des Auftretens der Krankheit, dem Lebensalter des Patienten und von der Reaktion der Organe auf die peripher hyperthyreote Stoffwechsellage.

Im Prinzip kann jedes Organsystem betroffen sein. Die klinische Situation ist in Kap. 4.4.2 und 4.17 beschrieben.

4.5.3 Diagnose (s. auch 3.4.3)

Die Diagnose der Immunhyperthyreose erfolgt durch: Anamnese und körperlichen Befund sowie die spezielle In-vitro- und In-vivo-Diagnostik und ggf. Augendiagnostik.

Die Beurteilung des **klinischen Bildes** umfaßt das Herz-Kreislauf-System, den Respirationstrakt, die Haut, den Gastrointestinaltrakt, die Muskulatur und das Skelett, Blut und lymphatisches System, Endokrinum und Stoffwechsel, Nervensystem sowie die Beurteilung der Augen. Die Symptome, die für eine Hyperthyreose sprechen, sind im Kap. 4.4.2 dargestellt.

Die klassischen Symptome Tachykardie, Exophthalmus und Struma wurden von Karl von Basedow als **Merseburger Trias** im Jahr 1840 beschrieben.

Eine Struma liegt sehr häufig vor, eine endokrine Orbitopathie in etwa 60%. Pathognomonisch ist ebenfalls der Nachweis eines prätibialen

Myxödems (ca. 4%). Die Akropachie (subperiostale Knochenneubildung mit Trommelschlägelfingern) ist selten. Neben diesen Symptomen ist gelegentlich die unter 4.9.3 beschriebene Assoziation mit anderen Autoimmunkrankheiten zu finden.

Die spezielle Funktionsdiagnostik der Hyperthyreose umfaßt In-vitro-Tests sowie eine klinische und bildgebende Untersuchung der Schilddrüse. Die Absicherung oder der Ausschluß einer Hyperthyreose steht dabei im Vordergrund. Die Bestätigung der Hyperthyreose erfolgt bei entsprechendem Verdacht durch die Bestimmung der Schilddrüsenhormonkonzentrationen im Serum: freies T_4, zusätzlich T_3 oder freies T_3. Die isolierte Erhöhung des T_3 kann vorkommen, so daß die Bestimmung eines T_3-Parameters zu Beginn der Diagnostik neben dem T_4 unerläßlich ist. Die TSH-Konzentration im Serum ist bei eindeutiger Hyperthyreose erniedrigt.

- Anamnese
- Körperliche Untersuchung
  Struma?
  Endokrine Orbitopathie?
  Prätibiales Myxödem?
- Augenbefund (Exophthalmometrie, Blickrichtungsprüfung)
- Labor
  fT_4, T_3, (fT_3), TSH, TSH-R AK, TPO AK (Tg AK)
  vor Einleitung einer thyreostatischen Therapie: Leberenzyme, Blutbild
- In-vivo
  Sonographie, ggf. farbkodierte Dopplersonographie,
  Fakultativ: quantitative Szintigraphie, Achillessehnenreflexzeit,
  Pulswellenerscheinungszeit

Tab. 43: Diagnostik der Immunhyperthyreose

Die **differentialdiagnostische** Abklärung (s. Tab. 42) gegen andere Hyperthyreoseformen erfolgt durch die Bestimmung der schilddrüsenspezifischen Antikörper. Die TSH-Rezeptor-Antikörper sind in über 80% der Fälle nachweisbar. Nicht-immunogene Schilddrüsenkrankheiten weisen extrem selten erhöhte TSH-Rezeptor-Antikörper-Konzentrationen auf. Die TPO-Antikörper besitzen ebenfalls eine sehr hohe Sensitivität. Sie sind in 60 bis 80% der Fälle positiv. Negative Befunde der

TSH-Rezeptor-Antikörper und auch der TPO-Antikörper schließen eine Immunhyperthyreose jedoch nicht aus.

Die differentialdiagnostische Abklärung gegen die Hashimoto-Thyreoiditis macht in jedem Fall die Bestimmung des TSH-Rezeptor-Antikörpers notwendig. Das differentialdiagnostische Vorgehen zur Abgrenzung eines Morbus Basedow gegenüber der disseminierten Autonomie beginnt mit der Feststellung der endokrinen Orbitopathie, der Bestimmung der TSH-Rezeptor-Antikörper und anschließend der TPO-AK. Ist einer der drei genannten Parameter pathologisch verändert, gilt die Diagnose des Morbus Basedow als gesichert. Andernfalls ist die Wahrscheinlichkeit, daß ein Morbus Basedow besteht, sehr gering, jedoch nicht ausgeschlossen.

Die weitere In-vivo-Diagnostik umfaßt die Sonographie, die beim Morbus Basedow eine typische diffus verminderte Echogenität des Schilddrüsenparenchyms aufweist. Die farbkodierte Dopplersonographie zeigt im floriden Stadium eine deutliche Hypervaskularisierung des gesamten Organs (s. Abb. 28, 30). Die differentialdiagnostische Abklärung dieses Befundes gegenüber der chronisch lymphozytären Thyreoiditis (Hashimoto-Thyreoiditis) kann Schwierigkeiten bereiten. Ebenfalls kann es schwierig sein, bei bereits vorbestehenden Knotenstrumen, auf die sich die Immunhyperthyreose „aufpfropft", das typisch diffuse Echomuster eindeutig zu identifizieren. Dies gilt besonders bei älteren Patienten mit großen, regressiv veränderten Schilddrüsen, die im Sonogramm ein sehr inhomogenes Bild mit echoarmen, aber auch echoreichen Arealen bieten können.

Die Szintigraphie ist zur Differentialdiagnostik dann obligat, wenn die Hyperthyreose nicht eindeutig einem M. Basedow zugeordnet werden kann. Typischerweise zeigt die Szintigraphie dabei eine diffuse Struma mit homogener Radioaktivitätsanreicherung und einer global erhöhten Tc-99m-Aufnahme (s. Abb. 37).

Als weiterführende Diagnostik ist die Abklärung der begleitenden endokrinen Orbitopathie angezeigt (ophthalmologische Untersuchung, Sonographie der Orbitae, Kernspintomographie der Orbitae, s. 4.6.3). Eine Feinnadelpunktion ist nur angezeigt, wenn gleichzeitig der Verdacht auf ein Schilddrüsenmalignom besteht.

Differentialdiagnose der Hyperthyreoseformen
Für eine *Immunhyperthyreose* sprechen folgende Befunde: Plötzlicher Beginn, Vorliegen einer endokrinen Orbitopathie, prätibiales Myxödem, diffuse Struma sowie jüngeres Lebensalter.

Für eine *Autonomie* sprechen: eher schleichender Verlauf, das Fehlen von endokrinen Augenzeichen, der Nachweis nodöser Strumen (insbesondere bei multifokaler Autonomie) sowie höheres Lebensalter.

Das Vorliegen der TSH-Rezeptor-Antikörper bei nicht-immunogener Hyperthyreose ist selten. Die Erhöhung der TPO- und Tg-Antikörper kann bei multifokaler Autonomie oder unifokaler Autonomie bei einer begleitenden chronisch lymphozytären Thyreoiditis vorkommen.

Die differentialdiagnostischen Überlegungen sind in Tab. 42 zusammengefaßt.

4.5.4 Therapie

Die Behandlung der Immunhyperthyreose ist durch Differenzierung der verschiedenen Hyperthyreoseformen und die individuell angepaßten Therapiemodalitäten in den letzten Jahren sicherer geworden. Andererseits gibt es bezüglich der Dosierung, der Dauer der Gabe von Thyreostatika und der prognostischen Kriterien nach wie vor Unsicherheiten, so daß häufig empirisch verfahren werden muß. Die Immunhyperthyreose ist durch einen individuell sehr unterschiedlichen Verlauf gekennzeichnet. Bei etwa 20 bis 40% der Patienten kommt es im ersten Jahr zu einer dauerhaften Spontanremission. Die übrigen Patienten erleben einen oft jahrelangen schubhaften Verlauf mit wiederholten Rezidiven.

Für die Therapie der Immunhyperthyreose stehen drei Verfahren zur Auswahl: Medikamentöse Therapie mit Thyreostatika, chirurgische Therapie und Radiojodtherapie. Alle drei Behandlungsformen sind symptomatisch, da sie den ursächlichen Immunprozeß nicht beseitigen. Sie erreichen verschieden schnell das Ziel einer Euthyreose. Die Dauer der thyreostatischen Therapie wird unterschiedlich bewertet. Die gängige Vorstellung ist derzeit ein Zeitraum von etwa einem Jahr. Dabei sind Abweichungen – je nach individueller Besonderheit und Schweregrad der Krankheit – möglich. Im Gegensatz zu anderen Ländern, insbesondere den USA, wird in Deutschland die Immunhyperthyreose traditionell initial mit Thyreostatika behandelt. Dabei wird zunehmend ein Niedrigdosis-Konzept verfolgt (s. Tab. 44).

4.5.4.1 Medikamentöse Therapie

Ziel der medikamentösen Behandlung ist es, eine Euthyreose möglichst rasch zu erreichen und dauerhaft zu erhalten.

Allgemeine Behandlungsmaßnahmen sind die Gabe eines Betarezeptorenblockers und ggf. eines Sedativums. Hier hat sich das Präparat Propranolol in einer Dosierung von 3 x 20 bis 3 x 40 mg/Tag bewährt. Ziel ist es, die Herzfrequenz auf 80 bis 90 Schläge/min zu senken.

Die zur Verfügung stehenden und gebräuchlichen Substanzen der Thyreostatika sind bereits im Kap. 4.1.1 besprochen (s. Tab. 11, 14, 45).

Die thyreostatische Therapie stellt beim Morbus Basedow die primäre Therapie dar. Da der Verlauf der Hyperthyreose durch das Auftreten von Spontanremissionen gekennzeichnet ist, ist der Einsatz von Thyreostatika – anders als bei der thyreoidalen Autonomie – durchaus sinnvoll.

Die Behandlung hat die Überbrückung der Zeit bis zum Eintreten der Remission zum Ziel. Es gibt keine allgemein gültigen Empfehlungen zur antithyreoidalen Langzeittherapie ebensowenig wie zum therapeutischen Vorgehen beim Eintreten eines Rezidivs nach Absetzen der antithyreoidalen Therapie. Es hat sich gezeigt, daß antithyreoidale Kurzzeittherapien von < 6 Monaten von häufigen Rezidivraten begleitet werden (bis zu 80%). Eine Dauertherapie über mehrere Jahre scheint das Rezidivrisiko eher zu senken, birgt jedoch Nebenwirkungsrisiken.

Im allgemeinen hat sich durchgesetzt, daß die Dauer der Thyreostase für etwa ein Jahr festgelegt wird, und zwar in der niedrigsten Dosierung, mit der sich eine euthyreote Stoffwechsellage dauerhaft erreichen läßt.

Eine Langzeittherapie mit Thyreostatika über einen Zeitraum von 18 Monaten hinaus sollte nach Möglichkeit nur in Ausnahmefällen akzeptiert werden. Bei mangelnder Kooperation des Patienten sollte ggf. frühzeitig eine definitive Therapie in Form einer Operation oder einer Radiojodtherapie in Erwägung gezogen werden.

Die Wirkung der Thyreostatika ist bei intrathyreoidalem Jodmangel ausgeprägter, bei Jodkontamination geringer.

Thyreostatische Therapie

Initiale Therapie		Thiamazol: 10-30 mg/Tag
Geringe klinische Aktivität		oder Carbimazol: 15-30 mg/Tag
Keine Jodkontamination		oder PTU: 100-300 mg/Tag
(Kontrollintervalle: 2 Wochen)		
Hohe klinische Aktivität und/oder		Thiamazol: 20-40 mg/Tag
höhere Jodexposition		oder Carbimazol: 30-60 mg/Tag
(Kontrollintervalle: 2 Wochen)		oder PTU: 300-500 mg/Tag
Dauertherapie (ca. 12 Monate)		Thiamazol: 2,5-10 mg/Tag
(Kontrollintervalle: 6-10 Wochen)		oder Carbimazol: 5-15 mg/Tag
		oder PTU: 50-150 mg/Tag
		Ziel: Euthyreose (TSH 0,3-1 mU/l)
Auslaßversuch	Bei Remission	Kontrolle ca. 3-4 Monate
	Bei Rezidiv	Ablative Therapie

Tab. 44: Thyreostatische Therapie der Immunhyperthyreose

Wie in Kap. 4.1.1 dargestellt, werden heute fast ausschließlich die Thioharnstoffverbindungen wie Thiamazol, Carbimazol und Propylthiouracil (PTU) zur Thyreostase eingesetzt.

Die Frage, ob eine Kombination antithyreoidaler Substanzen mit einer Levothyroxin-Therapie erfolgen sollte oder ob eine Monotherapie mit Thyreostatika bevorzugt wird, ist derzeit nicht eindeutig geklärt. Die Kombinationstherapie ermöglicht Therapiekontrollen in längeren Abständen und verringert das Risiko einer thyreostatisch induzierten Hypothyreose bzw. eines kompensatorischen Strumawachstums. Die Vorteile der Monotherapie liegen in der geringeren Substanzbelastung und der unbeeinflußten Beurteilung der Schilddrüsenhormonkonzentrationen und des TSH.

Der Schweregrad der Krankheit wird anhand der klinischen Symptome und der Höhe der Schilddrüsenhormonkonzentrationen im Serum abgeschätzt. Bei unbekannter Jodversorgung und mittelschwerer Hyperthyreose liegt die Initialdosis der Thyreostatika bei 10 bis 20 mg Thiamazol/Tag oder 15 bis 30 mg Carbimazol/Tag. Bei ausgeprägtem

Krankheitsbild sollten 20 bis 40 mg Thiamazol bzw. 30 bis 60 mg Carbimazol oder 300 bis 500 mg PTU gegeben werden. Nach Erreichen einer euthyreoten Stoffwechsellage wird die Therapie mit einer niedrigen, dem Bedarf angepaßten Erhaltungsdosis weitergeführt, z.B. mit 2,5 bis 10 mg Thiamazol oder 5 bis 15 mg Carbimazol als Monotherapie bzw. in Kombination mit einer Levothyroxin-Medikation in individuell unterschiedlicher Höhe (s. Tab. 44).

Die Erhaltungsdosis sollte so gewählt werden, daß die T_3- und fT_4- oder fT_3-Konzentrationen im Referenzbereich und die TSH-Konzentration zwischen 0,3 und 1 mU/l Serum liegen.

Praktisches Vorgehen bei thyreostatischer Therapie

Die thyreostatische Therapie wird in Deutschland vorzugsweise mit Thiamazol-Präparaten durchgeführt. Die Anwendung von PTU stellt eher die Ausnahme dar, wenn auf den Einsatz von Thiamazol oder Carbimazol allergische Reaktionen eintreten. Perchlorat oder Lithiumcarbonat bzw. Jod in hoher Dosierung (Plummerung) kommen nur in Ausnahmefällen zur Anwendung. Die thyreostatische Therapie kann in den meisten Fällen ambulant durchgeführt werden (Dosierungen: s. Tab. 44).

Kontrollen sollten anfangs in etwa zweiwöchigen Intervallen, später in Abständen von 6 bis 10 Wochen erfolgen. Sie betreffen die Stoffwechsellage, die Strumagröße und das Nebenwirkungsprofil. Klinisch werden das Allgemeinbefinden, das Gewicht, die Herzfrequenz und der Halsumfang beurteilt.

In-vitro-Kontrollen umfassen: TSH, T_3- und fT_4-Konzentrationen im Serum. Wichtig sind vor Beginn der Therapie eine Untersuchung des Differentialblutbildes sowie die Bestimmung der Leberenzyme. Beide Parameter können sich im Lauf der Therapie durch Thyreostatika-Einfluß verändern. Sie können auch bereits vor der thyreostatischen Therapie aufgrund der Hyperthyreose pathologisch ausfallen.

Die endokrine Orbitopathie wird bei den Kontrollterminen ebenfalls bewertet und bezüglich einer Verschlechterung oder Verbesserung dokumentiert.

Die Behandlungsdauer richtet sich in der Regel nach dem individuellen Verlauf. Sie liegt durchschnittlich bei einem Jahr. Nach diesem Zeit-

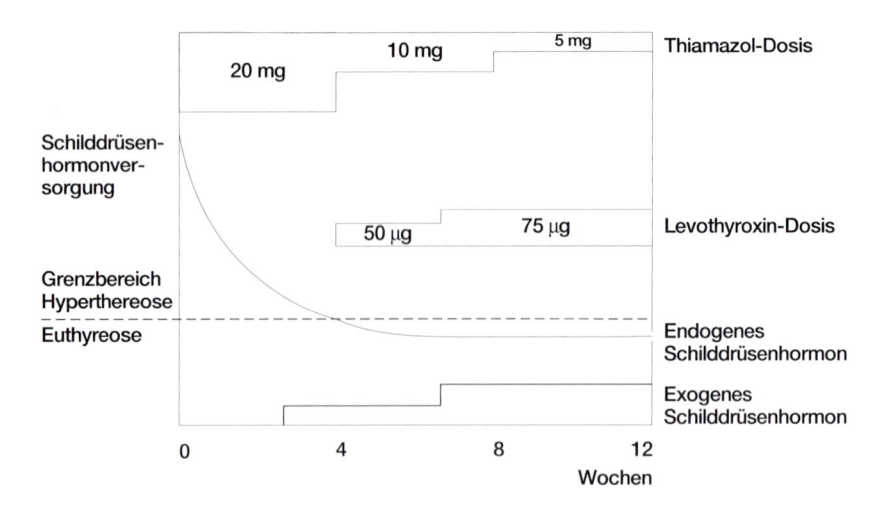

Abb 42: *Beispiel für die Einleitung einer Kombinationstherapie bei Immunhyperthyreose vom Typ M. Basedow*

raum wird ein Auslaßversuch durchgeführt. Nach Abschluß der thyreostatischen Therapie und Remission sind Kontrolluntersuchungen in drei- bis viermonatigen Abständen indiziert. Es gibt heute keinen zuverlässigen Parameter zur Vorhersage eines Rezidivs für den einzelnen Patienten.

Die dosisabhängigen **Nebenwirkungen** der thyreostatischen Therapie sind in Kap. 4.1.1.5 und Tab. 14 zusammengefaßt.

Die Patienten sollten vor Beginn einer thyreostatischen Therapie auf seltene, aber schwere Nebenwirkungen aufmerksam gemacht werden, z.B. darauf, daß sich eine Knochenmarksdepression mit Agranulozytose frühzeitig durch Symptome wie Fieber und Entzündungszeichen äußert. In solchen Situationen sollte der Patient unabhängig von den vereinbarten Kontrollterminen den behandelnden Arzt sofort aufsuchen.

Eine ebenfalls unerwünschte Nebenwirkung ist die Entwicklung einer Struma. Sie kann verhindert werden, indem die TSH-Konzentration im Serum durch Reduktion der Dosis des Thyreostatikums oder durch eine begleitende Therapie mit Levothyroxin niedrig gehalten wird.

Manche Patienten klagen über einen erst unter der Therapie mit Thyreostatika auftretenden Haarausfall. Möglicherweise handelt es sich um einen Späteffekt der Hyperthyreose. Spekuliert wird ebenfalls über eine direkte Wirkung der Thyreostatika. Die Ursachen sind bislang nicht eindeutig geklärt.

Besonderheiten der thyreostatischen Therapie in besonderen Lebensumständen (Schwangerschaft, Kindesalter, höheres Lebensalter) werden in den entsprechenden Kap. (4.14, 4.15, 4.16) gesondert besprochen.

4.5.4.2 Chirurgische Therapie (s. 4.1.2.1)

Die Operation ist angezeigt nach erfolgloser medikamentöser Therapie bzw. bei fehlender Kooperation des Patienten zu einer thyreostatischen Therapie als primäre Therapie.

Chirurgische Therapie

Indikationen für eine frühzeitige chirurgische Therapie
- Große Struma (> 40-60 ml)
- Gleichzeitig kalte Knoten (Malignomverdacht)
- Gleichzeitige mechanische Komplikationen
- Kontraindikation zur Radiojodtherapie (s. Tab. 16)
- Floride endokrine Orbitopathie
- Fehlende Kooperation des Patienten zur thyreostatischen Therapie

Primäre Therapie bei:
- Therapieresistenter Immunhyperthyreose
- Thyreotoxischer Krise
- Jodkontamination, medikamentös nicht beherrschbar
- Wunsch des Patienten

Sekundäre Therapie bei:
- Hyperthyreoserezidiv oder -persistenz nach 12monatiger thyreostatischer Therapie

---

Tab. 45: Chirurgische Therapie der Immunhyperthyreose (I)

Die Operation muß der Radiojodtherapie dann **vorgezogen** werden, wenn die Schilddrüse deutlich vergrößert ist (> 60 ml), knotige Veränderungen vorliegen (potentielles Malignitätsrisiko) und/oder mechanische Komplikationen bestehen.

Bei absoluten und relativen **Kontraindikationen zur Radiojodtherapie** (Schwangerschaft, Stillperiode und Malignitätsverdacht) muß man sich für ein chirurgisches Vorgehen entscheiden. Es wird derzeit diskutiert, ob Patienten mit aktiver endokriner Orbitopathie von einer **kompletten** Thyreoidektomie profitieren. Wird bei Patienten mit endokriner Orbitopahie eine Radiojodtherapie durchgeführt, sollte passager eine Steroidtherapie erfolgen.

Bei durch Jod provozierten Hyperthyreosen sollte überlegt werden, ob eine Frühoperation vorzuziehen ist (s. 4.7 und 4.8).

In allen Fällen sollte vor der Operation eine euthyreote Stoffwechsellage durch eine thyreostatische Vorbehandlung erreicht sein.

In manchen Zentren wird unmittelbar präoperativ eine Plummerung (5-10 mg Jod/Tag) eingesetzt, um die Schilddrüsenhormonfreisetzung akut zu blockieren, die Stoffwechsellage rasch zu normalisieren sowie den Blutfluß in der Schilddrüse zu reduzieren.

Nachteile der Operation sind intra- und postoperative Komplikationen. Die Rate der Komplikationen steigt mit der Größe der Schilddrüse und der Zahl von Rezidiveingriffen (s. Tab. 46).

Die Erfolgsrate (bei adäquater Technik) liegt bei 95%, die Größenordnung der postoperativen Hypothyreose bei 80-90%.

Die Entwicklung einer postoperativen Hypothyreose wird nicht als Komplikation angesehen, sondern bewußt zur Verhinderung eines Persistierens der Hyperthyreose bzw. eines Hyperthyreoserezidivs angestrebt. Der Patient muß daher vor einem chirurgischen Eingriff darauf hingewiesen werden, daß postoperativ zeitlebens eine Substitution mit synthetischen Schilddrüsenhormonen erforderlich ist.

Kontraindikationen für die Operation sind eine floride Hyperthyreose (Ausnahme: thyreotoxische Krise, nicht beherrschbare Hyperthyreose auf dem Boden einer Jodkontamination), ein erhöhtes Operationsrisiko bei bestimmten Begleitkrankheiten sowie eine Rezidivhyperthyreose nach vorausgegangener chirurgischer Resektion wegen Hyperthyreose. In letztgenannter Situation sollte geprüft werden, ob eine Radiojodtherapie einer Zweitoperation vorzuziehen ist.

Einen Monat postoperativ sollten die Schilddrüsenhormonkonzentrationen und das TSH im Serum überprüft werden, um die bereits unmittelbar postoperativ eingeleitete Substitutionstherapie mit Levothyroxin entsprechend anpassen zu können.

Ferner ist zu prüfen, ob eine Hypocalcämie mit erniedrigter Parathormon-Konzentration im Serum besteht. Dann muß über eine Calciumsubstitution, ggf. in Kombination mit Dihydrotachysterol/Calcitriol entschieden werden. Oft kommt es postoperativ nur zu einer passageren Hypocalcämie, die u.U. bis zu einem halben, in Ausnahmefällen bis zu einem Jahr persistieren kann. Bis zu diesem Zeitpunkt sollte eine vorübergehende Substitution nur mit Calcium-Präparaten eingeleitet werden.

Die Stoffwechsellage sollte so eingestellt werden, daß fT_4 und T_3 im Referenzbereich und TSH im unteren Referenzbereich liegen. Danach sind weitere, jährliche Kontrollen zu empfehlen (s. Tab. 46).

Ziel der Operation:	sichere Beseitigung der Hyperthyreose	
Erfolgsrate:	95%	
Vorgehen:	einseitige Hemithyreoidektomie, kontralateral subtotale Resektion, Belassen eines Restes von 2-5 g	
Folge:	postoperative substitutionspflichtige Hypothyreose	
Komplikationen:	Recurrensparese	permanent: < 1%
		passager: 1-4%
	Hypoparathyreoidismus	permanent: 1%
		passager: 1-5%
Postoperative Kontrollen		
Nach 4 Wochen:	Körperliche Untersuchung, Augensymptome Anpassung der direkt postoperativ eingeleiteten Levothyroxin-Medikation, Sonographie, Szintigraphie	
Jährlich:	In-vitro-Kontrolle, Augenuntersuchung Bei Verschlechterung oder Neuauftreten einer endokrinen Orbitopathie: Einleitung einer entsprechenden Therapie	

Tab. 46: Chirurgische Therapie der Immunhyperthyreose (II)

Desweiteren beinhalten die Kontrolluntersuchungen immer die Prüfung der Augensituation. Sollte sich eine bestehende endokrine Orbitopathie postoperativ verschlechtern oder neu auftreten, muß über eine separate Therapie dieses Krankheitsbildes entschieden werden (s. 4.6.4).

4.5.4.3 Radiojodtherapie (s. 4.1.3)

Ziel der Radiojodtherapie ist die definitive Beseitigung der Hyperthyreose. Dazu sind Herddosen von 150 bis 200 Gy erforderlich. Dadurch wird in den meisten Fällen (ca. 95%) eine sichere Beseitigung der Hyperthyreose erreicht.

Als Folge der strahlentherapeutischen Reduktion der Schilddrüsengröße wird – wie bei der chirurgischen Therapie – posttherapeutisch bewußt eine permanente Hypothyreose in Kauf genommen.

Kontraindikationen zur Durchführung einer Radiojodtherapie: siehe Tab. 16.

Für Kinder und Jugendliche gilt eine relative Kontraindikation. In den USA, den Niederlanden und in Großbritannien werden auch Kinder mit Radiojod behandelt. In Deutschland wird dieses Konzept im allgemeinen noch nicht verfolgt, obwohl mittlerweile auch hier einige Kinder mit Radiojod erfolgreich behandelt worden sind.

Eine relative Kontraindikation ist die Beobachtung, daß bei Patienten mit begleitender endokriner Orbitopathie nach Radiojodtherapie die Auswirkungen auf die Augensituation ungünstiger sein sollen. Da nach der Radiojodtherapie im Gegensatz zum chirurgischen Vorgehen ungünstige Verläufe der endokrinen Orbitopathie beobachtet wurden, sollte die Radiojodtherapie bei gleichzeitigem Vorliegen einer endokrinen Orbitopathie unter Kortikosteroid-Medikation durchgeführt werden, beginnend zwei bis drei Wochen vor und bis drei Wochen nach der Radiojodtherapie.

Wegen der möglichen Zunahme der Augensymptome nach Radiojodtherapie sollte nach Auffassung der Autoren insbesondere bei größeren Strumen die chirurgische Sanierung bevorzugt werden.

Die Vorbereitung zur Radiojodtherapie umfaßt die thyreostatische Be-

Indikationen

Primär:
Bei therapierefraktärer Immunhyperthyreose und Kontraindikationen für Operation

Sekundär:
Bei Hyperthyreoserezidiv nach 12monatiger Thyreostase und/oder bei folgenden Situationen:
- Kleine diffuse Struma (< 40 ml)
- Keine zusätzlichen Knoten (kein Malignomverdacht)
- Keine endokrine Orbitopathie oder geringes Stadium
- Fehlende Kooperation des Patienten zur Thyreostase
- Kontraindikationen zur Operation (z.B. Multimorbidität)
- Wunsch des Patienten

Durchführung
Vorbehandlung:
- Euthyreose, TSH: 0,3-1,0 mU/l durch individuell angepaßte thyreostatische Therapie
- Herddosis: 150-200 Gy (gesamtes Organ)
  Berechnung der individuell erforderlichen Radioaktivitätsmenge:
  Radiojodtest (Halbwertszeit$_{eff}$, Uptake$_{max}$)
  Volumen der Gesamtschilddrüse (Sonographie)

Kontrolle nach Radiojodtherapie
- Nach 4 Wochen: in vitro: ggf. Anpassung der Thyreostase
- Nach 12 Wochen: in vitro und in vivo: Überprüfung des Therapieerfolges, ggf. Levothyroxin-Substitution (Sonographie und Szintigraphie)
- Jährlich: Überprüfung der Levothyroxin-Substitution (evtl. Auftreten von Späthypothyreosen)

Tab. 47: Radiojodtherapie der Immunhyperthyreose (I)

seitigung der Hyperthyreose. Auch wenn die medikamentöse Therapie zu einer geringen Reduktion der Radiojodaufnahme führt, sollte die Radiojodtherapie trotzdem unter fortlaufender thyreostatischer Therapie durchgeführt werden.

Ein Effekt der Radiojodtherapie ist 6 bis 12 Wochen nach Applikation des I-131 zu erwarten. Daher sollte während der ersten vier Wochen nach Radiojodtherapie bis zur ersten Kontrolluntersuchung die thyreostatische Therapie weitergeführt werden.

Etwa drei Monate nach einer Radiojodtherapie ist eine umfassende Untersuchung einschließlich Sonographie und Szintigraphie der Schilddrüse angezeigt. Bei deutlicher Abnahme des Schilddrüsenvolumens und Anstieg des TSH sollte eine Substitutionstherapie mit Levothyroxin begonnen werden. Zu beachten ist, daß nach Radiojodtherapie Tg AK und/oder TPO AK als Ausdruck einer zytotoxischen Reaktion ansteigen können. TSH-Rezeptor-Antikörper können ebenfalls in hoher Konzentration noch vorhanden sein, wobei es sich z.T. um blockierende Antikörper handeln kann.

Nach Radiojodtherapie sollte bei gebärfähigen Frauen eine Konzeption für einen Zeitraum von mindestens sechs Monaten vermieden werden.

Weitere Verlaufsuntersuchungen sind in jährlichen Abständen erforderlich. Gegebenenfalls muß eine entsprechende Anpassung der Levothyroxin-Dosis erfolgen. Die Einstellung sollte so erfolgen, daß die fT_4 und T_3 im Serum im oberen Referenzbereich liegen und das TSH im mittleren bis unteren Referenzbereich (0,1 bis 0,3 mU/l).

Ziel:	Sichere Beseitigung der Hyperthyreose
Erfolgsquote:	80-90% erste Therapie;
	100% bei Wiederholung(en)
Folge:	substitutionspflichtige Hypothyreose
Komplikationen:	Strahlenthyreoiditis in ca. 1%
Thyreotoxische Krise:	1‰
Nebenwirkungen:	Keine
Strahlenexposition Ganzkörper:	30-40 mSv (effektive Äquivalentdosis)

Tab. 48: Radiojodtherapie der Immunhyperthyreose (II)

4.6 Endokrine Orbitopathie (e.O.)

4.6.1 Pathogenese und Epidemiologie

Die endokrine Orbitopathie ist wie die Basedow-Hyperthyreose eine Autoimmunkrankheit. Bislang ist jedoch nicht endgültig geklärt, ob es sich um ein eigenständiges Krankheitsbild handelt oder ob die endokrine Orbitopathie lediglich eine extrathyreoidale Manifestation der

Autoimmunthyreopathie vom Typ Morbus Basedow ist. In über 90% der Fälle geht die endokrine Orbitopathie mit einer immunogen bedingten Schilddrüsenfunktionsstörung (zumeist einer Hyperthyreose) einher. Für die Annahme, daß die endokrine Orbitopathie eine Autoimmunkrankheit ist, spricht die typische lymphozytäre Infiltration in den Augenanhangsgebilden, der Nachweis humoraler und zellulärer Antikörper gegen Antigene der extraoculären Augenmuskel sowie die Exposition von Klasse-II-Histokompatibilitätsantigenen auf Augenmuskelzellen, die durch TSH, Lymphokine und Gamma-Interferon verstärkt werden. Dadurch kann unter Umgehung der Makrophagen-Aktivität eine direkte Präsentation von Autoantigenen erfolgen. Es ist bislang jedoch nicht klar, ob ein gemeinsames Antigen mit dem Bindegewebe der Schilddrüse bzw. den Thyreozyten vorliegt

Ferner wurde bislang kein eindeutig auslösender Faktor für die endokrine Orbitopathie gefunden. Die derzeitige Vorstellung der Pathogenese geht davon aus, daß zirkulierende T-Zellen an Adhäsionsmoleküle binden und hierüber Zugang zum Retroorbitalraum erhalten. Dadurch kommt es zur Infiltration der Orbita und des prätibialen Unterhautfettgewebes. Die T-Zellen reagieren mit den Fibroblasten. Dies führt dazu, daß Zytokine in das umliegende Gewebe abgegeben werden. Durch die Zytokine wird die Expression von HLA-DR Molekülen stimuliert und der Autoimmunprozeß in Gang gesetzt. Darüber hinaus wird durch die Expression von immunmodulierenden Proteinen auch die Produktion von Glykosaminoglykanen in den Fibroblasten angeregt. Die starke Hydrophilie der Glykosaminoglykane bewirkt die Schwellung der befallenen Augenmuskeln. Es kommt zu einer retrobulbären Volumenvermehrung mit Protrusio bulborum, Chemosis und periorbitalen Schwellungen durch Störung des venösen Abflusses sowie einer Conjunctivitis in den vorderen Augenabschnitten.

Die histologischen Befunde der e.O. zeigen eine ödematöse Schwellung sowie lymphozytäre Infiltrationen und Einlagerungen von Glykosaminoglykanen im periorbitalen Fett- und Bindegewebe und in den extraoculären Augenmuskeln. Typischerweise findet sich eine Verdickung der externen Augenmuskeln und eine Vermehrung des Binde- und Fettgewebes.

Wesentlich für die Volumenzunahme ist die Ansammlung von Glykosaminoglykanen, die durch ein Wasserbindungsverhalten eine mukoide Quellung (= mucinöses Ödem) hervorrufen. In der akuten Phase findet sich darüber hinaus eine lymphozytäre Infiltration des Orbitagewebes und eine Aktivierung der Fibroblasten.

Das chronische Stadium ist gekennzeichnet durch eine Fibrosierung der betroffenen Strukturen, so daß eine retro- und peribulbäre Fibrose resultiert.

Gemeinsam mit der Orbitopathie kommt – allerdings selten – ein prätibiales Myxödem vor, welches die gleichen morphologischen Veränderungen aufweist. Noch seltener ist das Auftreten der Osteoarthropathia hypertrophicans (Akropachie an den Fingerendgliedern).

Es besteht ein enger zeitlicher Zusammenhang zwischen dem Auftreten der endokrinen Orbitopathie und der Immunhyperthyreose vom Typ Morbus Basedow. In etwa 20% der Fälle ist die endokrine Orbitopathie **vor** Auftreten der Immunhyperthyreose nachzuweisen, in 40% während der Krankheit sowie in 40% **nach** Manifestation der Schilddrüsenfunktionsstörung. Meist langjährige schubartige Verläufe mit häufigen Rezidiven sowie individuell extrem unterschiedlicher Ausprägung sind typisch für das Krankheitsbild.

Die einzelnen Symptome haben eine unterschiedliche Prognose. Lidretraktion, periorbitale Ödeme und Conjunctivitis bessern sich meist ohne spezifische Therapie (ca. 80%). Die Augenmuskelbeteiligung weist eine geringe spontane Remission auf (nur ca. 40%). Die Protrusio bulborum ist in weniger als 10% spontan reversibel.

4.6.2 Symptome und klinische Befunde

Neben den Symptomen der Hyperthyreose sind die spezifischen Augensymptome in charakteristisch ausgeprägten Fällen leicht zu erkennen. Die endokrine Orbitopathie tritt meist doppelseitig, selten einseitig auf. Der Verlauf ist durch einen schleichenden Beginn gekennzeichnet. Vermehrte Lichtempfindlichkeit, Mißempfindungen im Augenbereich (Fremdkörper- und Druckgefühl), Tränenträufeln, verschwommenes Sehen, Lidödeme sowie Sehstörungen sind typische Beschwerden.

Die Symptome sind in der Regel morgens stärker ausgeprägt als abends. Fortgeschrittene Schweregrade sind gekennzeichnet durch Hervortreten der Augen, Conjunctivitis, Chemosis, lokale Infektionen, Keratitis, Hornhautulzerationen, Konvergenzschwäche, Doppelbildwahrnehmungen, Einschränkung des Gesichtsfeldes sowie Verschlechterung des Visus durch Kompression des Nervus opticus. Die schwereren Verlaufsformen sind selten und gehen häufig auf den mangelnden Lidschluß (Lagophthalmus) sowie zunehmenden Druck in der Orbita zurück. Die Leitsymptome der endokrinen Orbitopathie sind in Tab. 49 zusammengefaßt.

Leichtere Beschwerden:	Lichtempfindlichkeit, Mißempfindungen, Fremdkörper- und Druckgefühl, vermehrter Tränenfluß, Lidödeme, verschwommenes Sehen.
Mittlere Beschwerden:	Exophthalmus, Chemosis, Conjunctivitis, Konvergenzschwäche, Doppelbilder, lokale Infektionen.
Schwere Verlaufsform:	Keratitis, Hornhautaffektionen, Gesichtsfeldeinschränkung, Visuseinschränkungen.

Tab. 49: Leitsymptome der endokrinen Orbitopathie

Die klinische Untersuchung der Augen kann zwar von Nichtophthalmologen durchgeführt werden und führt in der Regel zur korrekten Einteilung des individuellen Schweregrades. Allerdings ist eine gemeinsame Betreuung der Patienten unter Beteiligung von Hausarzt, Endokrinologen, Ophthalmologen sowie bei bestimmten Stadien auch dem Strahlentherapeuten oder HNO-Arzt dringend zu empfehlen.

Die Inspektion umfaßt die Messung der Weite der Lidspalten und die Prüfung des Lidschlusses sowie eines evtl. vorhandenen Lidödems. Auch die Untersuchung der Sehschärfe und Motilität der Augenmuskeln kann orientierend vorgenommen werden.

Der Grad der Protrusio bulborum wird klinisch beurteilt und kann anschließend mit Hilfe der Exophthalmometrie nach Hertel quantifiziert werden. Durch die Exophthalmometrie wird der sagittale Abstand des Hornhautscheitels von der seitlichen Orbitabegrenzung gemessen. Werte oberhalb 20 mm sowie Seitendifferenzen von mehr als 2 mm sind pathologisch. Die Untersuchung gehört zum Standard bei der Eingangs- und auch bei der Verlaufsuntersuchung. Beim Auftreten von Doppelbildern oder bei Visusminderungen sind ergänzende Untersuchungen erforderlich. In diesen Fällen ist immer die Vorstellung beim Ophthalmologen erforderlich.

Nichtinfiltrative Zeichen sind: das Dalrymplesche Phänomen (Retraktion des Oberlides), das Graefe´sche Zeichen (Zurückbleiben des Oberlides) sowie das Möbius-Zeichen (Konvergenzschwäche).

Das Stellwag´sche Phänomen bezeichnet den seltenen Lidschlag, das Bell´sche Phänomen die Aufwärtsbewegung des Bulbus bei intendiertem Lidschluß.

Geringeren diagnostischen Wert haben die sympatikotonen und konstitutionell bedingten Zeichen wie eine weite Lidspalte, das Glanzauge sowie der seltene Lidschlag.

Die Einteilung der Schweregrade der endokrinen Orbitopathie ist Tab. 50 und 51 zu entnehmen. Die Schweregrade stellen keine Abstufung dar, da sie nebeneinander vorkommen können.

Grad I beinhaltet die nichtinfiltrative Lidsymptomatik:
Oberlidretraktion, Konvergenzschwäche, seltener Lidschlag (Dalrymple´sches Phänomen, Möbius-Zeichen).

Grad II beinhaltet die infiltrative Lidsymptomatik:
Bindegewebsbeteiligung mit Lidschwellung, Chemosis, Conjunctivitis, Tränenträufeln sowie Photophobie.

Grad III bezeichnet den Exophthalmus oder die Protrusio bulborum (pathologische Hertel-Werte).

Grad IV beinhaltet Augenmuskelfunktionsstörungen:
unscharfes Sehen, Doppelbildwahrnehmungen durch Einschränkung der Bulbusmotilität infolge von entzündlichen Augenmuskelinfiltrationen.

Grad V umfaßt Hornhautaffektionen infolge eines Lagophthalmus mit Trübungen sowie Ulzerationen.

Grad VI schließlich ist gekennzeichnet durch Sehausfälle oder Sehverlust infolge zunehmenden Drucks in der Augenhöhle und Kompression des Nervus opticus.

Der Nachteil dieser Klassifikation ist, daß mehrere Schweregrade nebeneinander vorliegen können und der klinische Verlauf nur unvollständig wiedergegeben werden kann. Die Befunde sollten einzeln klinisch und mit technischen Untersuchungsverfahren erhoben und zusammengefaßt werden. Sie sind bei jeder Kontrolluntersuchung erneut zu dokumentieren. Dafür wurde der Einsatz eines Punktesystems für die Verlaufsbeurteilung vorgeschlagen (s. Tab. 51).

Grad I	Nicht infiltrative Lidsymptomatik:
	Lidretraktion, seltener Lidschlag
Grad II	Infiltrative Lidsymptomatik:
	Lidschwellung, Chemosis, Conjunctivitis sicca
Grad III	Exophthalmus, Lagophthalmus
Grad IV	Veränderungen der Augenmuskeln:
	Augenmuskelverdickungen mit Einschränkung der Bulbus-Motilität
Grad V	Hornhauterosionen bei fehlendem Lidschluß
Grad VI	Kompression des N. opticus mit Visus- und Gesichtsfeldeinschränkung.

Tab. 50: Stadieneinteilung (nach Werner, modifiziert durch Pfannenstiel)

Klasse I	Beschwerden
	Fremdkörpergefühl, Tränen, Lichtscheu, retrobulbäres Druckgefühl
	a) leicht ausgeprägt b) mittelgradig c) stark ausgeprägt
Klasse II	Lidretraktion und Bindegewebsbeteiligung
	Conjunctivitis, Chemosis, periorbitale Schwellungen
	a) leicht ausgeprägt b) mittelgradig c) stark ausgeprägt
Klasse III	Protrusio bulbi/bulborum
	a) leicht ausgeprägt b) mittelgradig c) stark ausgeprägt
Klasse IV	Augenmuskelblockaden (Doppelbilder)
	a) leicht ausgeprägt b) mittelgradig c) stark ausgeprägt
Klasse V	Hornhautaffektionen
	a) leicht ausgeprägt b) mittelgradig c) stark ausgeprägt
Klasse VI	Sehnervbeteiligung
	a) leicht ausgeprägt b) mittelgradig c) stark ausgeprägt

Tab. 51: Stadieneinteilung nach Grußendorf

4.6.3 Diagnose

Die Anamnese und die klinische Untersuchung stehen am Anfang neben der genauen Abklärung der Schilddrüsenfunktion. Die Messung des Exophthalmus und der Lidspaltenweite kann auch vom Nicht-Ophtalmologen durchgeführt werden. Darüber hinaus kann relativ leicht eine orientierende Untersuchung der Motilität vorgenommen werden. Bei Nachweis einer endokrinen Orbitopathie sollte die weitere Betreuung jedoch in Kooperation zwischen dem Schilddrüsenexperten und Ophthalmologen und bei einer entsprechenden Therapie mit dem Strahlentherapeuten erfolgen.

In der Hand des endokrinologisch tätigen Arztes sollte allerdings die Diagnostik und die weitere Therapie der Basedow-Hyperthyreose bleiben. Die Entscheidung über das Vorgehen bezüglich der entzündlichen Veränderungen im Bereich der Augenanhangsgebilde muß in enger Kooperation im interdisziplinären Konsil mit Augen- und ggf. Hals-Nasen-Ohren-Ärzten erfolgen.

Die weiterführende ophthalmologische Untersuchung mit Prüfung der genauen Motilität, der Fundusuntersuchung sowie der Gesichtsfeldprüfung und Blickrichtungstonographie durch auf diesem Gebiet erfahrene Augenärzte ist bei Diagnose und Verlaufsbeobachtung einer endokriner Orbitopathie zwingend.

Die Entscheidung über den Einsatz weiterer bildgebender Verfahren (Röntgen-Computertomographie und/oder die Kernspintomographie) muß im Einzelfall getroffen werden, wenn therapeutische Konsequenzen zu ziehen sind bzw. wenn differentialdiagnostische Probleme bestehen.

Alle genannten Untersuchungsverfahren (s. Tab. 52) dienen der Sicherung der Diagnose und der Quantifizierung des Ausgangsbefundes für die Verlaufsuntersuchungen.

Bei einseitigem Exophthalmus müssen immer alle bildgebenden Untersuchungsverfahren ausgeschöpft werden, um andere Ursachen (wenn keine eindeutige Immunhyperthyreose nachweisbar ist) zu sichern. Die Prüfung der Floridität des Augenmuskelprozesses wurde bereits erwähnt. Sie steht vor einer entsprechenden strahlentherapeutischen Maßnahme.

Die einfachen, ohne Gerätetechnik durchführbaren Untersuchungen sind bei jeder Kontrolluntersuchung zu wiederholen und die Stadieneinteilung ist nach der offiziellen Klassifikation (s.u.) zu dokumentieren.

Für den klinischen Befund wird die von Werner 1969 publizierte Gradeinteilung auch heute noch verwendet. Das von Grußendorf modifizierte Vorgehen ist in Tab. 51 dargestellt. Die Modifikation gegenüber der Einteilung von Werner beinhaltet in Klasse I die Aufnahme von anamnestisch angegebenen Beschwerden sowie in Klasse II die Aufnahme von objektivierbaren Zeichen.

Die von Grußendorf eingeführte Klasse II enthält darüber hinaus die beginnenden Zeichen der endokrinen Orbitopathie (Lidretraktion, Conjunctivitis, Chemosis und periorbitale Schwellungen). Die Klassen III (Protrusio), IV (Augenmuskelblockaden), V (Hornhautaffektion) sowie VI (Visusverlust durch Sehnervkompression) sind identisch mit der Einteilung von Werner. Die Klassen V und VI sollten von einem Ophthalmologen bestätigt werden.

In der Einteilung von Grußendorf wird neben der Bezeichnung der Klasse die Einteilung durch die Zusatzinformationen a bis c verfeinert: a: leicht ausgeprägt, b: mittelgradig, c: stark ausgeprägt.

Da die Schweregrade nebeneinander vorkommen, müssen sie auch nebeneinander beschrieben werden. Es darf nicht alleine der höchste Schweregrad angegeben werden.

Die Stadieneinteilung erfolgt **offiziell** nach der Klassifikation der Deutschen Gesellschaft für Endokrinologie und basiert auf der ursprünglichen Einteilung von Werner:

Klasse 0	keine Symptome
Klasse I	Lidretraktion, seltener Lidschlag
Klasse II	Lidschwellung, Chemosis, Konkunktivitis
Klasse III	Exophtalmus
Klasse IV	Augenmuskelveränderungen
Klasse V	Hornhautläsionen
Klasse VI	Beteiligung des N. opticus

Zur Frühdiagnostik kann ein weiteres technisches Untersuchungsverfahren herangezogen werden, das jedoch nur vom Ophthalmologen eingesetzt werden kann. Bei der sog. Blickrichtungstonographie wird der Augendruck beim Aufblick gemessen. Während der Augendruck bei Blickrichtungsänderung beim Gesunden nicht oder nur ganz gering (ca. 5 mm Hg) ansteigt, kann bei Anstieg des Augendruckes bei Blick nach oben um mehr als 10 mm Hg von einer relevanten entzündlichen Infiltration der Augenmuskeln ausgegangen werden. Damit ermöglicht die Blickrichtungstonographie bereits sehr früh die Diagnose einer endokrinen Orbitopathie.

Als weiteres technisches Untersuchungsverfahren wird die Orbitasonographie eingesetzt. Sie ist einfach durchzuführen und kann zur Frühdiagnose beitragen. Probleme können sich jedoch bei der Verlaufsuntersuchung bei der Reproduktion der Schnittebene ergeben.

Die Röntgen-Computertomographie erlaubt Aussagen über die Muskeldicke, das Ausmaß des Exophthalmus sowie die ossäre Umgebung. Ferner können andere, nicht endokrine Krankheiten (z.B. retrobulbäre Tumoren) abgegrenzt werden. Insofern ist die CT-Untersuchung als differentialdiagnostisches Mittel wichtig.

		Indikation
Endokrinologe	Messung der Lidspaltenweite	bei jeder Kontrolle
	Exophthalmometrie nach Hertel	
	Motilitätsprüfung	
Ophthalmologe	Blickrichtungstonographie	Eingangsuntersuchung
	Fundusuntersuchung (Visus)	Verdacht auf Klasse VI
	Gesichtsfeldprüfung	Verdacht auf Klasse VI
Radiologe	MRT mit T_2-Relaxationszeit	vor Strahlentherapie
	ggf. CT und MRT	Ausschluß retrobulbärer Raumforderungen

Tab. 52: Technische Untersuchungsverfahren bei endokriner Orbitopathie

In neuerer Zeit wird die MRT-Untersuchung eingesetzt. Sie erlaubt neben der genauen Messung der Augenmuskeldicke auch eine Beurteilung der Floridität des Autoimmunprozesses in den extraoculären Augenmuskeln durch Ermittlung der T_2-Relaxationszeiten, die bei entzündlichen Augenmuskelveränderungen deutlich verlängert sind. Dadurch kann im Verlauf der Krankheit die Indikation zu therapeutischen Maßnahmen sowie deren Wirkung beurteilt werden. Insbesondere vor der Entscheidung einer Retrobulbärbestrahlung sollte immer eine

Kernspintomographie mit Bestimmung der T_2-Relaxationszeiten stehen, da nur diese Untersuchung auf nicht invasivem Wege eine zuverlässige Aussage erlaubt, ob eine Floridität des Immunprozesses vorliegt und damit eine Strahlentherapie sinnvoll ist.

4.6.4 Therapie

Behandlung der **Basedow-Hyperthyreose**
Da die endokrine Orbitopathie fast immer mit einer Immunhyperthyreose vom Typ Morbus Basedow assoziiert ist, muß die Therapie der Schilddrüsenkrankheit gleichzeitig erfolgen. Es gibt Hinweise, daß durch die Beseitigung der Hyperthyreose der Verlauf der endokrinen Orbitopathie günstig beeinflußt werden kann.

Die pathophysiologische Vorstellung, daß die rasche Entfernung des – angenommenen – gemeinsamen Antigens von Schilddrüse und Orbitagewebe, z.b. durch eine frühzeitige Thyreoidektomie, den Verlauf bessert, konnte nur in einzelnen Studien nachgewiesen werden. Dabei besteht Einigkeit, daß eine postoperativ hypothyreote Situation vermieden werden sollte, um den Immunprozeß nicht durch erhöhte TSH-Konzentrationen im Serum zu stimulieren.

Die Entscheidung, welches ablative Verfahren als definitive Maßnahme gewählt wird (Operation oder Radiojodtherapie) ist umstritten. Aus der Literatur geht hervor, daß bei Patienten, die wegen einer Immunhyperthyreose und endokriner Orbitopathie einer ausgiebigen Resektion der Schilddrüse (s. 4.5.4.2) unterzogen wurden, in einem hohen Prozentsatz ein Rückgang der endokrinen Orbitopathie beobachtet wird. Vergleichende, prospektive Studie zeigten, daß nach einer Radiojodtherapie bei einem Teil der Patienten (25%) eine Aktivitätszunahme der endokrinen Orbitopathie eintrat.

Diese Beobachtungen sollten Anlaß sein, bei Patienten mit florider endokriner Orbitopathie, bei denen eine Radiojodtherapie durchgeführt werden soll, vor und nach Radiojodtherapie mit Glukokortikoiden (z. B. 50 mg Prednisolon/Tag mit wöchentlicher Reduktion um je 5 mg) begleitend zu behandeln.

Da zu dieser Thematik noch keine abschließende Meinungsbildung vorliegt, können derzeit allerdings noch keine generellen Empfehlungen gegeben werden.

4.6.4.1 Allgemeine und lokale Maßnahmen

Unter allgemeinen Maßnahmen werden zusammengefaßt: getönte Brillengläser mit Windschutz, Prismenfolien, Tränenersatzmittel (methylcellulosehaltige Augentropfen), Gleitmittel (Augengel), nächtliche Hochlagerung des Kopfes, bei ungenügendem Lidschluß während des Schlafes Occlusions-Augenverband (oder Schwimmbrille). Eine lokale Applikation von Steroiden wird nicht empfohlen.

Auf den langfristigen Krankheitsverlauf haben die lokalen Maßnahmen keinen Einfluß. Indiziert sind sie grundsätzlich bei Schweregraden I und II als alleinige Behandlungsform (symptomatische Therapie). Auch bei höheren Stadien sollten sie zur Milderung der Symptomatik immer mit zum Einsatz kommen.

Bei Doppelbildwahrnehmungen können Prismenfolien vorübergehend die Situation der betroffenen Patienten erleichtern.

Nikotinkarenz: Patienten, die rauchen, sollten darüber aufgeklärt werden, daß hierdurch die Orbitopathie verschlechtert werden kann. Die Beendigung des Rauchens ist bei Diagnose einer endokrine Orbitopathie daher unbedingt anzuraten.

4.6.4.2 Systemische Glukokortikoid-Therapie

Der Einsatz von Glukokortikoiden in der Akutphase der endokrinen Orbitopathie – vorwiegend bei Protrusio bulborum und Auftreten von Doppelbildern – ist eine sinnvolle Behandlungsmaßnahme. Man muß sich jedoch darüber im Klaren sein, daß die Kortikoid-Behandlung keine Heilung des Prozesses bewirkt. Die Indikation zum Einsatz von Glukokortikoiden als systemische Maßnahme besteht auch bei ausgeprägten entzündlichen Veränderungen der vorderen Augenabschnitte und bei Auftreten von Augenmuskelparesen, auch bei gleichzeitig bestehenden geringeren Schweregraden.

Mit der Glukokortikoid-Therapie ist in der Regel eine Besserung zu erreichen. Der Rückgang der perioculären Weichteilsymptome erfolgt in der Regel rasch, weniger jedoch die Rückbildung der Verdickung der extraoculären Augenmuskeln und die dadurch bedingte Protrusio bulborum.

Nicht abschließend geklärt ist bislang die Höhe der initialen Dosierung und die Frage, in welcher Form die Weiterführung der Therapie sinnvoll ist, wenn keine Besserung eintritt bzw. wenn die Symptome sich nur z.T. zurückgebildet haben.

Zur Zeit wird Prednisolon in einer Dosierung von 1-2 mg/kg Körpergewicht über ein bis zwei Wochen mit anschließender Reduktion von 5 mg pro Woche über vier Wochen empfohlen. Die Therapie wird mit einer individuellen Schwellendosis (z.B. 20 mg) über sechs Monate weitergeführt. Bei erneuter Zunahme der Symptomatik kann die Dosierung wieder erhöht und die Dauer evtl. auf acht bis neun Monate verlängert werden. Diese Behandlungsform gilt für die Schweregrade II bis IV.

Bei Grad V und VI (Opticus-Beteiligung, drohender Visusverlust, Hornhautulzerationen) sollte eine hochdosierte intravenöse Therapie von bis zu 500 mg Methylprednisolon/Tag für 3 Tage eingesetzt werden. Tritt innerhalb weniger Tage keine Besserung ein, muß eine operative Dekompression erfolgen.

Die Nebenwirkungen einer Langzeittherapie mit Glukokortikoiden sind vielfältig. Die Patienten müssen dementsprechend vor Therapiebeginn darüber aufgeklärt und engmaschig überwacht werden.

4.6.4.3 Andere systemische Therapien

In den zurückliegenden Jahren wurde immer wieder über eine medikamentöse immunmodulatorische Intervention mit Cyclosporin, hochdosierten Immunglobulinen, Imurek, Azathioprin sowie Cyclosphosphamid berichtet. Auch die Plasmapherese wurde eingesetzt. In Einzelfällen wurde über ein gutes bis sehr gutes Ansprechen berichtet

Eine routinemäßige Anwendung ist bislang nicht indiziert. Der Einsatz der genannten Imnmunsupressiva sollte spezialisierten Zentren vorbehalten bleiben.

Somatostatinanaloga: Diese Substanzklasse (z.B. Octreotide) stellen möglicherweise eine neue, nebenwirkungsfreie Therapieform dar. Es liegen jedoch bislang wenig Erfahrungen vor, so daß noch keine Empfehlungen ausgesprochen werden können.

Neueste Untersuchungen scheinen einen günstigen Einfluß von Methotrexat zu belegen (bei schwersten Verlaufsformen nach Ausschöpfen aller anderen Maßnahmen).

4.6.4.4 Strahlentherapie (Retrobulbärbestrahlung)

Die Wirksamkeit der Retrobulbärbestrahlung wurde in zahlreichen Studien belegt. Die pathophysiologische Vorstellung geht davon aus, daß durch die lokale Bestrahlung die die extraoculären Augenmuskeln infiltrierenden Lymphozyten geschädigt werden, so daß dadurch eine lokal antientzündliche Wirkung erreicht wird. Darüber hinaus soll der strahlentherapeutische Effekt antiproliferativ auf die Fibroblasten und die Produktion von Glykosaminoglykanen sein.

Die Effektivität einer Strahlentherapie ist jedoch nur dann gegeben, wenn sich die endokrine Orbitopathie in einem floriden Stadium befindet. Es muß daher gefordert werden, daß vor Einsatz dieser Maßnahme eine MRT-Untersuchung mit Sicherung des aktiven Stadiums (Bestimmung der Augenmuskeldicke sowie Messung der T_2-Relaxationszeiten) durchgeführt und dokumentiert wird (s. 3.3.5.4).

Die Retrobulbärbestrahlung kann als Alternative zur Glukokortikoid-Therapie oder in Kombination mit einer Glukokortikoid-Therapie durchgeführt werden. Neuere Ergebnisse zeigen, daß die Kombination beider Verfahren eine höhere Effektivität aufweist.

Die Strahlenart spielt offensichtlich keine Rolle. Heute werden Linearbeschleuniger als Strahlenquelle bevorzugt. Die Herddosis zur Entzündungsbestrahlung sollte je nach Schweregrad 15 bis 20 Gy betragen. Es werden kleine Bestrahlungsfelder seitlich von den Schläfen her eingestrahlt, die Neigung ist dorsal, die Bulbi werden abgedeckt. Die Netzhaut und Hornhaut muß sicher außerhalb des Strahlenfeldes liegen.

Die Herddosis wird in Fraktionen von 1 bis 2 Gy pro Bestrahlung innerhalb von zwei bis drei (teilweise über sechs) Wochen eingestrahlt. Eine Wiederholung der Therapie ist dann möglich, wenn die Gesamt-Dosis von 20 Gy zuvor nicht erreicht wurde.

Die Nebenwirkungen sind gering. In den ersten Wochen treten zwar regelmäßig verstärkte Schwellungen auf, sie sind jedoch transient. Eine Strahlenretinitis oder Strahlenkatarakte wurden nur als Folge einer zu hohen Strahlendosis oder fehlerhaften Festlegung der Bestrahlungsfelder beschrieben.

Die Ansprechrate der Symptome bei der Strahlentherapie und/oder kombinierten Strahlentherapie/Steroidtherapie liegt bei etwa 50 bis 60%. Der Effekt auf die Protrusio bulborum und die Augenmuskelbeteiligung ist am geringsten ausgeprägt. Allgemein gilt, daß der Therapieerfolg um so besser ist, je früher die Behandlung eingesetzt wird.

Bei Grad IV ist in jedem Fall eine Indikation für die Bestrahlung des Retrobulbärraumes gegeben. Von manchen Autoren wird sie bereits ab Grad III eingesetzt.

Kontraindiziert ist die Retrobulbärbestrahlung bei akuter Visusverschlechterung oder Gesichtsfeldeinschränkung, da aufgrund einer fast immer zunehmenden Schwellung die Gefahr einer weiteren Opticusschädigung angenommen werden muß. Auch die diabetische Retinopathie stellt wegen der Gefahr einer Blutung eine Kontraindikation dar.

4.6.4.5 Chirurgische Therapie

Operative Maßnahmen sind bei endokriner Orbitopathie angezeigt bei Klasse V und VI, wenn es nach Einleitung einer konservativen Therapie nicht zu einer raschen Besserung kommt und eine Gefahr für den Visus durch Affektion der Cornea oder Kompression des Nervus opticus besteht. In solchen Situationen ist eine **akute** operative Dekompression der Orbitae erforderlich.

Die klinischen Symptome einer endokrinen Orbitopathie mit Grad VI imponieren durch zunehmende Visusverschlechterung und Gesichtsfeldausfall. Eine weitere Indikation zur Dekompressionsoperation besteht dann, wenn eine persistierende Protrusio bulborum einen fehlenden Lidschluß verursacht und eine zunehmende Hornhautschädigung eintritt. Allerdings ist hier die Operation nicht akut angezeigt.

Eine Indikation zur operativen Intervention besteht auch dann, wenn die Augenmuskelverdickungen nach konservativen Therapieversuchen persistieren.

Die Dekompressionsoperation wird heute bevorzugt endonasal durch Entfernung der medialen Orbitawand mit Resektion der Siebbeinzellen durchgeführt. Die Betreuung der Patienten sollte in einem speziell dafür vorgesehenen Zentrum erfolgen (HNO-Arzt in Zusammenarbeit mit einem Orbitachirurgen).

Bei persistierenden Doppelbildern (Klasse IV) ohne Kompressionserscheinungen kann die Korrektur der extraocularen Augenmuskeln im Sinne einer Schieloperation hilfreich sein.

Die Augenlider können operativ durch die Tarsorhaphie korrigiert werden. Die letztgenannten Operationsverfahren (Schieloperation und kosmetische Lidverlängerung) sind jedoch nur dann indiziert, wenn das Krankheitsbild in einem chronischen Stadium ist und keine aktiven Entzündungszeichen mehr vorliegen (MRT).

Technische Durchführung der Orbitadekompressionsoperation
Bevorzugt wird die mediale Orbitawandresektion, bei der die Siebbeinzellen reseziert werden. Nach Schlitzen der Periorbita kann durch Druck auf den Bulbus gezielt ein Prolabieren des Orbitagewebes in den Nasennebenhöhlenraum erreicht werden. Wenn dieser Effekt nicht ausreicht, wird zusätzlich noch der Orbitaboden zur Kieferhöhle eröffnet.

Orbitafettresektion
Wenn im Vordergrund eine ausgeprägte Schwellung des Ober- und Unterlides als beeinträchtigende Entstellung besteht, kann eine transpalpebrale Fettresektion nach Olivari durchgeführt werden. Dabei werden etwa 6 bis 9 ml Fett- und Bindegewebe pro Auge entnommen.

Bei therapieresistenter Chemosis kann die sog. Frost-Naht gelegt werden. Dabei werden Fäden durch die Unterlidkante gelegt, um das Unterlid mit den Fäden über die Bindehautchemosis hinweg anzuheben und über der Braue mit einem Pflasterstreifen zu fixieren.

Augenmuskelkorrekturen
Die zuerst auftretenden Veränderungen entstehen im Bereich des Musculus rectus inferior, danach im Musculus rectus medialis, gefolgt vom Musculus rectus superior und schließlich vom Musculus rectus lateralis, gefolgt von den schrägen Augenmuskeln. Die verdickten extraoculären Augenmuskeln können nicht gedehnt werden. Dadurch kommt es zu einer mechanischen Einschränkung, am häufigsten bei der Hebung des Bulbus. Beim Versuch, die Augen gegen den Widerstand des Musculus rectus inferior anzuheben, wird das Auge in die Orbita gepreßt und es kommt zu einem kurzfristigen Anschwellen des Augeninnendruckes. Diese Motilitätsstörung läßt sich durch einen augenmuskelchirurgischen Eingriff im allgemeinen gut korrigieren.

Korrektur der Oberlidretraktion

Bei einer störenden Retraktion reicht häufig eine Resektion des Müller'schen Muskels aus (wenig ausgeprägte Fälle). Bessere Ergebnisse werden erreicht, wenn der Musculus levator palpebrae vom Tarsus abgetrennt wird. Dabei muß darauf geachtet werden, daß der Levator über eine größere Strecke im umgebenden Gewebe mobilisiert wird.

4.6.4.6 Kontrolluntersuchungen

Im akuten Stadium müssen engmaschige, interdisziplinäre Kontrollen vereinbart werden. Hier gilt es, eine drohende Visusverschlechterung, Gesichtsfeldeinschränkungen und Hornhautläsionen frühzeitig zu erkennen. Selbst nach ausreichender Behandlung der Hyperthyreose und im Initialstadium mäßig ausgeprägter endokriner Orbitopathie kann es in bis zu 50% der Fälle innerhalb von zwei Jahren noch zu einem hochfloriden Stadium kommen.

Klasse I-II	Lokale Maßnahmen: • Getönte Brille • Methylzellulosehaltige Augentropfen tagsüber • Augensalbe nachts • Hochlagern des Kopfes
Klasse II-V	Lokale Maßnahmen: • s. oben Glukokortikoide: • 1 mg/kg Körpergewicht Prednisolon/Tag • Dosisreduktion bis zur individuellen Schwellendosis Strahlentherapie: • Bei mangelndem Ansprechen oder bei ausgeprägter Symptomatik gleichzeitig zur Glukokortikoid-Therapie • 10-20 Gy Herddosis (Fraktionen zu 0,5-2,0 Gy)
Klasse V-VI	Lokale Maßnahmen: • s. oben Glukokortikoide: • bis zu 500 mg Prednisolon/Tag i.v. Wenn keine Besserung: Orbitadekompressionsoperation

Tab. 53: Therapie der endokrinen Orbitopathie

Insofern sind selbst nach kompletter Remission der Hyperthyreose Kontrolluntersuchungen in halbjährlichen Abständen empfehlenswert. Es gibt keine Serum- oder klinischen Parameter, die eine sichere Aussage zulassen, wann sich eine endokrine Orbitopathie entwickeln wird, und wie ausgeprägt sie sein wird.

==Positive Effekte auf die Vermeidung einer endokrinen Orbitopathie haben eine TSH-suppressive Therapie nach Radiojodtherapie oder Operation einer Immunhyperthyreose.==

Insgesamt ist die Therapie der Orbitopathie als unbefriedigend zu bezeichnen. Die Patienten sollten daher rechtzeitig über die Probleme aufgeklärt werden, um ihre Bereitschaft zur Mitarbeit zu gewinnen und um spätere Enttäuschungen zu ersparen.

4.7 Jodinduzierte Hyperthyreose

4.7.1 Grundlagen

Die Gabe von Jod in höherer Dosierung kann bei vorbestehender Schilddrüsenkrankheit eine Hyperthyreose auslösen. Da jodhaltige Medikamente heute häufig zu diagnostischen und therapeutischen Zwecken eingesetzt werden, ist dieser Zusammenhang von besonderer praktischer Bedeutung. Auch wenn keine exakten Zahlen über die Häufigkeit der jodinduzierten Hyperthyreose vorliegen, kann davon ausgegangen werden, daß etwa ==15% aller Hyperthyreosen durch eine höhergradige Jodexposition ausgelöst werden==.

Die gesunde Schilddrüsenzelle paßt die Jodaufnahme und dessen Einbau in organische Jodverbindungen der aktuellen Jodversorgung an. Eine hochdosierte Jodgabe führt zu einer akuten Hemmung des Einbaus von Jod in organische Verbindungen und in der Folge zu einer Hemmung der Hormonsynthese und -sekretion (s. 2.2.1).

Sind diese Regulationsmechanismen aufgrund einer vorbestehenden Schilddrüsenkrankheit defekt, kann ein Überangebot an Jod zum gesteigerten Einbau von Jod in organische Verbindungen und damit zur gesteigerten Synthese und Freisetzung von Schilddrüsenhormonen führen. Es kommt zur jodinduzierten Hyperthyreose.

Die einer jodinduzierten Hyperthyreose am häufigsten zugrundeliegende Schilddrüsenkrankheit ist die funktionelle Schilddrüsenautonomie. Das Risiko einer durch Jod induzierten Hyperthyreose hängt in diesen Fällen einerseits vom Volumen und der funktionellen Aktivität des autonomen Gewebes, andererseits von der Dauer und der Höhe der unphysiologischen Jodzufuhr ab. In seltenen Fällen kann auch eine immunogene Hyperthyreose bei Morbus Basedow durch eine hochdosierte Jodgabe ausgelöst oder ein Hyperthyreoserezidiv bei einem Patienten mit einem in Remission befindlichen Morbus Basedow hervorgerufen werden.

Mögliche Auslöser einer jodinduzierten Hyperthyreose
Als Auslöser einer jodinduzierten Hyperthyreose sind besonders jodhaltige Röntgenkontrastmittel und jodhaltige Medikamente einschließlich jodhaltiger Externa zu nennen (s. 5.1).

Die jodhaltigen **Röntgenkontrastmittel** unterscheiden sich hinsichtlich Höhe und Dauer der Jodbelastung. Wasserlösliche, nierengängige Röntgenkontrastmittel – ionische und nichtionische – weisen verglichen mit gallegängigen oder fettlöslichen Röntgenkontrastmitteln eine deutlich kürzere Verweildauer im Organismus auf. Nach Gabe nierengängiger Röntgenkontrastmittel ist innerhalb von etwa ein bis maximal vier Wochen mit einem Abklingen der Jodbelastung zu rechnen. Nach Applikation gallegängiger Röntgenkontrastmittel dauert die Jodbelastung nach intravenöser Gabe üblicherweise vier bis acht Wochen an, nach oraler Gabe sogar etwa drei Monate.

Die Gesamtbelastung des Körpers mit freiem Jod – nur dieses kann in die Schilddrüse aufgenommen werden – setzt sich zusammen aus Jod, welches in ungebundener Form im Kontrastmittel enthalten ist (etwa 10 µg/ml Röntgenkontrastmittel) und im besonderen Maß aus Jod, welches erst nach Applikation des Kontrastmittels aus Jodverbindungen freigesetzt wird. Durch die Gabe von 100 ml Röntgenkontrastmittel ist im Mittel von einer Gesamtbelastung des Körpers mit etwa 20 bis 30 mg Jod auszugehen.

Zu den jodhaltigen Medikamenten, die zu einer relevanten Jodbelastung führen können, zählen Präparate aus der Gruppe der Desinfizientien, der Dermatika, der Atemwegstherapeutika, der Geriatrika und der Ophthalmika. Im Einzelfall ist immer eine exakte Medikamentenanamnese erforderlich, um eine Jodexposition als Auslöser einer Hyperthyreose zu identifizieren. In Zweifelsfällen kann die Bestimmung der Jodausscheidung im Urin Hinweise auf das Vorhandensein und die Höhe einer Jodexposition geben.

Eine besondere Stellung nimmt das Antiarrhythmikum **Amiodaron** ein. Es weist eine strukturelle Ähnlichkeit mit dem Thyroxinmolekül auf und enthält 37 mg Jod pro 100 mg. Durch Dejodierung kommt es nach Gabe von 100 mg Amiodaron zu einer Belastung mit 3 mg an freiem Jodid. Weiterhin von Bedeutung ist, daß Amiodaron durch seine Anreicherung im Fettgewebe eine Halbwertszeit von bis zu 100 Tagen besitzt und die Jodbelastung damit auch nach Absetzen des Medikaments noch über Monate anhält.

Schilddrüsenfunktionsstörungen – Hyperthyreosen und Hypothyreosen – treten unter Amiodaron mit einer Häufigkeit von bis zu 20% auf. Für diese Funktionsstörungen ist einerseits die hohe Jodbelastung verantwortlich. Andererseits besitzt Amiodaron auch direkt toxische Effekte an der Schilddrüsenzelle, so daß auch ohne vorbestehende Schilddrüsenkrankheit eine Funktionsstörung ausgelöst werden kann. Deshalb ist vor Einleitung einer Therapie mit Amiodaron in allen Fällen eine differenzierte Schilddrüsendiagnostik erforderlich. Bestehen Hinweise auf eine relevante Autonomie, sollte vor Einleitung der Therapie eine definitive Beseitigung der Autonomie, etwa durch eine Radiojodtherapie angestrebt werden.

Beurteilung des individuellen Risikos
Vor Jodgabe sollte immer eine Abschätzung des individuellen Risikos für eine jodinduzierte Hyperthyreose erfolgen.

In der Notfallsituation, etwa vor einer akut erforderlichen Koronarangiographie, sollte anamnestisch nach einer vorausgegangenen Hyperthyreose gefragt und die Schilddrüse palpatorisch untersucht werden. Bestehen Anhaltspunkte für ein erhöhtes Risiko, sollte eine prophylaktische Therapie mit Perchlorat und ggf. auch mit Thiamazol erfolgen (s. Tab. 54).

Besteht keine Notfallsituation, sollte nach dem in Tab. 54 gezeigten Schema vorgegangen werden. Ergeben sich Hinweise für eine funktionelle Autonomie der Schilddrüse, kann das Risiko durch eine Bestimmung der Menge und Aktivität des autonomen Gewebes abgeschätzt werden. Bei einem autonomen Volumen von über 10 ml (entsprechend einem autonomen Adenom mit einem Durchmesser von etwa 2,7 cm) bzw. bei einem Tc-99m-Uptake unter Suppressionsbedingungen von über 2 bis 3% ist ein erhöhtes Hyperthyreoserisiko anzunehmen.

In diesen Fällen sollte grundsätzlich eine definitive Beseitigung der Autonomie durch Radiojodtherapie oder Operation angestrebt werden. Nur wenn die Gabe von Röntgenkontrastmitteln dringlich ist, sollte die in Tab. 55 dargestellte prophylaktische Behandlung mit Perchlorat und ggf. zusätzlich Thiamazol erfolgen.

Empfohlenes Vorgehen vor Applikation jodhaltiger Röntgenkontrastmittel oder jodhaltiger Medikamente

Notfallindikation	Vor Gabe nierengängiger Röntgenkontrastmittel (Computertomographie, Angiographie etc.):	
		• Serum asservieren zur Bestimmung von TSH und Schilddrüsenhormonen
	Wenn	• Hyperthyreose in der Anamnese und/oder • Auffälliger Tastbefund der Schilddrüse
		Prophylaktische Therapie mit Perchlorat (s. Tab. 55)
	Wenn	• Schilddrüsenautonomie bekannt und/oder • Latente bzw. manifeste Hyperthyreose bekannt
		Prophylaktische Therapie mit Perchlorat und Thiamazol (s.Tab. 55) – bei Bestätigung der Hyperthyreose Weiterführung der Therapie
Keine Notfallindikation	Bestimmung von TSH basal, ggf. der Schilddrüsenhormonparameter	
	Wenn	• TSH basal < 0,3 mU/l und/oder • Hyperthyreose in der Anamnese und/oder • Auffälliger Tastbefund der Schilddrüse
		Durchführung einer Schilddrüsensonographie

Tab. 54: Vorgehen vor Applikation jodhaltiger Kontrastmittel/Medikamente (Fortsetzung S. 224)

Wenn	• Schilddrüsenvolumen deutlich vergrößert (> 50 ml) und/oder • Nachweis von Schilddrüsenknoten
	Durchführung einer quantitativen Szintigraphie (bei normalem basalen TSH ggf. nach exogener Suppression)
Wenn	• Volumen eines autonomen Knoten > 10 ml bzw. Tc 99m-Uptake unter Suppressionsbedingungen > 2-3 %
	Definitive Therapie der Schilddrüsenkrankheit vor Jodgabe (z.B. Radiojodtherapie) anstreben.
	Bei dringlicher Indikation zur Gabe nierengängiger Kontrastmittel prophylaktische Therapie mit Perchlorat. Bei dringlicher Indikation und sehr hohem Risiko (manifeste Hyperthyreose und/oder Tc 99m-Uptake unter Suppression > 3%) zusätzlich Gabe von Thiamazol (s. Tab. 55).

Tab. 54 (Fortsetzung): Vorgehen vor Applikation jodhaltiger Kontrastmittel/ Medikamente

Eine prophylaktische Therapie sollte nur bei Gabe nierengängiger Kontrastmittel, nicht bei Gabe anderer Kontrastmittel oder jodhaltiger Medikamente erfolgen. In diesen Fällen sollte grundsätzlich vorab eine definitive Behandlung der Schilddrüsenkrankheit durchgeführt werden.

4.7.2 Therapie

Zur Therapie der jodinduzierten Hyperthyreose werden sowohl Jodisationshemmer wie Thiamazol als auch der Jodinationshemmer Perchlorat eingesetzt. Beide Substanzen bieten sich für diese Indikation an, da einerseits Perchlorat zu einer kompetitiven Hemmung der Jodaufnahme in die Schilddrüse führt, andererseits Jodisationshemmer wie Thiamazol die Organifikation von in die Schilddrüse aufgenommenem Jod hemmen.

Da die antithyreoidale Wirkung der Jodisationshemmer durch eine hohe intrathyreoidale Jodkonzentration vermindert wird, ist bei der jodinduzierten Hyperthyreose eine hochdosierte Therapie mit 40 bis 60 mg Thiamazol oder entsprechende Dosen von Carbimazol oder Propylthiouracil erforderlich.

Bei einer klinisch ausgeprägten Hyperthyreose sollte die Therapie durch die Gabe von Jodisationshemmern mit Perchlorat (z.B. 3 x 300 mg) ergänzt werden. Hierdurch kann eine raschere Normalisierung der Schilddrüsenhormonparameter erreicht werden.

Bei der schwer verlaufenden jodinduzierten Hyperthyreose gilt heute, da die Wirkung aller konservativer Maßnahmen mit zu großer Latenzzeit eintritt, die **frühzeitige Operation mit fast vollständiger Entfernung der Schilddrüse („near-total" Thyreoidektomie)** als Therapie der Wahl. In diesen Fällen sollte frühzeitig mit einem spezialisierten Zentrum Kontakt aufgenommen werden.

4.7.3 Prophylaxe

Wenn bei einem Patienten von einem erhöhten Risiko für eine jodinduzierte Hyperthyreose auszugehen und dringlich eine Jodgabe erforderlich ist, sollte eine prophylaktische Therapie erfolgen. Eingesetzt wird hierfür in erster Linie Perchlorat, mit dem über eine kompetitive Hemmung eine Reduktion der in die Schilddrüsenzellen aufgenommenen Jodmenge möglich ist. Bei sehr hohem Risiko können zusätzlich Jodisationshemmer gegeben werden.

Tab. 55 stellt das empfohlene Vorgehen zusammen. Zu beachten ist, daß die Wirksamkeit dieses Vorgehens bisher nicht in größeren prospektiven Studien belegt ist. Sicher ist, daß durch die Gabe von Perchlorat das Risiko einer jodinduzierten Hyperthyreose nur verringert werden kann. In Einzelfällen kann daher eine Hyperthyreose auch nach korrekt durchgeführter prophylaktischer Therapie auftreten. Die medikamentöse Prophylaxe der jodinduzierten Hyperthyreose sollte daher nur bei dringlich erforderlicher Jodgabe und nur vor Gabe nierengängiger Röntgenkontrastmittel durchgeführt werden. In allen anderen Fällen sollte zunächst eine adäquate Behandlung der Schilddrüsenkrankheit erfolgen.

Erhöhtes Risiko einer jodinduzierten Hyperthyreose	Perchlorat: 500 mg p.o. 2-4 h vor und nochmals 2-4 h nach Jodgabe, anschließend 3 x 300 mg/Tag p.o. über 7-10 Tage
	Bei hohem Risiko zusätzlich Thiamazol: 20 mg/Tag über 7-10 Tage
	Kontrollen der Schilddrüsenfunktion nach 3 und 6 Wochen
Manifeste Hyperthyreose	Perchlorat: 500 mg p.o. 2-4 h vor und nochmals 2-4 h nach Jodgabe, anschließend 3 x 300 mg/Tag p.o. über 14 Tage
	Thiamazol: 40 mg/Tag – nach 14 Tagen ggf. Dosisanpassung
	Regelmäßige Kontrollen der Schilddrüsenfunktion

Tab. 55: Prophylaktische Therapie vor Jodbelastung

4.8 Thyreotoxische Krise

4.8.1 Grundlagen

Schwere Verlaufsformen einer Hyperthyreose bis hin zur thyreotoxischen Krise kommen sowohl bei der Schilddrüsenautonomie als auch bei der Immunhyperthyreose vor. Eine krisenhafte Verschlechterung tritt häufig unerwartet und kurzfristig innerhalb von Stunden oder Tagen auf und stellt einen akut lebensbedrohlichen Zustand dar. Die Letalität der thyreotoxischen Krise beträgt 20 bis 30%.

Häufigster Auslöser der krisenhaften Verschlimmerung einer Hyperthyreose ist eine höhergradige Jodexposition, die meist ein bis vier Wochen, in seltenen Fällen auch schon länger zurückliegt. Weitere Auslöser können Operationen und schwere Begleitkrankheiten sein.

Ein direkter Zusammenhang zwischen der Höhe der Schilddrüsenhormonspiegel und der klinischen Symptomatik besteht nicht. Schwere Krankheitsbilder können sich auch bei nur mäßig erhöhten Hormonwerten entwickeln.

Tab. 56 faßt die verschiedenen Stadien der thyreotoxischen Krise zusammen. Diese Stadieneinteilung nach Herrmann hat sich für die Entscheidung über das weitere therapeutische Vorgehen und für die Abschätzung der Prognose bewährt. Liegen die genannten Symptome vor, muß auch ohne Kenntnis der Hormonbefunde sofort – nach Sicherung von Blutproben zur In-vitro-Diagnostik – stadiengerecht behandelt werden.

In etwa 60% der Fälle finden sich neben den in der Tabelle genannten Symptomen und Befunden zusätzlich Zeichen einer Myopathie, die sich als Schwäche der proximalen Muskulatur und des Schultergürtels, aber auch als Bulbärparalyse manifestieren können.

Die Letalität der thyreotoxischen Krise beträgt im Stadium I unter 10%, im Stadium III über 30%. Besonders hoch ist sie bei älteren Patienten (Stadium IIIb).

Stadium I	Tachykardie (>150/min), Herzrhythmusstörungen, Hyperthermie, Adynamie, profuse Durchfälle, Dehydration, verstärkter Tremor, Unruhe, Agitiertheit, Hyperkinese, evt. stark erhöhte Schilddrüsenhormonkonzentration
Stadium II	Symptome des Stadium I, zusätzlich Bewußtseinsstörungen, Stupor, Somnolenz, psychotische Zeichen, örtliche und zeitliche Desorientierung
Stadium III	Symptome des Stadium II, zusätzlich Koma
Stadium I, II oder III	a) Patient < 50 Jahre b) Patient > 50 Jahre

Tab. 56: Stadieneinteilung der thyreotoxischen Krise

4.8.2 Therapie

Für die Therapie entscheidend ist nicht die Höhe der Schilddrüsenhormonkonzentration, sondern das klinische Bild. In jedem Fall ist eine **intensivmedizinische Überwachung** erforderlich.

Im **Stadium I** der Krise beginnt man die Behandlung mit 80 mg **Thiamazol** i.v. und setzt sie mit 40 bis 80 mg i.v./Tag fort. Zur Prophylaxe bedrohlicher Rhythmusstörungen und Senkung der Herzfrequenz hat sich die Gabe von **Propranolol** i.v. (1-5 mg) oder oral (3 x 20 mg-3 x 80 mg/Tag) oder über eine Magensonde unter Beachtung der Kontraindikationen und Nebenwirkungen bewährt. Die allgemein empfohlene Gabe von **Glukokortikoiden** (Prednisolon 50 mg i.v. alle 6-8 h oder Dexamethason 2-4 mg i.v. alle 6-8 h) soll eine partielle Nebennierenrindeninsuffizienz beseitigen und die periphere Konversion von T_4 zu T_3 hemmen, besitzt jedoch keine gesicherte Wirkung.

Zur **symptomatischen Behandlung** gehört die Bilanzierung des Flüssigkeits- und Elektrolythaushalts, die Senkung der Körpertemperatur auf unter 39 °C durch Wadenwickel und Eisbeutel, eine Kalorienzufuhr über 3 000 Kcal pro Tag (in Einzelfällen kann der Kalorienbedarf bis auf 8 000 Kcal/Tag ansteigen) sowie eine niedrigdosierte Thromboembolieprophylaxe mit Heparin und die Einleitung einer prophylaktischen Antibiotikagabe.

Im **Stadium II und III** der Krise stellt die Frühoperation nach Einleitung der genannten Maßnahmen heute die Therapie der Wahl dar. Sie sollte möglichst innerhalb von 24 Stunden als annähernd totale **Thyreoidektomie** („near-total" Thyreoidektomie) durchgeführt werden.

Durch die Operation ist eine rasche Normalisierung der Schilddrüsenhormonparameter möglich. In der Regel fallen die T_3-Konzentrationen bereits innerhalb eines Tages in den Referenzbereich ab. Das perioperative Risiko muß als gering eingestuft werden. Besteht im behandelnden Krankenhaus keine Möglichkeit zur Frühoperation, sollte bereits im Stadium I eine umgehende **Verlegung in ein spezialisiertes Zentrum** erfolgen.

Die **Plasmapheresetherapie** sollte heute Situationen vorbehalten bleiben, bei denen eindeutige Kontraindikationen gegen die Operation bestehen. Sie ist nur kurzfristig wirksam und durch Gerinnungsstörungen und mögliche Katheterkomplikationen belastet. Zur effektiven Eliminierung von T_3 und T_4 ist ein hohes Austauschvolumen von 3 bis 4 l erforderlich. Dies kann bei schlechten Kreislaufverhältnissen häufig nicht erreicht werden.

Die nebenwirkungsreiche Gabe von Jod in hoher Dosis oder von Lithium ist heute in der Behandlung der thyreotoxischen Krise entbehrlich geworden.

4.9 Thyreoiditis

Unter dem Begriff „Thyreoiditis" werden unterschiedliche Schilddrüsenkrankheiten zusammengefaßt. An dieser Krankheitsgruppe sind sowohl entzündliche als auch autoimmune und fibrosierende Prozesse des Schilddrüsenparenchyms beteiligt. Nach ihrem klinischen Verlauf und ihrem Schweregrad werden die Thyreoiditiden einerseits in akute, subakute und chronische Formen unterteilt, andererseits nach ihrer Histologie in virale, bakterielle, lymphozytäre, granulomatöse und spezifische Entzündungen. Nach der Klassifikation der Sektion Schilddrüse der Deutschen Gesellschaft für Endokrinologie unterscheidet man folgende Einzelformen (s. Tab. 57).

4.9.1 Akute Thyreoiditis

Die akute, eitrige Entzündung der Schilddrüse kann durch hämatogene und lymphogene Streuung eines bakteriellen Herdes oder einer Sepsis auftreten. Nicht selten wird bei den Patienten eine Infektion im Hals-, Nasen- oder Ohrenbereich vermutet. Die häufigsten Keime sind Staphylokokkus aureus, Pneumokokkus pneumoniae, Streptokokkus pyogenes und gramnegative Stäbchen wie Escherichia coli. Daneben wurden in vereinzelten Fällen auch Meningokokken, Anaerobier, Pneumozystis carinii sowie Pilze und Parasiten als Erreger beschrieben.

Die erheblichen Beschwerden imponieren durch eine lokale Symptomatik wie Schmerzen im Bereich des befallenen Schilddrüsenareals, extremer Druckempfindlichkeit, Schluckbeschwerden, oft Rötung der Haut über der entzündeten, fluktuierenden Schwellung eines Schilddrüsenlappens, Ausstrahlung in die Kieferregion und zum Ohr. Allgemein bestehen Fieber, Schweißausbrüche, Tachykardien sowie generalisiertes ausgeprägtes Krankheitsgefühl.

Die Labordiagnostik ergibt meist eine euthyreote Stoffwechsellage. Nur in seltenen Fällen sind die Schilddrüsenhormon-Konzentrationen im Serum erhöht. Typischerweise ist die Blutsenkungsgeschwindigkeit extrem erhöht. Es besteht eine Leukozytose mit Linksverschiebung.

Im Sonogramm zeigt sich das entzündlich veränderte Gewebe unscharf begrenzt, als Läsion mit verminderter Echogenität. Manchmal lassen sich echofreie Areale als Zeichen der beginnenden Parenchymdestruktion nachweisen, die im Szintigramm eine verminderte Speicherung der radioaktiven Indikatorsubstanz aufweisen.

Differentialdiagnostisch sind erster Linie die subakute granulomatöse Thyreoiditis (s. 4.9.2), eine Einblutung (z.B. Zyste) sowie ein rasch progredientes Malignom abzugrenzen. Die im allgemeinen sehr schmerzhafte und mit ausgeprägtem Krankheitsgefühl verlaufende akute Thyreoiditis läßt sich von dem weniger schmerzhaften und weniger dramatischen Verlauf der spezifischen Thyreoiditiden abgrenzen.

Auch Schilddrüsentumoren und Metastasen können gelegentlich zu einer reaktiven Entzündung (perineoplastische Thyreoiditis) führen. Diese können sich auch bei der Palpation als schmerzhaft erweisen und gelegentlich zu Fehlinterpretationen Anlaß geben. Die Feinnadelpunktion sowie die Aspirationszytologie ermöglichen die differentialdiagnostische Einordnung. Der **Nachweis von Granulozyten** und die bakteriologische Untersuchung mit **Erregernachweis** sichern die Diagnose.

Die **Therapie** muß sofort einsetzen. Sie entspricht der eines Abszesses. Je nach Keimidentifizierung erfolgt eine gezielte antibiotische Therapie, ggf. in Kombination mit einer chirurgischen Intervention (Inzision und Drainage).

Die bakterielle Thyreoiditis heilt – unter entsprechenden Maßnahmen – meist folgenlos aus und bedarf nur selten einer Dauersubstitution mit Schilddrüsenhormonen. Wenn bereits anatomische Defekte (infizierter persistierender Ductus thyroglossus, Fistelbildungen zu anderen Organen wie z.B. Trachea, Ösophagus) sich entwickelt haben, kann eine weitergehende chirurgische Sanierung erforderlich werden.

Ursache		Verlauf	Synonyme
Erreger- bedingt	bakteriell	akut	– eitrige Thyreoiditis – bakterielle Thyreoiditis
	viral	akut/subakut	– subakute Thyreoiditis – granulomatöse Thyreoiditis de Quervain
Autoimmun- bedingt	Autoimmun- Thyreoiditis a) hyper- trophische Form	chronisch	– Hashimoto-Thyreoiditis – chronisch lymphozytäre Thyreoiditis – „klassische" Hashimoto-Thyreoditis
	b) atrophische Form	chronisch	– atrophische Form der Hashimoto-Thyreoiditis – chronisch lymphozytäre Thyreoiditis, atrophische Form
	c) postpartale Thyreoiditis	akut	lymphozytär
	d) Silent Thyreoiditis	akut	lymphozytär
	e) invasiv skle- rosierende Thyreoiditis	chronisch	Riedel-Struma eisenharte Struma chronisch invasive fibröse Thyreoiditis
	f) Amiodaron (Typ I)	chronisch	–
Andere Ursachen			
Interferon-α Interleukin		akut bis chronisch	–
arzneimittel- bedingte Thyreoiditis		akut bis chronisch	–
Strahlen- thyreoiditis		akut	–

Tab. 57: Einteilung der Thyreoiditiden nach Ätiologie (Fortsetzung S. 232)

Ursache	Verlauf	Synonyme
traumatische Thyreoiditis	akut	–
Spezifische Thyreoiditis (z.B. Tbc, Sarkoidose, Amyloidose, HIV)	akut bis chronisch	–

Tab. 57 (Fortsetzung): Einteilung der Thyreoiditiden nach Ätiologie

Form	Typische Befunde
Bakteriell (akut eitrige Thyreoiditis)	Klinik: lokale Schmerzsymptomatik (sehr ausgeprägt, Fieber, Krankheitsgefühl) Sono: unscharf begrenzte, echoarme Läsionen Labor: BKS ↑↑, Leukozytose mit Linksverschiebung FNP: Nachweis von Granulozyten und Erregern.
Viral (subakute Thyreoiditis, Thyreoiditis de Quervain)	Klinik: variabel; geringes bis ausgeprägtes Krankheitsgefühl; Druckschmerz (variabel) Sono: echoarme Läsionen, zumeist unilobulär Labor: BKS ↑↑, transiente Hyperthyreose (häufig), Leukozytenzahl: normal; Tg AK, TPO AK ↑ (selten) Szintigramm: TcU global ↓, kalte Läsion FNP: Epitheloidzellen, histiozytäre Riesenzellen (pathognomonisch)
Chronisch lymphozytär Hypertrophische Form	Struma, Tg AK ↑, TPO AK ↑↑ Sono: diffuse Echoarmut Farbkodierte Dopplersonographie: Hypervaskularisation Szintigramm: TcU ↓, Hyperthyreose, Euthyreose oder Hypothyreose, je nach Zeitpunkt der Diagnose FNP: lymphozytäre Infiltration

Tab. 58: Differentialdiagnostische Kriterien bei Thyreoiditis (Fortsetzung S. 233)

Atrophische Form	Kleine Schilddrüse, Tg AK ↑, TPO AK ↑↑ Sono: Echodichte normal bis ↓ Farbkodierte Dopplersonographie: normal bis Hypervaskularisation Szintigramm: TcU ↓, Euthyreose oder Hypothyreose, je nach Zeitpunkt der Diagnose FNP: lymphozytäre Infiltration
Akut lymphozytär – postpartal	Struma, Tg AK ↑, TPO AK ↑ Sono: diffuse oder fleckige Echoarmut farbkodierte Dopplersonographie: Hypervaskularisation Szintigramm: TcU ↓ Hyperthyreose (transient), Euthyreose oder Hypothyreose, je nach Zeitpunkt der Diagnose
– Silent	Hyperthyreose typisch, selten hypothyreot TPO AK ↑, Tg AK ↑, TcU ↓↓
Amiodaron (Typ I)	TPO-AK (↑), Milde Hyperthyreose, TcU ↓ Anamnese!
Iatrogen bedingte Thyreoiditis – Arzneimittel	Anamnese!, TPO AK (↑), Tg AK (↑), meist Euthyreose, selten Hypothyreose.
– Radiojodtherapie	Akute Schmerzen 1-3 Tage nach Radiojodtherapie, Abklingen nach 1-2 Tagen
– externe Strahlentherapie	s. – Radiojodtherapie
Invasiv sklerosierende Thyreoiditis	Klinik: Zunahme der Struma, lokale Drucksymptomatik, selten Schmerzen Differentialdiagnose: Ausschluß Tumor: z.B. Karzinome der Schilddrüse, Lymphome der Halsweichteile, chronisch lymphozytäre Thyreoiditis (hypertrophe Form) Labor: Euthyreose, Hypothyreose selten, keine Antikörper Sono: Echoarmut diffus oder großflächig Szintigramm: TcU ↓ Diagnose: häufig erst retrospektiv nach OP wegen Malignomverdacht

Tab. 58 (Forts.): Differentialdiagnostische Kriterien bei Thyreoiditis (Forts. S. 234)

Spezifische Thyreoiditis	variable Lokalsymptome; Schmerzen: selten, eher gering, meist Euthyreose Diagnose: Anamnese, Grundkrankheit FNP: Kultur Erreger: Mykobakterien, Sarkoidose, Amyloidose, Staphylokokken, Enterokokken, Tbc, Pilze, Pneumozystis carinii, Viren

Tab. 58 *(Fortsetzung): Differentialdiagnostische Kriterien bei Thyreoiditis*

Form	Therapie
Bakteriell-eitrige Thyreoiditis	Gezielte antibiotische Therapie (Erregernachweis), ggf. chirurgische Intervention
Viral	Keine kausale Therapie möglich Therapie der Schmerzsymptomatik: leicht: Acetylsalicylsäure (1-2 g pro Tag) mittel: nichtsteroidale Antiphlogistika (50-150 mg Diclofenac pro Tag) schwer: Glukokortikoide (z.B. 30-50 mg Prednisolon pro Tag zu Beginn, Langzeittherapie: 10-20 mg pro Tag)
Chronisch-lymphozytär Hyperthrophische Form	Keine kausale Therapie möglich Initial transiente Hyperthyreose möglich Keine Therapie
Atrophische Form	Latente/manifeste Hypothyreose: Substitution mit Levothyroxin in individueller Dosierung Ziel: TSH: 0,3-1,0 mU/ml
Akut-lymphozytär postpartal	Keine kausale Therapie möglich Hyper: keine Thyreostatika, ggf. Beta-Blocker Eu: keine Therapie
Silent	Hyper: Beta-Blocker (ggf.), keine Thyreostatika nötig Hypo: individuelle Levothyroxin-Substitution

Tab. 59*: Therapie der Thyreoiditiden (Fortsetzung S. 235)*

Amiodaron (Typ I)	Hyperthyreose: Beta-Blocker, keine Thyreostatika
Iatrogen bedingt – Arzneimittel – Radiojodtherapie – Externe Strahlentherapie	Keine spezifische Therapie Bei Hypothyreose: Levothyroxin-Substitution Externe Kühlung, ggf. nichtsteroidale Antiphlogistika s. – Radiojodtherapie
Invasiv-sklerosierende Thyreoiditis	Chirurgisches Vorgehen, insbesondere bei nicht auszuschließender Malignität. Keine konservative Therapie möglich
Spezifische Thyreoiditis	Therapie der Grundkrankheit selten substitutionspflichtige Hypothyreose

Tab. 59 (Fortsetzung): Therapie der Thyreoiditiden

4.9.2 Subakute Thyreoiditis
(Synonym: subakute granulomatöse Thyreoiditis de Quervain)

Diese Krankheit zeichnet sich durch einen akuten bis subakuten Verlauf aus. Sie ist eine transiente, meist spontan ausheilende Entzündung der Schilddrüse. Häufig sind nur ein Lappen oder Teile eines Lappens befallen. Frauen in der dritten bis fünften Lebensdekade sind vor allem betroffen. Pathogenetisch wird eine virale Ursache angenommen, da in der Mehrzahl der Fälle eine Infektion der oberen Atemwege vorausgeht.

Beschwerden
Die subakute Thyreoiditis kann von asymptomatischen Verläufen mit nur geringen Beschwerden bis hin zu sehr schweren Verläufen mit allgemeinem Krankheitsgefühl, akut einsetzendem hohen Fieber, Schüttelfrost und ausgeprägtem Lokalschmerz in der Schilddrüsenregion einhergehen. Der akute Druckschmerz in einer nur mäßig vergrößerten konsistenzvermehrten Schilddrüse ist typisch für die Krankheit. Ebenso typisch ist die Ausstrahlung in die umgebende Halsregion, vor allem in die Kiefer- und Ohrregion.

Das symptomatische unbehandelte Krankheitsbild kann von einigen Wochen bis zu mehr als einem halben Jahr andauern. In etwa 20% der Fälle werden nach einer Ausheilung Rezidive beobachtet.

Diagnostik

Typischerweise findet sich eine deutliche Beschleunigung der BKS (> 50-60 mm in der ersten Stunde). Im Gegensatz zur bakteriellen Thyreoiditis finden sich meistens normale Leukozytenzahlen, aber eine extreme Erhöhung des C-reaktiven Proteins (CRP) im Serum. Die Schilddrüsenhormonkonzentrationen sind im Initialstadium (durch Parenchymzerstörung und Freisetzung präformierter Hormone) oft erhöht. Die Hyperthyreose ist meist transienter Natur, so daß sie nicht behandelt werden muß. Gelegentlich können auch Antikörper gegen Thyreoglobulin oder Peroxidase auftreten. Sie reflektieren am ehesten eine sekundäre Immunantwort auf entzündungsbedingt freigesetzte Schilddrüsenantigene und haben weder eine pathogenetische Bedeutung, noch haben sie eine prognostische Relevanz für den Verlauf oder das Spätstadium der Schilddrüsenfunktion. Die thyreoidale Tc-99m-Aufnahme ist in diesem Stadium stark reduziert.

Für die Diagnostik spielt neben der Schilddrüsenszintigraphie auch die Sonographie eine wichtige Rolle, da die betroffenen Areale zumeist als ausgeprägt echoarme, z.T. konfluierende Herde zur Darstellung kommen (s. Abb. 25). Bei unklaren Fällen kann eine Feinnadelpunktion eine weiterführende Diagnostik ermöglichen: Typischerweise findet man eine lymphohistiozytäre Infiltration und granulomatöse Entzündung mit mehrkernigen Riesenzellen. Dieser Befund ermöglicht die Abgrenzung zur akut eitrigen Thyreoiditis, chronisch lymphozytären Thyreoiditis und anderen Ursachen.

Therapie

Eine kausale Therapie der Thyreoiditis de Quervain ist nicht möglich. Es kommt meistens zur Restitutio ad integrum. Beeinflußt werden kann lediglich die Schmerzsymptomatik, die je nach Schweregrad unterschiedlich abgestuft behandelt wird. Leichte Formen werden mit Antiphlogistika vom Typ der Acetylsalicylsäure behandelt, mittelschwere Formen mit nichtsteroidalen Antiphlogistika (z.B. Diclofenac: Dosierung: 50-150 mg/Tag). Schwere Verlaufsformen bedürfen der Gabe von Glukokortikoiden in individueller Dosierung, z.B. initial 20-60 mg Glukokortikoid (Prednisolon-Äquivalent)/Tag mit anschließender langsamer Dosisreduktion über mehrere Wochen. Diese symptomatische Behandlung führt zu einem deutlichen Rückgang der Allgemein- und Lokalbeschwerden. In der Regel ist die Krankheit nach einem halben Jahr abgeklungen. Nur selten werden nach Absetzen der Steroid-Medikation Rezidive beobachtet, die auch die kontralaterale Seite betreffen können und die der sofortigen Wiederaufnahme der Behandlung bedürfen.

Sollte bis ein Jahr nach Beginn der Krankheit keine Normalisierung erfolgt sein, kann eine chirurgische Sanierung notwendig werden.

Für die Verlaufskontrolle der symptomatischen Therapie eignen sich die Bestimmungen der BKS und/oder CRP sowie die Ultraschalluntersuchung. Die Sonographie zeigt meist (parallel zur Normalisierung der BKS) eine Normalisierung der Echostruktur. Im Szintigramm findet sich nach Ausheilung der Entzündung eine Normalisierung der vorher verminderten Technetium-Aufnahme sowie ein Verschwinden der kalten Läsion(en).

Mit fortlaufender Rückbildung der Thyreoiditis normalisieren sich die Schilddrüsenhormonkonzentrationen, gleichzeitig steigt auch die Radionuklidaufnahme in die Schilddrüse wieder an. Gelegentlich kann in diesem Stadium eine passagere Hypothyreose folgen, die jedoch relativ selten (< 5%) zu einer persistierenden Unterfunktion führen kann. Bei der Mehrzahl der Patienten erfolgt eine völlige Restitutio ad integrum.

4.9.3 Autoimmunthyreoiditis
(Chronisch lymphozytäre Thyreoiditis, Typ Hashimoto)

Die chronisch lymphozytäre Thyreoiditis gehört – zusammen mit der Immunthyreopathie vom Typ Morbus Basedow – zum Formenkreis der Autoimmunkrankheiten der Schilddrüse. Histologisch ist die Krankheit durch eine ausgedehnte lymphozytäre und plasmazelluläre Infiltration gekennzeichnet. Typischerweise sind davon Frauen im mittleren Lebensalter betroffen.

Die „klassische" Form (Hashimoto-Thyreoiditis) führt zu einer diffusen und schmerzlosen Vergrößerung sowie Konsistenzvermehrung der Schilddrüse mit möglicher fortschreitender Funktionseinbuße. Demgegenüber hat die atrophische Variante der chronisch lymphozytären Thyreoiditis eine progrediente Zerstörung des Gewebes mit Atrophie der Schilddrüse zur Folge. Die letztgenannte Form ist wahrscheinlich die häufigste Ursache für die erworbene Hypothyreose.

Diagnostik
Die meisten Patienten sind beschwerdefrei. Wegen der uncharakteristischen Vergrößerung der Schilddrüse wird die Krankheit in der Frühphase selten erkannt. In einigen Fällen kann zu Beginn eine

vorübergehende hyperthyreote Phase auftreten („Hashitoxikose"). Als Ursache wird eine immunvermittelte Zerstörung von Schilddrüsenfollikeln angenommen. In diesem Stadium ist die Differentialdiagnose gegenüber einem Morbus Basedow teilweise schwierig, ebenso die Abgrenzung gegenüber dem schmerzlosen Verlauf einer subakuten granulomatösen Thyreoiditis. Die Initialphase bedarf in den meisten Fällen keiner Behandlung.

Charakteristisch finden sich bei beiden Formen sehr hohe Konzentrationen der schilddrüsenspezifischen Autoantikörper. In etwa 90% lassen sich erhöhte Konzentrationen der Antikörper gegen die Schilddrüsenperoxidase nachweisen, in 40 bis 70% auch gegen Thyreoglobulin. Sehr selten ist der Nachweis von TSH-Rezeptor-Antikörpern (möglicherweise funktionelle blockierende Autoantikörper) (s. 3.2.4.2 und 3.2.4.3).

Im Sonogramm findet man eine global deutlich verminderte Echodichte, manchmal auch fleckförmige Echominderungen und eine im Verlauf zunehmende Echoarmut. Bei fortschreitender Fibrosierung können auch echoreiche Areale hinzukommen. Die farbkodierte Dopplersonographie zeigt typischerweise eine globale oder fokale Hypervaskularisation. Die szintigraphische Untersuchung ergibt zumeist eine Verminderung der Radionuklidaufnahme. Bei diagnostisch unklaren Fällen kann eine Feinnadelpunktion mit Nachweis lymphozytärer Infiltration weiterhelfen.

Ausgehend von einer initialen euthyreoten Funktion kann eine schleichende, progrediente Funktionsminderung der Schilddrüse eintreten, die zunächst zur subklinischen, später zu einer manifesten Hypothyreose führt. Die Inzidenz beträgt (bei positiven Antikörpern) etwa 5% pro Jahr.

Nicht selten treten bei Patienten mit Autoimmunthyreoiditis (AIT) auch andere Krankheiten aus dem autoimmun bedingten Formenkreis auf (s. Tab. 60).

Häufig wird die Diagnose einer Autoimmunthyreopathie erst im Stadium der manifesten Hypothyreose gestellt. Die Diagnostik richtet sich – neben dem Nachweis der Antikörper – insbesondere auf den Beleg oder Ausschluß einer latenten oder vorlatenten Hypothyreose (s. 3.4.4).

Typ I	Mukokutane Candidiasis M. Addison Hypoparathyreoidismus AIT (selten)
Typ II	M. Addison AIT Diabetes mellitus Typ 1 Vitiligo Alopecia areata Zöliakie Gonaden-Insuffizienz
Typ III	AIT Diabetes mellitus Typ 1 perniziöse Anämie Vitiligo Alopecia areata

Tab. 60: Einteilung der Autoimmun-Polyendokrinopathien

Therapie
Die initial hyperthyreote Phase einer chronisch lymphozytären Thyreoiditis muß nicht mit antithyreoidalen Medikamenten behandelt werden. Sie haben keinen Einfluß auf die akute Stoffwechselsituation und auch keinen Einfluß auf die spätere Prognose.

Bei gesicherter Diagnose sollten Patienten bereits im subklinischen Stadium der Hypothyreose behandelt werden. Dies gilt auch für die Therapie bei Kindern (s. 4.14.7). Die Levothyroxin-Medikation sollte so dosiert werden, daß das basale TSH im mittleren Referenzbereich liegt und im TRH-Test (falls durchgeführt) keine überschießende TSH-Stimulation mehr auftritt. Mit Fortschreiten der Krankheit kann sich der Bedarf an Levothyroxin erhöhen, so daß Verlaufskontrollen in etwa jährlichen Abständen zu empfehlen sind.

Die chronisch atrophische Verlaufsform kann gelegentlich mit einem szintigraphischen Bild einhergehen, das auf den ersten Blick die Diagnose eines „autonomen Adenoms" nach sich ziehen würde. Ob sie im Gefolge der einsetzenden Hypothyreose auftreten oder bereits primär als eigenständige Krankheit vorhanden sind, kann zum gegenwärtigen Zeitpunkt nicht sicher entschieden werden. Durch das Auftreten der

Autonomie bei chronisch lymphozytärer Thyreoiditis kann das ansonsten einsetzende Hormondefizit längere Zeit hinausgezögert sein. Eine Radiojodtherapie oder Operation ist in diesen Fällen nicht angezeigt.

Zu berücksichtigen ist ferner bei der Therapie der Hypothyreose der nachlassende Hormonbedarf im höheren Lebensalter, so daß neben der reinen laborchemischen Bewertung auch immer die individuelle Befindlichkeit des Patienten während der Substitution mit Schilddrüsenhormonen einfließen muß (s. 4.14 und 4.16)

4.9.4 Postpartale Thyreoiditis
(Subakute lymphozytäre Thyreoiditis)

Die Häufigkeit der postpartalen Thyreoiditis (s. auch 4.15.6) beträgt etwa 10%. Die Wahrscheinlichkeit, eine postpartale Thyreoiditis zu entwickeln, steigt, wenn bereits vor oder während der Schwangerschaft TPO-Antikörper nachweisbar sind.

Während der Schwangerschaft werden humorale und zelluläre Autoimmunprozesse häufig supprimiert. Postpartal kann es gelegentlich zu einer rebound-artigen Exazerbation präexistenter Autoimmunthyreopathien kommen. Dies gilt sowohl für die Immunthyreopathie vom Typ Morbus Basedow als auch für die transiente postpartale Thyreoiditis.

Die Krankheit führt zu vorübergehenden Schilddrüsenfunktionsstörungen: kurzzeitige Hyperthyreose (2-3 Monate). Die Hyperthyreose ist durch einen Hormonverlust aus geschädigten Schilddrüsenfollikeln bedingt. Meist wird nach zwei bis drei Monaten im Anschluß an die Hyperthyreose eine temporäre Hypothyreose beobachtet (Ausheilung: 3-12 Monate). Bei etwa 5% bleibt die Hypothyreose bestehen. Die histologische Untersuchung zeigt ausgeprägte mononukleäre zelluläre Infiltrationen mit Follikeldestruktion. Die thyreoidale Radionuklidaufnahme bei der Szintigraphie ist niedrig.

Die **klinische Symptomatik** der postpartalen Thyreoiditis ist häufig stumm. Der Effekt von Thyreostatika auf die initiale Hyperthyreose ist meist unbefriedigend. Gegebenenfalls können symptomatisch Betarezeptorenblocker gegeben werden. Es sind auch monophasische Verlaufsformen beschrieben mit alleinigen hyper- oder hypothyreoten Intervallen (Diagnose: s. Tab. 58; Therapie: s. Tab. 59).

4.9.5 Subakute lymphozytäre Thyreoiditis
(Silent-Thyreoiditis)

Im Gegensatz zur subakuten granulomatösen Thyreoiditis de Quervain verläuft die **subakute lymphozytäre Thyreoiditis** meist völlig schmerzlos („silent"). Sie zeigt histologisch Merkmale einer lymphozytären Infiltration. Sie kann von der subakuten granulomatösen Thyreoiditis wie auch von der chronisch lymphozytären Thyreoiditis vom Typ Hashimoto sowohl klinisch als auch histologisch abgegrenzt werden. Das klinische Bild imponiert häufig durch eine Hyperthyreose. Typisch ist der niedrige thyreoidale Tc-99m-Uptake im Szintigramm.

Die Krankheit heilt innerhalb von Monaten spontan aus und bedarf nur während der hyperthyreoten Phase einer symptomatischen Therapie. Eine substitutionspflichtige permanente Hypothyreose tritt bei diesem Krankheitsbild praktisch nie auf.

4.9.6 Iatrogen bedingte Thyreoiditiden

4.9.6.1 Arzneimittelinduzierte Thyreoiditis

Patienten, die wegen einer Tumorkrankheit mit hohen Dosen Interferon, Interleukin II- oder lymphokininaktivierten Killerzellen behandelt werden, entwickelt nicht selten eine Autoimmunkrankheit der Schilddrüse. TPO AK und/oder Tg AK sind erhöht. Zelluläre Schilddrüseninfiltrate mit leichten Funktionsstörungen in Form einer Hyper- oder Hypothyreose können auftreten. Bei etwa 50% der Patienten bestehen bereits vor der Therapie erhöhte Antikörper. Es wird daher angenommen, daß sich die durch Arzneimittel induzierte, manifest auftretende Thyreoiditis auf dem Boden einer vorbestehenden latenten Autoimmunthyreoiditis entwickelt.

Auch bei Amiodaron-Therapie kann eine Autoimmunthyreoiditis (Typ I) ausgelöst werden (s. Tab. 58).

Die diagnostischen Kriterien entsprechen denen der chronisch lymphozytären Thyreoiditis (s. 4.9.3)

Eine Therapie ist in der Regel nicht nötig, es sei denn, es tritt eine permanente, substitutionspflichtige Hypothyreose ein. In der Regel sind diese Thyreoiditiden nach Absetzen der spezifischen Therapie reversibel.

4.9.6.2 Thyreoiditis nach Radiojodtherapie

Nach hochdosierter Therapie mit Radiojod, meist bei der Behandlung eines differenzierten Schilddrüsenkarzinoms, kann in dem noch vorhandenen Schilddrüsenrest eine akute Thyreoiditis entstehen. Seltener tritt diese Form auch bei der strahlentherapeutischen Behandlung der Basedow-Hyperthyreose oder der Verkleinerung einer mechanisch behindernden Struma auf. Sie klingt in der Regel nach symptomatischer Therapie (externe Kühlung, ggf. Antiphlogistika) rasch ab.

4.9.6.3 Thyreoiditis nach perkutaner Strahlentherapie

Eine iatrogen induzierte Thyreoiditis kann auch bei der externen Strahlentherapie der Halsregion, z.B. im Rahmen der Behandlung maligner Halstumoren oder des Morbus Hodgkin, auftreten. In der Regel ergibt sich bei diesen strahleninduzierten Thyreoiditiden keine Einschränkung der Schilddrüsenfunktion und auch keine Langzeitschädigung der Schilddrüse.

4.9.7 Invasiv-sklerosierende Thyreoiditis
(Synonym: Riedel-Thyreoiditis, eisenharte Struma, Riedel-Struma)

Das von Riedel 1896 beschriebene Krankheitsbild ist extrem selten. Die Ätiologie ist unklar. Es fehlen eindeutige Befunde, daß es sich um einen Autoimmunprozeß handelt. An einer invasiv sklerosierenden Thyreoiditis erkranken überwiegend Frauen mittleren Alters. Das histologische Bild ist gekennzeichnet durch eine fibrosierende Proliferation und komplette Zerstörung des Schilddrüsengewebes. Der entzündlich fibrosierende Prozeß überschreitet in der Regel die Schilddrüsenkapsel und infiltriert die umgebenden Halsweichteile.

Klinisch imponiert eine derbe Konsistenz der vergrößerten Schilddrüse mit zunehmender lokaler Symptomatik. Die meist knotige Struma ist „eisenhart" und kann zu lokalen Komplikationen führen: Einengung der Trachea, Recurrensparese, Gefäßkompression, Schluckstörungen. Die Struma ist häufig mit der Umgebung fest verbacken und in der Regel nicht schluckverschieblich. Druckschmerzhaftigkeit oder Spontanschmerz sind eher selten.

Die **Differentialdiagnose** betrifft in erster Linie **Malignome** der Schilddrüse (Karzinome, Lymphome, Sarkome) sowie die fibröse Variante der chronischen lymphozytären Hashimoto-Thyreoiditis. Es besteht eine Assoziation der Krankheit mit extrazervikalen Fibroseprozessen (z.B. Pseudotumor der Orbita, Mediastinalfibrose, Retroperitonealfibrose, Fibrosen der Glandulae parotis, Lungenfibrose).

Im Szintigramm findet sich ein niedriger thyreoidaler Radionuklid-Uptake. In fortgeschrittenen Fällen tritt eine Hypothyreose auf.

Nicht selten wird die Diagnose erst im Rahmen der Operation wegen eines Malignomverdachtes (rasches Wachstum, steinharte Konsistenz) gestellt. Die Lebenserwartung ist nicht eingeschränkt, wenn es gelingt, eine lokale Problematik durch die Operation zu vermeiden.

Gesicherte Erfahrungen über eine konservative Therapie gibt es nicht. Gelegentlich wird von Verbesserungen berichtet, wenn peri- oder postoperativ die Gabe von Glukokortikoiden erfolgt. Auch eine allein konservative Therapie (klinische Remission) wurde beschrieben. Je nach Umfang der chirurgischen Maßnahme können postoperativ eine substitutionspflichtige Hypothyreose und ggf. auch ein substitutionspflichtiger Hypoparathyreoidismus entstehen.

4.9.8 Spezifische Thyreoiditiden

Spezifische Thyreoiditiden sind beschrieben bei Befall durch Mycobakterien, Treponemen, Sarkoidose, Pneumocystis carinii, ferner bei Zytomegalie und Rötelnviren oder Pilzbefall wie Actinomyces und Cryptococcus (HIV-Patienten).

Die spezifischen Thyreoiditiden sind subakut oder entwickeln chronische Verlaufsformen. Die meisten Beschreibungen basieren auf Einzelkasuistiken. Die Lokalsymptome sind variabel. Allerdings sind sie nie so ausgeprägt wie die der akut eitrigen Thyreoiditis oder der subakuten Thyreoiditis de Quervain.

Die Therapie der spezifischen Thyreoiditiden beschränkt sich auf die Behandlung der zugrundeliegenden Krankheit. Gelegentlich kann es zur Entwicklung einer Hypothyreose kommen, je nachdem, wie ausgeprägt der destruierende Schilddrüsenprozeß ist. In jedem Fall wird man die Schilddrüsenfunktion überprüfen und gegebenenfalls eine

Substitution mit Levthyroxin einleiten müssen. In Einzelfällen kann eine chirurgische Sanierung nötig werden.

4.9.9 Beziehung zwischen Jodzufuhr und Autoimmunthyreoiditis

Seit langem ist bekannt, daß hohe Jodmengen eine Autoimmunthyreoiditis hervorrufen können. Tierexperimentelle und auch epidemiologische Studien belegen dies eindeutig. Insbesondere wurde in epidemiologischen Untersuchungen in den USA festgestellt, daß nach Einführung der allgemeinen Jodprophylaxe eine deutliche Zunahme an lymphozytären Schilddrüseninfiltraten auftrat. Dies konnte auch in Griechenland nach Einführung der Jodprophylaxe durch intramuskuläre Injektion von jodiertem Öl oder von Kaliumjod p.o. gezeigt werden. Ein weiterer Beleg für den Einfluß von Jod auf die Entwicklung einer Autoimmunthyreoiditis ergibt sich durch den Einsatz des jodhaltigen Antiarrhythmikums Amiodaron (s. 4.7.1).

In Ländern mit hoher alimentärer Jodversorgung wie Japan und den USA scheint eine Jodrestriktion bei Patienten mit lymphozytärer Hashimoto-Thyreoiditis die Schilddrüsenfunktion zu normalisieren. Eine erneute Jodzufuhr hingegen kann die Entwicklung der Hypothyreose wiederum induzieren.

Inwieweit durch geringere Jodmengen (Dosen von 100 bis 200 µg täglich), wie sie zur Strumaprophylaxe und -therapie verwendet werden, eine Autoimmunkrankheit der Schilddrüse **ausgelöst** werden kann, ist umstritten. Mit großer Wahrscheinlichkeit ist dies, wenn überhaupt, nur bei prädisponierten Personen möglich. Es herrscht jedoch Einigkeit, daß bei Nachweis erhöhter schilddrüsenspezifischer Antikörper (TPO AK und/oder Tg AK) im Serum eine prophylaktische oder therapeutische Jodmedikation wegen des möglichen ungünstigen Einflusses auf den Autoimmunprozeß entweder nicht verordnet oder bei Bestehen wieder abgesetzt wird.

4.10 Hypothyreose

4.10.1 Grundlagen

Die Hypothyreose ist definiert als Folge des Mangels oder der unzureichenden Versorgung der Körperzellen mit Schilddrüsenhormonen.

Hypothyreosen treten häufiger auf als Schilddrüsenüberfunktionen. Die Prävalenz der angeborenen Hypothyreose liegt bei 1:3 000 Lebendgeburten, die der erworbenen bei etwa 10%, davon ca. 6-7% latent und etwa 1-3% manifest.

Die Therapie besteht im Ersatz des fehlenden körpereigenen Hormons durch externe Zufuhr synthetischer Schilddrüsenhormone. Es gibt fließende Übergänge von der normalen Schilddrüsenfunktion über die subklinische Hypothyreose bis zur manifesten Form. Sehr selten ist das hypothyreote Koma Endzustand einer lange bestehenden schweren Hypothyreose (s. 4.10.5).

Chronisch lymphozytäre Thyreoiditis
- atrophische Form
- hypertrophische Form
- andere Thyreoiditisformen (selten)

Iatrogene Form
- postoperativ (bei malignen und benignen Schilddrüsenkrankheiten)
- nach Radiojodtherapie
- thyreostatische Therapie (transient)
- Jodexzeß (transient)
- Lithium-Therapie (transient)
- extremer Jodmangel (transient)
- Hormonverluste (enteral, gastrointestinal)

Sekundäre/tertiäre Form (extrem selten)
- TSH-Mangel
- TRH-Mangel

Periphere Form (extrem selten)
- periphere Hormonresistenz
- zentrale Hormonresistenz

Tab. 61: *Ursachen der Hypothyreosen (außer angeborenen Hypothyreosen)*

Die Ursachen der Hypothyreose liegen (mit Ausnahme der angeborenen Hypothyreose bei Neugeborenen, s. 4.14) fast immer in einer Schädigung bzw. Insuffizienz des Schilddrüsengewebes und einer dadurch resultierenden reduzierten Hormonproduktion (erworbene Hypothyreose). Man unterschiedet zwischen der primären und der sehr seltenen sekundären Hypothyreose.

Bei der **primären** Hypothyreose ist die Hormonproduktion der Schilddrüse unzureichend. Die **sekundäre** Hypothyreose ist bedingt durch ungenügende oder fehlende thyreotrope Stimulation der Schilddrüse. Extrem selten ist die **tertiäre** Hypothyreose infolge fehlender TRH-Stimulation der Hypophyse. Ein ebenfalls seltenes Krankheitsbild ist die periphere Hypothyreose (s. 4.14.3).

Die Einteilung der **primären** Hypothyreose (außer der neonatalen) erfolgt nach ihren Ursachen: Entzündlich, neoplastisch, postoperativ, nach Radiojodtherapie, nach perkutaner Strahlentherapie, medikamentös (antithyreoidale Medikamente), bei Jodexzeß, bei extremem Jodmangel, bei Hormonverlusten (renal, intestinal), autoimmun bedingt oder – nach Ausschluß der genannten Ursachen – idiopathisch.

Die meisten Hypothyreosen sind nicht reversibel. Ausnahmen stellen die passageren Hypothyreosen dar, die bei einer thyreostatischen Therapie, bei Medikamenten mit thyreostatischer Nebenwirkung (z.B. Lithium) sowie bei Jodexzeß (z.B. Amiodaron, Röntgenkontrastmittelapplikation) auftreten. Auch nach subtotalen Strumaresektionen findet sich manchmal eine passagere Hypothyreose.

Besondere Situationen bestehen bei Patienten, die wegen eines Schilddrüsenkarzinoms einer totalen Thyreoidektomie und nachfolgender Radiojodtherapie unterzogen wurden.

Bei ihnen muß die Schilddrüsenhormonmenge nicht nur substituiert, sondern sogar als TSH-suppressive Therapie durchgeführt werden (s. 4.13.6.3).

Besondere Situationen ergeben sich auch in der Schwangerschaft, bei Neugeborenen und Kindern, im höheren Lebensalter, bei Low-T_3- und/oder LowT_4-Syndrom und bei der subklinischen Hypothyreose (s. 4.14, 4.15, 4.16).

Die Faktoren, die zu einer Hypothyreose führen können, sind bereits durch die Einteilung (s. Tab. 61) erkennbar. Die iatrogenen Hypothyreosen infolge Operation, Radiojodtherapie, thyreostatisch wirkender Medikamente und externer Strahlentherapie sind in den letzten Jahren häufiger geworden. Nicht selten sind ältere Patienten betroffen, die nicht ausreichend über die Folgen aufgeklärt sind.

Renale oder gastrointestinale Hormonverluste (Enterocolitis, Gastroenteropathie, nephrotisches Syndrom) sind selten. Auch postpartal kann es zu einer vorübergehenden Hypothyreose kommen (s. 4.15.5).

Bei der autosomal dominant vererbten Schilddrüsenhormon-Resistenz (s. 4.14.4 und 3.2.1) handelt es sich um eine Mutation im T_3-Rezeptor-Gen. Man unterscheidet die periphere und die seltenere zentrale Resistenz.

Als **Schmidt-Syndrom** wird die Nebenniereninsuffizienz in Kombination mit einer Hypothyreose bezeichnet. Es handelt sich um die seltene Kombination aus einer chronisch lymphozytären Thyreoiditis mit einem Morbus Addison.

Die subklinische Hypothyreose der Erwachsenen wird in Kap. 4.10.3 besprochen, die Besonderheiten bei Kindern und Jugendlichen im Kap. 4.14.7.

4.10.2 Primäre Hypothyreose

4.10.2.1 Ursachen

Die Ursachen der Hypothyreose sind vielfältig (s. Tab. 61). Nach der Ätiologie stellt die atrophische Form der chronisch lymphozytären Thyreoiditis mit über der Hälfte der Fälle die häufigste Ursache für die Entwicklung einer Hypothyreose im Erwachsenenalter dar. Die atrophische Verlaufsform der Hashimoto-Thyreoiditis ist häufiger mit einer Unterfunktion als die klassische Hashimoto-Thyreoiditis (mit Struma) verbunden.

An zweiter Stelle stehen iatrogene Hypothyreosen infolge Operation, Radiojodtherapie oder thyreostatischer Therapie. Zusammengefaßt ergeben sich als Ursachen für die Schilddrüsenunterfunktion in der Reihenfolge der Häufigkeit:

1. Chronische lymphozytäre Thyreoiditiden
2. Chirurgische Eingriffe mit Belassen nur kleiner Schilddrüsenreste (bei benignen Schilddrüsen-Krankheiten)
3. Operation eines Schilddrüsenkarzinoms mit vollständiger Entfernung des Organs
4. Nach Radiojodbehandlung
5. Langfristig hochdosierte Behandlung mit Thyreostatika
6. Perkutane Bestrahlung der vorderen Halsregion.

4.10.2.2 Symptome und klinische Befunde (s. auch 4.17)

Charakteristisch für die Hypothyreose ist, daß sie im Kindes- und Jugendalter wie auch im Erwachsenenalter aufgrund des langanhaltenden schleichenden Verlaufs und der anfangs nur geringen Symptomatik häufig erst spät erkannt wird. Wenn die peripheren Körperzellen mit den für den Zellstoffwechsel wichtigen Schilddrüsenhormonen unzureichend versorgt werden, wird diese Mangelsituation erst allmählich klinisch manifest (s. Tab. 62).

Im Bereich des **Herz-Kreislauf-Systems** können langanhaltende Hypothyreosen zu einer Bradykardie und über das Risiko der koronaren Herzkrankheit zu einer Angina pectoris führen. Typisch ist auch die Verlängerung der Pulswellenerscheinungszeit. Im Bereich des **Magen-Darm-Traktes** kommt es bei länger bestehender Hypothyreose zu einer Obstipation und zur Gewichtszunahme. Im **Energiestoffwechsel** wird durch den verminderten Sauerstoff- und Energieverbrauch die Wärmeproduktion reduziert. Daher kommt die typische Symptomatik des Frierens. Im Bereich der **Haut und Hautanhangsgebilde** bewirkt der Schilddrüsenhormonmangel eine kühle, trockene, blaßgraue Haut, die bei ausgeprägter Hypothyreose auch teigig weich sein kann. Diese Schwellungen, das sogenannte Myxödem, sind nicht eindrückbar. Die Haare sind zumeist trocken und stumpf und gehen vermehrt aus. Die Nägel sind brüchig. Eine Vitiligo kann in Kombination mit der chronisch-lymphozytären Thyreoiditis vorkommen (s. Tab. 60).

Neurologisch-psychiatrisch fällt eine allgemeine Verlangsamung, Müdigkeit, Leistungsabfall, bei älteren Menschen demente Formen, häufig kombiniert mit einer Antriebsarmut und depressiven Verstimmungen, ferner das Nachlassen des Interesses und eine Affektlabilität auf.

Bei älteren Menschen ist die Abgrenzung gegenüber der Altersdepression und Alterssenilität differentialdiagnostisch schwierig. Auch eine Innenohrschwerhörigkeit kann Folge einer Hypothyreose sein. Typisch ist auch eine Verlangsamung der Sehnenreflexe, insbesondere der Achillessehnenreflexzeit.

Energiestoffwechsel:	Frieren, Gewichtszunahme
Herz-Kreislauf:	Erniedrigte Pulsfrequenz koronare Herzkrankheit (Hyperlipidämie) Verlängerung der Pulswellenerscheinungszeit Hypotonie Paradoxe Hypertonie
Psyche/Nervensystem:	Verlangsamung Müdigkeit Desinteresse depressive Verstimmung Antriebsmangel Gedächtnisschwäche Hyporeflexie (z.B. Verlängerung des Achillessehnenreflexes)

Haut und Hautanhangsgebilde:	Kühle und trockene Haut
	Hautfarbe: blaßgrau
	            teigig und weiche Konsistenz
	            Schwellungen nicht eindrückbar
	            (=Myxödem)
	Haare: trocken, stumpf
	        vermehrter Haarausfall!
	Nägel: brüchig, langsames Wachstum

Magen-Darm:	Obstipation
Blut:	Anämie, Vitamin-B-12-Mangel, Hyperlipidämie
Reproduktion:	Zyklusstörungen, Hyperprolaktinämie Gravidität: Fehl-, Frühgeburten

Tab. 62: *Symptome der Hypothyreose (s. auch 4.17)*

Im **Serum** ist häufig eine Hyperlipidämie auffällig. Eine Anämie besteht bei 60 bis 70% der Patienten (Depression des Knochenmarkstoffwechsels sowie Störung der Eisenresorption). Sie kann normochrom, hypochrom oder hyperchrom sein. Ein Teil der Anämien läßt sich auch durch eine mangelhafte Vitamin-B12-Resorption im Rahmen einer perniziösen Anämie erklären. Durch Reduktion der **Nierenfunktion** kann es zu einer Erhöhung des Kreatinins und einer verzögerten Wasserausscheidung kommen, so daß Ödemneigungen gefördert werden.

Bei **Frauen** kann es zu Zyklusstörungen bis zum völligen Ausbleiben der Menstruation kommen. Die Konzeption ist eingeschränkt. Bei einem Teil der Fälle ist die Hypothyreose durch erhöhte TRH-Stimulation mit einer Hyperprolaktinämie kombiniert. Bei **primärer Amenorrhoe** und **Hyperprolaktinämie** muß daher an eine Hypothyreose gedacht werden. Durch eine Hypothyreose kann auch der Schwangerschaftsverlauf beeinträchtigt werden. Es kann zu Wehenschwäche und zu Fehl- oder Frühgeburten kommen.

4.10.2.3 Diagnostik (s. auch 3.4.4)

Die Diagnose einer Hypothyreose wird durch den Nachweis einer niedrigen fT_4 Konzentration sowie der Erhöhung des basalen TSH gestellt.

Zur Abklärung der Ätiologie ist es nötig, eine chronisch lymphozytäre Form der Thyreoiditis zu belegen oder auszuschließen. Dazu müssen die Konzentrationen der thyreoidalen Peroxidase-Antikörper (TPO AK) und ggf. auch der Thyreoglobulin-Antikörper (Tg AK) im Serum bestimmt werden. Sinnvoll kann es auch sein, die TSH-Rezeptor-Antikörper zu bestimmen (Verlaufsform der Immunhyperthyreose mit hypothyreotem Endzustand). Zum Beleg der latenten Hypothyreose (s. 4.10.3) kann es notwenig sein, einen TRH-Test durchzuführen (s. 3.2.2).

Die Sonographie und die farbkodierte Dopplersonographie zeigen bei chronisch lymphozytärer Thyreoiditis häufig die typischen Befunde: Echoarmut, vermehrte Durchblutung. Szintigraphie und Feinnadelpunktion können ergänzend zur Sicherung und Abklärung der verschiedenen Differentialdiagnosen beitragen.

Die als Ausdruck einer peripheren Unterversorgung der Körperzellen mit Schilddrüsenhormonen typisch verlängerte Achillessehnenreflexzeit bzw. Pulswellenerscheinungszeit normalisierten sich während der Substitutionstherapie.

Anamnese → Ätiologie
- körperliche Untersuchung (Narben?)

Labor
- fT_4, TSH basal, ggf. TRH-Test bei V.a. latente Hypothyreose
- TPO AK, Tg AK (Ätiologie)
- ggf. TSH-R AK (blockierende AK?)
- ggf. Blutbild, Blutfette
- weitere Hormone bei V.a. polyglanduläres Autoimmunsyndrom (s. Tab. 60)

in vivo
- Sonographie: Größe der Schilddrüse, Echodichte → Ätiologie
- farbkodierte Dopplersonographie: Hypervaskularisation? → Ätiologie
- Fakultativ: Feinnadelpunktion → Ätiologie
- Fakultativ: Achillessehnenreflexzeit

Tab. 63: Diagnostik bei Hypothyreose

4.10.2.4 Therapie

Bis auf die transiente Form muß die Therapie mit Levothyroxin zeitlebens ohne Unterbrechung durchgeführt werden. Es ist wichtig, den Patienten darüber zu informieren. Die individuell erforderliche Substitutionsdosis ist dem jeweiligen Bedarf anzupassen. Die Levothyroxin-Präparate werden zu etwa 80% intestinal resorbiert, wenn die Einnahme 30 Minuten vor Nahrungsaufnahme nüchtern erfolgt.

Die Gabe von reinem Levothyroxin wird eindeutig bevorzugt. Aufgrund einer biologischen Halbwertszeit von acht Tagen sind bei einmal täglicher Gabe konstante Hormonkonzentrationen zu erreichen. Zu beachten ist, daß die Nahrungsaufnahme sowie verschiedene Eiweißprodukte die Resorption intestinal behindern können. Dieser Hinweis kann die Compliance erhöhen.

Levothyroxin wird im Organismus bedarfsgerecht durch die Monodejodase zu T_3 konvertiert. Dieser Vorgang findet kontinuierlich statt, so daß bei einer täglichen Einzeldosis von T_4 konstante T_3-Konzentrationen im Serum erreicht werden (s. 2.2.5). T_3 allein ist für die Dauertherapie nicht geeignet, da die biologische Halbwertszeit mit 19 Stunden wesentlich kürzer ist. Die Einnahme Liothyronin-haltiger T_3-Präparate führt häufig zu Schwankungen der T_3-Konzentration und insbesondere zu unphysiologisch hohen T_3-Werten im Serum.

T_3 wird zur Überbrückung der hypothyreoten Phasen bei der Vorbereitung zur Radiojodtherapie beim Schilddrüsenkarzinom eingesetzt. Sehr seltene Indikationen sind Störungen der Konversion oder Resorption. Es kann sinnvoll sein, bei bestimmten Indikationen (z.B. der Konversionsschwäche) Kombinationspräparate mit Levothyroxin und einem geringen L-T_3-Anteil einzusetzen.

Die zur Beseitigung des Hormonmangels erforderliche Levothyroxin-Dosis oder die kombinierte Gabe von L-T_4 und L-T_3 richten sich nach dem Therapieziel: Ausgleich des Hormondefizits und Herstellung der Euthyreose. Die Dosierung liegt im Mittel bei 2 µg Levothyroxin/kg Körpergewicht/Tag (s. Tab. 64).

Bei der Mehrzahl der Patienten liegt der Tagesbedarf zwischen 100 und 200 µg Levothyroxin.

Bei jüngeren Patienten ohne Begleitkrankheiten sowie bei einer erst kurz bestehenden Hypothyreose kann mit 50-100 µg/Tag begonnen werden. Die erforderliche Erhaltungsdosis kann innerhalb kurzer Zeit erreicht werden. Bei älteren Patienten und auch bei länger bestehender Hypothyreose sollte die Initialdosis niedriger gewählt werden und die Aufsättigung zur Dauerdosis langsamer erfolgen.

Manchmal wird die erwünschte Dosierung (Absenkung des TSH in den Referenzbereich) von den Patienten nicht toleriert, so daß man dauerhaft eine subklinische Hypothyreose in Kauf nehmen muß.

Während der Therapie und Aufsättigung werden die klinischen Parameter beobachtet. Die Rückbildung der Symptomatik und die Normalisierung der Schilddrüsenhormon-Parameter erfolgen meist parallel. Das basale TSH im Serum sollte im Referenzbereich liegen, supprimierte TSH-Konzentrationen sind zu vermeiden. T_3- und fT_4-Konzentrationen sollten nach 24stündiger Hormonkarenz bestimmt werden. T_3 oder fT_3 sollten im mittleren bis unteren, fT_4 eher im oberen Referenzbereich liegen.

Die Kontrolluntersuchungen erfolgen in der Initialphase der Therapie alle vier bis sechs Wochen. Später sind Abstände von 6 bis 12 Monaten ausreichend. Die Bestimmung des T_3 gibt Hinweise auf (seltene) Störungen der peripheren Konversion.

Während der Schwangerschaft muß die Therapie mit Schilddrüsenhormonen fortgeführt und meist (wegen eines etwa **40% höheren Bedarfs**) sogar erhöht werden (s. 4.15.5). Auch bei der Laktation ist die Dosis dem höheren Bedarf anzupassen.

Nebenwirkungen der Therapie mit Levothyroxin gibt es nicht. Nur bei zu raschem Ausgleich des Schilddrüsenhormondefizits können durch die Erhöhung des Sauerstoffverbrauchs im Myocard evtl. koronare Komplikationen entstehen. Eine Überdosierung führt zur Thyreotoxicosis factitia, die dem Bild einer Hyperthyreose entspricht und eine Dosis-Reduktion erfordert.

Eine physiologische Dosierung von Levothyroxin hat keinen Einfluß auf den Knochenstoffwechsel (s. 4.17).

Kontraindikationen zum Einsatz von Levothyroxin gibt es nicht. Ein akuter Herzinfarkt sollte allerdings Anlaß sein, die Dosis zu reduzieren.

Zu beachten ist, daß sich unter einer Levothyroxin-Medikation die Wirkung von Antikoagulantien und der Insulinbedarf erhöhen können. Bei der iatrogenen Hypothyreose (z.B. unter Thyreostatika-Therapie) kann das Thyreostatikum reduziert werden oder zusätzlich ein Levothyroxin-Präparat verabreicht werden. In gleicher Weise kann man bei Lithium- oder Amiodaron-Therapie vorgehen.

Neben der Normalisierung der Laborparameter sind die Rückbildung der körperlichen (hypothyreoten) Erscheinungen und der subjektiven Beschwerden wichtig. Die ersten Veränderungen beziehen sich auf die Psychomotorik. Danach bilden sich die Muskelbeschwerden und die Kälteintoleranz zurück. Eine Normalisierung des Körpergewichtes tritt in der Regel ebenfalls relativ rasch ein (s. 4.17).

Wichtig ist, daß die Dosierung nicht nach einem starren Schema bis zu einer Enddosis durchgeführt wird, sondern daß nach klinischem Erscheinungsbild und Tolerierung der Dosierung durch das Gespräch mit den Patienten eine individuelle, optimale Situation erreicht wird, die u.U. vom optimalen laborchemischen Befund abweichen kann.

Bei lange bestehender Hypothyreose kann es vorkommen, daß Patienten das Hormon schlechter tolerieren, so daß nicht immer die nach den Laborwerten nötige Levothyroxin-Menge erreicht werden kann. Hier muß man sich u.U. mit einer suboptimalen Situation zufrieden geben.

Häufigkeit des Einsatzes	Präparate		
> 95%	synthetisches Levothyroxin		
ca. 4%	Kombinationspräparate aus T_4 und T_3 bei Konversionsschwäche		
ca. 1%	reines Liothyronin transiente Behandlung bei Schilddrüsenkarzinom vor RJT		
Eigenschaften		**Levothyroxin (T_4)**	**Liothyronin (T_3)**
	Konversion	zu T_3	–
	Halbwertszeit	8 Tage	19 Stunden
	Resorption	80%	80-100%
Praktisches Vorgehen			
Initialdosis	**Steigerung**	**Enddosis**	**Vorgehen**
Ältere Patienten, länger bestehende Hypothyreose: 12,5-25 µg/Tag	alle vier Wochen 12,5-25 µg-Stufen	Ziel: Euthyreose TSH: 0,5-1,0 mU/l	individuell
Jüngere Patienten: 50 µg/Tag	alle vier Wochen 25-50 µg-Stufen	Ziel: Euthyreose TSH: 0,5-1,0 mU/l	individuell

Tab. 64: Therapie der Hypothyreose

4.10.3 Subklinische Hypothyreose
(Synonym: präklinische, latente Hypothyreose)

Die subklinische Hypothyreose hat eine Prävalenz von 0,5 bis 0,6%. Eine subklinische Hypothyreose liegt vor, wenn die basale TSH-Konzentration im Serum erhöht, und/oder die Antwort nach TRH-Stimulation überschießend ist und die T_3 und fT_4-Konzentration nicht erniedrigt sind, bzw. im niedrig normalen Bereich liegt. Bei Patienten, die serologisch Hinweise für eine Autoimmunthyreopathie aufweisen, ist der Übergang in eine manifeste Hypothyreose wahrscheinlich (5- bis 10%-Rate pro Jahr).

Um die Diagnose „subklinische Hypothyreose" stellen zu können, ist die Messung der TSH-Konzentration und – bei grenzwertiger oder leichter Erhöhung – die mit TRH stimulierte Antwort erforderlich.

Die Ursachen sind die gleichen wie bei der manifesten Hypothyreose (s. Tab. 61) Die klinische Symptomatik bei latenter Hypothyreose ist meist gering ausgeprägt. Gegebenenfalls können auch Parameter des Fettstoffwechsels zur Entscheidung **für** eine Therapie herangezogen werden. Die Behandlungsindikation für die subklinische Hypothyreose ist strittig. Es ist die Ansicht der Autoren, daß Betroffene von einer Schilddrüsenhormonsubstitution profitieren. Das Risiko des Übergangs einer latenten Hypothyreose in eine manifeste Hypothyreose hängt von der Ursache und der Höhe der basalen TSH-Konzentration im Serum ab.

Wenn eine Behandlungsindikation bei Erwachsenen **nicht** unbedingt besteht, ist in jedem Fall eine Langzeitbeobachtung mit kürzerfristigen Intervalluntersuchungen (6 bis 12 Monate) notwendig. Die Behandlung ist dann angezeigt, wenn im Zeitverlauf das basale oder das stimulierte TSH ansteigen und/oder klinische Beschwerden auftreten, die im Zusammenhang mit der subklinischen Hypothyreose stehen.

Da die Levothyroxin-Therapie praktisch nebenwirkungsfrei ist, sollte man im Zweifelsfall eher eine Substitution einleiten, insbesondere in Situationen, die eine optimale Hormonversorgung erfordern (Kleinkinder, Wachstumsphase, Pubertät, Schwangerschaft, Stillperiode).

Weitere Argumente für die Behandlung des relativen Hormonmangels können sein: Hyperlipidämien, erhöhtes Koronarrisiko, Fertilitätsstörungen, Störungen des Schwangerschaftsverlaufes, psychische Beschwerden (z.B. depressive Verstimmungen), Struma und Nachweis von Autoantikörpern.

Ausgeschlossen werden muß bei einer TSH-Erhöhung immer eine Veränderung, die außerhalb der Schilddrüse liegt (s. 4.12 sowie Tab. 126).

Die Indikation für die Behandlung der latenten Hypothyreose im Kindes- oder Jugendalter ist im Kap. 4.14 dargestellt. Bei Heranwachsenden ist neben den allgemeinen klinischen Symptomen oder laborchemischen Veränderungen des Erwachsenenalters zu berücksichtigen, daß hier noch ein Entwicklungsprozeß abläuft. Unter diesem Gesichtspunkt erscheint die Indikation zur Behandlung der latenten Hypothyreose bei Kindern und Jugendlichen unter dem Aspekt der Optimierung des Stoffwechsels sinnvoll. Die Symptome des Auftretens der latenten Hypothyreose bei Kindern sind abhängig vom Lebensalter. Insofern ist die Behandlung – sobald die Diagnose gestellt ist – möglichst frühzeitig zu beginnen, um optimale Bedingungen für die psychomotorische Entwicklung der Heranwachsenden zu schaffen.

4.10.4 Sekundäre und tertiäre Hypothyreose

Die **sekundäre** Hypothyreose beruht nur selten auf einer isolierten Mangelsekretion des TSH. Zumeist sind auch andere Hypophysenvorderlappenhormone infolge einer globalen Hypophysenvorderlappeninsuffizienz (Panhypopituitarismus) betroffen.

Die Ursachen für einen TSH-Mangel können extrem selten auch an einer Störung der übergeordneten Steuerung durch das TRH liegen (**tertiäre** Form).

In der Regel verläuft ein Panhypopituitarismus sukzessiv ab und ist charakterisiert durch den Ausfall zunächst des Wachstumshormons, dann der Gonadotropine, dann des TSH und als letztem Steuerungshormon des ACTH.

Die klinische Symptomatik der sekundären bzw. tertiären Hypothyreose ist geringer ausgeprägt, da die Schilddrüse auch ohne TSH eine Basalsekretion von Schilddrüsenhormonen aufrechterhalten kann (etwa 40% unterhalb des durch TSH-Stimulation erreichten Wertes). Ein Myxödem fehlt zumeist.

Die Diagnose erfolgt durch die Bestimmung des TSH und der übrigen Funktionen des Hypophysenvorderlappens. Meist liegen vor Auftreten der Hypothyreose bereits andere Organmanifestationen vor (z.B. Nebennierenrinden- oder Gonadeninsuffizienz). Die Labordiagnostik entspricht hinsichtlich der Schilddrüsenfunktion dem Vorgehen bei der primären Hypothyreose, ebenso die Therapie. Die Substitution mit Schilddrüsenhormonen liegt in der Enddosierung meistens niedriger als bei der primären Form.

4.10.5 Hypothyreotes Koma

Das hypothyreote Koma ist eine seltene, lebensbedrohliche Krisensituation. Es tritt meist als Folge einer lange bestehenden, nicht behandelten Hypothyreose auf, vor allem bei älteren Menschen und unzureichend überwachten Patienten, zumeist als Folge von Streßsituationen, schwerwiegenden Zweiterkrankungen, Operationen, Infekten, Kälteexposition, Behandlung mit Sedativa oder Narkotika, Herzinsuffizienz.

Die Pathogenese ist nicht eindeutig geklärt. Der klinische Schweregrad steht nicht im Zusammenhang mit der fT_4-Konzentration im Serum. Ursache für die Bewußtseinsstörung ist meist die Hypoxie als Folge einer alveolären Hypoventilation mit vermindertem pO_2 und erhöhtem pCO_2 im arteriellen Blut im Sinne einer respiratorischen Azidose.

Das Krankheitsbild entwickelt sich schleichend, wobei dem eigentlichen Koma häufig Apathie und Somnolenz über Monate vorausgehen. Die äußere Erscheinung der Patienten entspricht dem typischen Bild der schweren Hypothyreose (s. Tab. 62). Außerdem sind weitere klinische Zeichen vorhanden:

Hypothermie (Körpertemperatur < 30°C), Bradykardie (< 50/min), Bradypnoe (5/min), Hypotonie, verlängerte Reflexzeiten bis zu erloschenen Sehnenreflexen sowie Bewußtseinsstörungen und Krämpfe.

Die **Diagnose** ist einfach. Neben den klinischen Zeichen sind die Bestimmung der Serumkonzentrationen von fT_4 und TSH sowie – bei Verdacht auf respiratorische Azidose – die Bestimmung des arteriellen pCO_2- und pO_2-Gehaltes angezeigt.

Die **Therapie** besteht in einer unverzüglichen Einweisung in eine intensivmedizinische Überwachungseinheit. Bei Vorliegen einer schweren alveolären Hypoventilation mit respiratorischer Azidose ist eine Intubation mit assistierter Beatmung erforderlich. Ebenfalls obligat ist die Einleitung einer Kortikosteroid-Therapie (z.B. 100 mg Hydrocortison i.v. innerhalb von drei Stunden). Die anschließende Dosierung liegt bei 10 mg/Stunde bis zur Beseitigung der Bewußtlosigkeit. Die dritte Maßnahme besteht in der Injektion einer hohen Menge Levothyroxin (1. Tag: 500 µg Levothyroxin i.v., 2. bis 10. Tag 100 µg Levothyroxin i.v). Bei Hypoglykämie wird eine Glucoselösung infundiert, bei Hyponatriämie eine hypertone NaCl-Lösung. Bei Hypotonie wird ein Volumenersatz geschaffen, bei Begleitinfektionen eine antibiotische Therapie eingeleitet.

Bei extremer Bradykardie und einer Herzinsuffizienz sollte ein temporärer Schrittmacher gelegt und eine Digitalis-Therapie eingeleitet werden. Die individuelle Behandlung richtet sich nach den laborchemischen Besonderheiten und wird im Einzelfall vor Ort entschieden. Trotz der Notfallmaßnahmen ist die Mortalität sehr hoch. Sie liegt über 50%.

Hypothyreotes Koma

Symptome
I. Zeichen der schweren Hypothyreose (s. Tab. 62)
II. Weitere Befunde:
   Hypothermie (< 30 °C)
   Bradykardie (< 50/min)
   Bradypnoe (< 5/min)
   Hypotonie
   prolongierte Reflexe
   Muskelschwäche
   Bewußtseinsstörungen (Koma)
   Krämpfe

Therapie
Obligate Behandlung
1. Intensivüberwachung: ggf. Intubation und assistierte Beatmung
2. Hydrokortison 100 mg i.v. (innerhalb 3 Stunden), danach 10 mg/Stunde
3. Levothyroxin (L-Thyroxin inject-Henning) 1. Tag: 500 µg i.v., 2. Tag-10. Tag: 100 µg i.v

Fakultative Behandlung
- Hypoglykämie: 40%ige Glucoselösung i.v. täglich
- Hyponatriämie: Hypertone NaCl-Lösung
- Hypotonie: Volumenersatz
- Infektionen: Antibiotika
- Erwärmung (langsam)

Tab. 65: Diagnostik und Therapie des hypothyreoten Komas

4.11 Low-T_3- und Low-T_4-Syndrom

Isolierte oder kombinierte Erniedrigungen von T_3- und/oder T_4 werden als Low-T_3- und Low-T_4-Syndrom bezeichnet. Die Erniedrigung der T_3- und – seltener der T_4-Konzentration im Serum ist ein physiologischer Schutzmechanismus. Bei schwerkranken Patienten kommt es durch eine verminderte Konversion von T_4 und T_3 zu einem Absinken der T_3- und parallel dazu zu einem Anstieg der rT_3-Konzentration.

Der Organismus drosselt bei Schwerkranken durch die niedrige T_3-Konzentration den Energiekonsum in der Peripherie. Eine Hormonsubstitution beim Low-T_3-Syndrom ist daher unphysiologisch und nicht angezeigt. Die Absenkung des T_4 im späteren Stadium erklärt sich über eine Verminderung der Produktion und vermehrte biliäre Ausscheidung. Ferner wird ein Hemmfaktor vermutet, der das T_4 aus der TBG-Bindung verdrängt. Die Absenkung der T_3- und/oder T_4-Konzentrationen korrelieren in etwa mit dem Schweregrad der extrathyreoidalen Krankheit. Eine sichere Aussage bzw. prognostische Bewertung zum Verlauf der T_3- und/oder T_4-Absenkung kann jedoch im Einzelfall nicht gegeben werden.

Es gibt eine Reihe von extrathyreoidalen Krankheiten und medikamentösen Einflüssen, die zu Veränderungen der Schilddrüsenhormonkonzentrationen und auch des TSH führen können (s. 3.2.1, 3.2.3, Tab. 126).

Die wichtigsten Faktoren, die zu einem Low-T_3-Syndrom führen, sind in Tab. 66 zusammengefaßt. Hauptursachen sind schwere, nicht thyreoidale Krankheiten wie terminale Niereninsuffizienz, Leberzirrhose, Tumorleiden, septischer Schock, kardiogener Schock, schwere Verbrennungen, Herzinfarkt. Auch bei Operationen kann perioperativ ein Low-T_3-Syndrom auftreten. Daneben beeinflussen bestimmte Medikamente die Konversion von T_4 zu T_3. Hier sind zu nennen Glukokortikoide, Betarezeptorenblocker, jodhaltige Kontrastmittel, Amiodaron und Dicumarol.

In der Neugeborenenphase findet sich ebenfalls eine Erniedrigung des T_3, die zeitabhängig ist und sich später normalisiert (s. 3.2.3). Körperliche Arbeit, Hitze oder extreme Kälteeinwirkung können ebenfalls zu Veränderungen des T_3 und/oder T_4 führen.

Vom Low-T_3/T_4-Syndrom zu trennen sind Veränderungen der Transportproteine (insbesondere des TBG), die entweder zur Erniedrigung oder Erhöhung des Gesamt-T_4 führen (s. 3.2.3). Krankheiten, die zur

Verminderung des TBG führen, sind Leberzirrhose und exsudative Gastroenteropathien. Auch Glukokortikoide in höherer Dosierung bzw. das Cushing-Syndrom führen dazu. Die Bindungskapazität und auch die Konzentration des TBG kann verändert sein durch Östrogene, Eiweißverluste, Schwangerschaft, nephrotisches Syndrom, Leberkrankheiten, verschiedene Medikamente oder auch genetisch bedingt (s. 5.5 und 3.2.3). Antikörper gegen T_3 und T_4 müssen bei nicht plausiblen Laborwerten in die Differentialdiagnose mit einbezogen werden.

Bei Zweifel an der Diagnose eines Low-T_3 oder Low-T_4-Syndroms ist immer die klinische Situation – neben der In-vitro- und In-vivo-Diagnostik einschließlich Szintigraphie – maßgebend.

Ursachen des Low-T_3
Verminderung der Konversion von T_4 zu T_3
bei:

Schweren – nicht-thyreoidalen Krankheiten
- Niereninsuffizienz
- Leberzirrhose
- Sepsis
- Tumorleiden
- intensivmedizinische Krankheiten (Schock-Zustände, Herzinfarkt)

Operationen

Medikamenten
z.B. Glukokortikoide, Betarezeptorenblocker, jodhaltige Röntgenkontrastmittel, jodhaltige Medikamente (Amiodaron), Dicumarol

Neugeborenen

Schwerer körperliche Arbeit, extremer Hitze

Ursachen des Low-T_4
Minderung der T_4-Konzentration in späteren Stadien:
Verminderung der Produktion
vermehrte biliäre Ausscheidung
Hemmfaktor
(Verdrängung des T_4 aus der TBG-Bindung)

Tab. 66: *Häufigste Ursachen des Low-T_3- und Low-T_4-Syndroms*

In jedem Fall ist bei Verdacht auf eine metabolische Veränderung der Schilddrüsenhormonkonzentration unbedingt nach der Ursache zu fahnden.

Wird die Möglichkeit einer nicht-thyreoidalen Beeinflussung der Laborwerte übersehen, werden nicht selten Fehldiagnosen gestellt. Insbesondere bei offensichtlicher Diskrepanz zwischen klinischem Bild, sonographischer oder szintigraphischer Bildgebung und Laborkonstellation, sollte an ein Low-T_3- und/oder Low-T_4-Syndrom gedacht werden.

Die Behandlung der extrathyreoidal bedingten Erniedrigung der T_4- oder T_3-Konzentration erfolgt durch die Therapie der primären Krankheit, die zu diesem Syndrom führt. Die Applikation von T_4-Präparaten oder gar T_3-Präparaten zur „Korrektur" der T_3-Konzentration im Serum ist kontraindiziert.

4.12 TSH-produzierende Hypophysentumoren

TSH-produzierende Hypophysentumoren sind extrem selten. Meist handelt es sich um chromophobe Makroadenome. Sie machen etwa 0,5-1% aller Hypophysenadenome aus. Sie sezernieren neben TSH meist die Alpha-Untereinheit des TSH in pathologischen Konzentrationen. Eine gleichzeitige Überproduktion an STH, Prolaktin, LH, ACTH oder FSH ist eher selten.

Leitsymptome sind erhöhte Konzentrationen der freien oder gebundenen Schilddrüsenhormone sowie gleichzeitig leicht bis mäßig erhöhte basale TSH-Konzentrationen, die nur in einem Teil der Fälle durch TRH-Stimulation ansteigen. Differentialdiagnostisch sollte auch an eine periphere oder zentrale Schilddrüsenhormonresistenz gedacht werden. Hier zeigt sich in der Regel eine deutliche Antwort im TRH-Test. Bei Verdacht auf ein Thyreotropinom ist u.a. eine MTR-Untersuchung angezeigt.

Therapeutisch steht an erster Stelle eine transsphenoidale oder transkranielle Entfernung des Adenoms. Bei inoperablen Tumoren kann eine Octreotid-Therapie angezeigt sein, durch die in nahezu allen Fällen ein Abfall von TSH und bei 50% der Patienten eine Verkleinerung der Hypophysentumoren erreicht wird. Bis zum Zeitpunkt des definitiven therapeutischen Vorgehens sollte die Hyperthyreose behandelt werden, z.B. durch Gabe von Thyreostatika in der gleichen Dosierung und gleichen Vorgehensweise wie bei der primären Hyperthyreose

(s. 4.1.1). Die Betreuung von Patienten mit TSH-produzierenden Hypophysentumoren sollte immer interdisziplinär durch Endokrinologen, ggf. Kinderendokrinologen und endokrinologisch tätige Neurochirurgen erfolgen.

Andere Ursachen einer sekundären Hyperthyreose können eine Mehrsekretion thyreotroper Peptide sein, wie z.B. bei metastasierendem Chorionkarzinom oder teratoidem Hodenkarzinom mit Chorionkarzinom-Anteil, die humanes Choriongonadotropin (hCG) in hoher Menge produzieren und durch eine TSH-ähnliche Wirkung von hCG die Schilddrüse stimulieren können. Eine erhöhte hCG-Konzentration findet sich – physiologischerweise – auch im ersten Schwangerschaftstrimenon. Durch die erhöhte hCG-Konzentration kommt es zwar zu einer Stimulation der Schilddrüsenzellen – ähnlich wie durch das TSH – jedoch findet sich eine erniedrigte TSH-Konzentration, die einen intakten Regelkreis widerspiegelt (s. 4.15.5).

4.13 Maligne Tumoren der Schilddrüse

4.13.1 Klassifikation der Schilddrüsentumoren

Die WHO-Klassifikation unterscheidet epitheliale (benigne und maligne), nichtepitheliale Tumoren, maligne Lymphome und verschiedene Tumoren. Dies betrifft die primären, von der Schilddrüse ausgehenden Tumoren. Daneben werden Sekundärtumoren, unklassifizierbare Tumoren und tumorähnliche Veränderungen unterschieden.

Die Einteilung ist in Tab. 67 aufgeführt. Unter den epithelialen Tumoren finden sich follikuläre und papilläre Karzinome sowie undifferenzierte Karzinome. Auch das C-Zellkarzinom (medulläres Karzinom) wird hier eingeordnet. Bei den malignen epithelialen Tumoren überwiegen mit 95% die Karzinome.

I. Epitheliale Tumoren

A) **Gutartig**
1. Folikuläres Adenom
2. Andere

B) **Bösartig**
1. Follikuläres Karzinom
   Minimal invasiv (gekapselt)
   Grob invasiv
   Oxyphil
   Hellzellig
2. Papilläres Karzinom
   Papilläres Mikrokarzinom
   Gekapselt
   Follikuläre Variante
   Diffus sklerosierende Variante
   Oxyphil
3. Medulläres Karzinom (C-Zellkarzinom)
   Heriditäre Form
4. Undifferenziertes Karzinom
5. Andere

II. Nicht-epitheliale Tumoren
III. Maligne Lymphome
IV. Verschiedene Tumoren
V. Sekundäre Tumoren
VI. Unklassifizierbare Tumoren
VII. Tumorähnliche Läsionen

Tab. 67: Klassifikation der Schilddrüsentumoren nach WHO (1986)

4.13.2 Pathogenese und Epidemiologie

Maligne Schilddrüsentumoren sind selten. In Deutschland erkranken pro Jahr etwa drei Personen auf 100 000 Einwohner an einem malignen Schilddrüsentumor. Die Mortalitätsrate liegt mit 0,5 Sterbefällen pro 100 000 Einwohner deutlich niedriger als die Zahl der Neuerkrankungen. Maligne Schilddrüsentumoren sind von einer großen histologischen Vielfalt gekennzeichnet (s. Tab. 67). Über 90% der Fälle sind jedoch Karzinome, die von den Thyreozyten oder den parafollikulären

C-Zellen ausgehen. Die differenzierten, von Thyreozyten ausgehenden Tumoren werden in follikuläre und papilläre Schilddrüsenkarzinome unterteilt. Sie sind die häufigsten in der Schilddrüse vorkommenden malignen Tumoren. Das papilläre Karzinom ist mit 50 bis 80% häufiger als das follikuläre Karzinom mit 20 bis 40%. Die Häufigkeit des C-Zellkarzinoms liegt bei 4 bis 10%. Die anaplastischen Karzinome haben einen Anteil von ca. 2%.

Neuerkrankungen: 2-3 pro 100.000 Einwohner pro Jahr
Relative Häufigkeit
Papillär: 50-80%
Follikulär: 20-40%
Medullär: 4-10%
Anaplastisch: ca. 2%

Tab. 68: Häufigkeit maligner, epithelialer Tumoren

Zur Pathogenese wird immer wieder auf die Ursache ionisierender Strahlen hingewiesen (z.B. perkutane Strahlentherapie, wegen Akne, chronischer Tonsillitis im Jugend- und Kindesalter). Ein eindeutiger Zusammenhang zwischen einer Strahlenexposition und dem Auftreten von Schilddrüsenkrebs ergibt sich eindrucksvoll durch das in jüngerer Zeit aufgetretene Reaktorunglück in Tschernobyl.

Besonderheiten
Eine Besonderheit bezüglich des papillären Karzinoms besteht im Auftreten sog. papillärer Mikrokarzinome (= „okkultes" Karzinom) mit einem Durchmesser von bis zu 1 cm. Die Inzidenz solcher klinisch nicht manifester Mikrokarzinome beträgt in Autopsien 5 bis 30%.

Eine Sonderform des follikulären Karzinoms ist das onkozytäre Karzinom (= Hürthle-Zellkarzinom).

Beim C-Zellkarzinom gibt es die Besonderheit des familiären Vorkommens (ca. 25%). Diese Variante kann mit anderen Tumoren kombiniert sein (multiple endokrine Neoplasie Typ 2, MEN 2, s. Tab. 10).

Es bestehen verschiedene Punktmutationen im Bereich der extrazellulären Domäne des RET-Protoonkogens auf Chromosom 10 (s. 3.2.8.1). Durch ein Familienscreening können genetisch unauffällige Personen von einer weiterführenden Diagnostik (z.B. Pentagastrin-Test) ausgeschlossen werden. Genetisch betroffene Personen hingegen können bereits vor der klinischen Manifestation erkannt werden. Durch eine prophylaktische Thyreoidektomie wird die Entwicklung eines späteren medullären Schilddrüsenkarzinoms verhindert (s. 4.13.6.1).

Histologische Charakterisierung
Für prognostische Kriterien hat sich die WHO-Klassifikation maligner Schilddrüsentumoren bewährt. Sie folgt nicht den Subtypen, sondern prognostischen Gesichtspunkten. Eine sehr günstige Prognose weisen papilläre Karzinome auf (10jährige Überlebensrate: 80-90%). Mikrokarzinome, gekapselte Karzinome und diffus sklerosierende Karzinome werden als Varianten des papillären Karzinoms angesehen.

Die Metastasierungsform der papillären Karzinome erfolgt überwiegend lymphogen. Die Überlebensraten werden nicht negativ von einem Lymphknotenbefall beeinflußt. Invasiv wachsende papilläre Karzinome können jedoch zu Lungenmetastasen führen.

---

10 Jahres-Überlebenszeiten
1. Papilläres Karzinom: 85-90%
2. Follikuläres Karzinom: 60-70%
3. Onkozytäre (Oxyphil) Variante des follikulären Karzinoms: 50-60%
4. C-Zellkarzinom:
    familiär: je nach Zeitpunkt der Diagnose bis 100%
    sporadisch: 50-70%
5. Anaplastisch: 0-9%

Tab. 69: Prognose des differenzierten und undifferenzierten Schilddrüsenkarzinoms

Die 10-Jahres-Überlebensrate der follikulären Karzinome liegt mit 60 bis 70% deutlich niedriger. Für prognostische Gesichtspunkte ist die Unterscheidung in minimal invasive, gekapselte und grob-invasive follikuläre Karzinome wichtig. Follikuläre Karzinome metastasieren überwiegend hämatogen in Lunge und Skelett.

Die oxyphilen und onkozytären malignen Tumoren werden als Varianten des follikulären Karzinoms betrachtet. Typisch für onkozytäre Karzinome ist, daß sie kein Radiojod aufnehmen, jedoch Thyreoglobulin sezernieren. Dies ist für die spätere Nachsorge von Bedeutung, da Metastasen onkozytärer Karzinome in der Regel nur an ihrem Tumormarker (Tg) erkennbar sind, jedoch nicht lokalisationsdiagnostisch mit Radiojod aufgespürt werden können. Die Prognose der onkozytären Karzinome ist dementsprechend mit einer Überlebensrate von 50 bis 60% ungünstiger.

Tumorausbreitung	Metastasierung
1. Papilläres Karzinom:	überwiegend lymphogen (lokoregionär)
	Ausnahmen:
	invasiv wachsend: hämatogen (Lunge)
	ca. 10% treten multifokal auf
2. Follikuläres Karzinom:	überwiegend hämatogen (Lunge, Skelett)
3. Medulläres Karzinom:	lymphogen und hämatogen
4. Anaplastisches Karzinom:	lokal destruierend, hämatogen

Tab. 70: Diagnostik des Schilddrüsenkarzinoms: Tumorausbreitung

Bei den C-Zellkarzinomen unterteilt man in sporadische und familiäre Formen (sporadisch 75%, familiär ca. 25%). Die familiären Formen können isoliert oder im Rahmen einer MEN 2 vorkommen. Die sporadische Form zeichnet sich dadurch aus, daß die Schilddrüse meist unifokal befallen ist. Bei der hereditären Form sind beide Lappen betroffen. Diese Karzinome metastasieren lymphogen und auch hämatogen. Die Prognose verschlechtert sich bei Lymphknotenbefall entscheidend.

Das anaplastische Karzinom ist ein Tumor mit einer extrem schlechten Prognose (mittlere Überlebenszeit nur etwa 100 Tage). Anaplastische Karzinome infiltrieren rasch das perithyreoidale Gewebe. Meist gelingt es nicht, das lokal infiltrative Wachstum durch eine entsprechende Therapie aufzuhalten.

4.13.3 Symptome und klinische Befunde

Typischerweise gibt es bei differenzierten Karzinomen keine spezifischen Frühsymptome. Die Schilddrüsenfunktion wird durch ein Karzinom in der Regel nicht verändert, so daß die Labordiagnostik keine diesbezüglichen Rückschlüsse erlaubt.

Anamnese und klinische Symptome
Befunde, die für ein Malignom sprechen:
- rasches Knotenwachstum (neuer oder bestehender Knoten)
- solitärer Knoten in diffuser Struma
- Alter: Kinder und Jugendliche (< 14 J.) sowie ältere Menschen (> 60. Lebensj.)
- Geschlecht: männlich
- Vorhandensein von auffälligen cervicalen Lymphknoten
- derber Tastbefund, nicht schluckverschieblich

Tab. 71: Diagnostik des Schilddrüsenkarzinoms: Klinische Anzeichen

Spezielle Diagnostik
Befunde, die für ein Malignom sprechen:
- Sonographie: Echoarmut, unscharfe Begrenzung, kein Halozeichen
- Szintigraphie: kalter Knoten
- Feinnadelpunktion bei auffälligem Befund
- Labor: Erhöhtes Calcitonin, pathologischer Pentagastrin-Test
- Nachweise einer Mutation im RET Protoonkogen

Tab. 72: Schilddrüsenkarzinom: Spezielle Diagnostik

Insbesondere bei kleinen Schilddrüsenkarzinomen gibt es auch kein geeignetes diagnostisches Verfahren (z.B. einen Tumormarker), mit dem eine Frühdiagnose möglich ist. Einzige Ausnahme ist das medulläre Karzinom. Hier ist durch den Nachweis einer erhöhten Calcitonin-Konzentration im Serum eine Frühdiagnose möglich. Ferner kann im Rahmen des molekulargenetischen Familienscreenings bei familiär gehäuft vorkommenden Formen eine Frühdiagnose bei möglichen Betroffenen erfolgen.

Typische Befunde bei Schilddrüsenkarzinomen sind meist ein schmerzlos wachsender, solitärer Knoten, insbesondere bei jüngeren Menschen. Bei älteren Menschen, die häufig einen großen, multinodulär umgeformten Kropf haben, ist dieses Symptom jedoch meist nicht diagnostisch verwertbar.

Die klinische Situation ist unspezifisch bei fehlender oder geringer Lokalsymptomatik. Symptome wie Schluckbeschwerden und Heiserkeit, derbe Knoten, mangelnde Schluckverschieblichkeit, vor allem

Vergrößerung der zervikalen Lymphknoten dokumentieren ein fortgeschrittenes Tumorstadium.

Das papilläre Karzinom ist gleichmäßig über alle Lebensalter verteilt. Bei follikulären Karzinomen besteht dagegen eine Bevorzugung des höheren Lebensalters. Auch undifferenzierte Karzinome finden sich in der Regel bei älteren Patienten.

4.13.4 Differenzierte Schilddrüsenkarzinome

4.13.4.1 Diagnostik (s. auch 3.4.2)

Die Funktionsdiagnostik spielt beim Schilddrüsenkarzinom keine Rolle. Entscheidend ist die bildgebende Diagnostik.

	Papilläres Karzinom	Follikuläres Karzinom
Häufigkeit	50-80%	20-40%
Histologische Merkmale	Papilläre Strukturen, Kerneinschlüsse, Psammomkörper, Milchglaskerne, multifokal	Solitär, unilateral, meist gekapselt, hochdifferenzierte Formen, nur Nachweis von Gefäßeinbruch und Kapseldurchbruch ermöglicht Differentialdiagnose: follikuläres Adenom
Metastasierung	überwiegend lymphogen	hämatogen
Differenzierungsgrade	hoch- bis niedrig differenziert mit invasivem Wachstum	hoch- bis niedrig differenziert mit grob invasivem Wachstum
Sonderformen	Mischtumoren mit papillärer und follikulärer Wachstumsform werden den papillären Karzinomen zugeordnet	onkozytäre Variante (Hürthle-Zell-Tumor, oxyphiles, eosinophiles Karzinom) Besonderheit: keine Radiojodaufnahme bei erhaltener Thyreoglobulin-Synthese
10 Jahre Überlebenszeit	80-90%	60-70%

Tab. 73: Papilläres und folllikuläres Karzinom

Die Schwierigkeit bei der Diagnostik besteht darin, einen seltenen bösartigen Befund von der Vielzahl der gutartigen Knoten zu differenzieren. An erster Stelle steht die Sonographie, gefolgt von der szintigraphischen Untersuchung. Die Feinnadelpunktion ist bei Verdacht auf ein Karzinom immer indiziert. Insbesondere sonographisch echoarme und szintigraphisch hypofunktionelle, „kalte" Knoten müssen durch eine Aspirationszytologie feingeweblich untersucht werden. Der FNP kommt bei der Diagnosefindung eine entscheidende Bedeutung zu. Nicht selten wird jedoch die Diagnose erst intra- oder postoperativ gestellt, wenn der Patient wegen einer knotig veränderten, primär benigne eingeschätzten Struma operiert wurde. In einer solchen Situation wird die Operation zweizeitig zur Thyreoidektomie ausgeweitet, um eine ausreichende Radikalität zu gewährleisten. Aus diesem Grund sollte vor der Operation die sorgfältige Abklärung von Knotenstrumen erfolgen. Wenn der Punktionsbefund den Verdacht auf ein Malignom ergibt, kann die Operation primär als Thyreoidektomie geplant werden (s. 3.3.1, 3.3.4 und 3.4.2).

4.13.4.1.1 Diagnostik – Histologie

Papilläres Schilddrüsenkarzinom
Papilläre Gewebsstrukturen gelten als Malignitätskriterium. Kapseleinbrüche, Gefäßinvasion, Metastasen oder eine gesteigerte Mitoserate werden nicht gefordert.

Es gibt Varianten des papillären Karzinoms (s. Tab. 67):
- Mikrokarzinom: Größe: < 1 cm: Synonyme: Okkultes Karzinom.
- Follikuläre Variante des papillären Karzinoms: rein follikuläre Struktur, Milchglaskerne.
- Oxyphile Form.

Alle Typen können gekapselt oder infiltrierend wachsen. Invasiv wachsende papilläre Karzinome können auch zu hämatogener Metastasierung (bevorzugt Lungenmetastasen) führen.

Prognostisch ungünstig sind das Tumorstadium IV mit extrathyreoidaler Ausbreitung, eine initial hämatogene Metastasierung sowie die oxyphile Form mit zytoplasmatischer Differenzierung. Ein höheres Lebensalter (> 45 Jahre) ist ein zusätzliches Kriterium für eine schlechtere Prognose.

Die Diagnostik erfolgt präoperativ durch die Feinnadelpunktion suspekter Schilddrüsenknoten. Häufiger wird die Diagnose jedoch erst intra- oder postoperativ wegen anderer Indikationen gestellt, so daß ein zweizeitiger Eingriff erforderlich werden kann.

Eine Besonderheit stellt das im Resektat zufällig entdeckte, unifokale papilläre Karzinom (Tumorstadium pT_1 N0 M0) mit einer Primärgröße von < 1 cm dar. Bei diesem Befund ist eine Hemithyreoidektomie oder eine subtotale Thyreoidektomie ausreichend. Bestehen jedoch Hinweise auf eine Multifokalität oder Tumorreste, ist in einem Zweiteingriff die Thyreoidektomie nachzuholen.

Follikuläres Schilddrüsenkarzinom
Histologisch weist das follikuläre Karzinom hochdifferenzierte Strukturen auf. Es werden Follikel und auch Kolloid gebildet. Follikuläre Karzinome sind in der Regel solitäre, unilaterale Tumoren, häufig mit bindegewebiger Abkapselung. Die Differenzierung reicht von hochdifferenzierten Formen, die sich z.B. nur durch Gefäß- und Kapseleinbrüche von benignen follikulären Adenomen abgrenzen lassen, bis zum niedrig differenzierten Typ.

Werden neben follikulären Strukturen papilläre Anteile in der Histologie gefunden, wird der Tumor (obgleich es sich um einen papillär-follikulären Mischtumor handelt), den papillären Karzinomen zugeordnet, da er in seinem biologischen Verhalten den rein papillären Karzinomen gleicht.

Unter prognostischen Gesichtspunkten ist eine Unterscheidung in minimal invasive (gekapselte Karzinome) und grob invasive follikuläre Karzinome wichtig. Die follikulären Karzinome metastasieren vorwiegend hämatogen, besonders in Lunge und Skelettsystem.

Auch die oxyphilen bzw. onkozytären Varianten gelten als follikulär, wenn die Kriterien eines papillären Karzinoms fehlen. Die oxyphilen Karzinome speichern in der Regel kein Radiojod, können jedoch Thyreoglobulin bilden. Dieses Verhalten ist für die spätere Nachsorge wichtig.

Die 10-Jahres-Überlebensrate beträgt bei follikulären Karzinome 60 bis 70%. Bei Vorliegen der onkozytären Variante ist sie mit 50 bis 60% geringer.

Follikuläre Karzinome treten bevorzugt jenseits des 40. Lebensjahres auf.

Da für die Prognose das Lebensalter mitentscheidend ist, hat das follikuläre Karzinom, das vor allem im höheren Lebensalter vorkommt, von vornherein eine ungünstigere Prognose.

Feinnadelpunktion und Zytologie (s. auch 3.3.4)
Die zytologische Befundung führt bei der Differentialdiagnose zwischen mikrofollikulärem Adenom und hochdifferenziertem follikulären Schilddrüsenkarzinom nicht weiter. Der Befund einer sog. „follikulären Neoplasie" stellt daher immer eine Operationsindikation (zur histologischen Klärung) dar.

Dies gilt auch für die Sonderform des follikulären Adenoms oder Karzinoms, das Onkozytom und das hellzellige Karzinom, das ein follikuläres Schilddrüsenkarzinom oder die Metastase eines Hypernephroms sein kann.

Wenn ein Karzinom durch eine Feinnadelpunktion präoperativ primär bekannt ist, sollte ein Staging erfolgen, um festzustellen, ob bereits eine lymphogene oder hämatogene Metastasierung vorliegt.

4.13.4.2 Therapie

Die primäre Behandlung des papillären und follikulären Schilddrüsenkarzinoms besteht immer in der chirurgischen Resektion. Das Vorgehen wurde aufgrund der Empfehlungen der chirurgischen Arbeitsgemeinschaft Endokrinologie in den letzten Jahren weitgehend standardisiert. Eine spezielle Vorbereitung des Patienten für den Eingriff ist nicht nötig.

Es wird in jedem Fall und bei jedem Tumorstadium eine vollständige Entfernung (= totale Thyreoidektomie) der gesamten Schilddrüse angestrebt. Einzige Ausnahme ist das papilläre Mikrokarzinom mit einem Durchmesser von < 1 cm bei jüngeren Patienten (< 40 J.). Bei diesem Befund kann eine Resektion des befallenen Lappens als ausreichend angesehen werden.

Meist werden eine totale Thyreoidektomie **und** zentrale Lymphadenektomie durchgeführt. Bei Lymphknotenmetastasen im lateralen

Kompartiment wird zusätzlich eine systematische Lymphadenektomie vorgenommen.

Komplikationen der Operation sind die Schädigung der Stimmbandnerven und die Entfernung der Nebenschilddrüsen. Beide Komplikationen treten bei Patienten mit Schilddrüsenkarzinom etwas häufiger auf als bei der chirurgischen Sanierung benigner Strumen. Die Rate einer permanenten Recurrensparese liegt bei 2%, die Häufigkeit des permanenten Hypoparathyreoidismus in der Größenordnung von 1-3%.

Postoperativ muß ein Tumorstaging nach TNM-Klassifikation vorgenommen werden (s. Tab. 75).

Zeitpunkt	Maßnahme

Präoperativ:	• Feinnadelpunktion
	• Staging
	• Tumormarker (Thyreoglobulin, Calcitonin)
	  ggf. CT der Halsweichteile und des Mediastinums
	  ohne jodhaltige Röntgenkontrastmittel
	  ggf. MRT

Operation: (einzeitig bei positiver Feinnadelpunktion, zweizeitig bei Zufallsdiagnose im Operationspräparat)	• Totale Thyreoidektomie • Dissektion befallener Lymphknoten (laterales oder zentrales Kompartiment) • Hemithyreoidektomie bei papillärem Karzinom, Stadium pT1 N0 M0

Postoperativ:	• Keine Schilddrüsenhormonsubstitution bis zur ersten Radiojodtherapie
	• Radiojodtherapie (s. Tab. 76):
	  4 bis 6 Wochen nach Operation
	  (Ausnahme: papilläres Mikrokarzinom)
	• Tumormarker, Staging
	
	OP-Komplikationen und Folgeschäden:
	permanente Recurrensparese: ca. 2%,
	permanenter Hypoparathyreoidismus: ca. 1-3%

Tab. 74: Therapie des differenzierten Schilddrüsenkarzinoms

Klinische TNM-Klassifikation (UICC, 1987)

T	**Primärtumor**
	a: solitär
	b: multifokal; der größte Tumor ist für die Klassifikation maßgebend
	a und b gelten für alle **T**
Tx	Primärtumor kann nicht beurteilt werden
T0	Kein Hinweis für einen Primärtumor
T1	1 cm oder weniger in größter Ausdehnung, begrenzt auf die Schilddrüse
T2	> 1 cm, < 4 cm in größter Ausdehnung, begrenzt auf die Schilddrüse
T3	> 4 cm in größter Ausdehnung, begrenzt auf die Schilddrüse
T4	Jede Größe mit Ausdehnung jenseits der Schilddrüse
N	**Regionäre Lymphknoten**
Nx	Regionäre Lymphknoten können nicht beurteilt werden
N0	Kein Hinweis für regionäre Lymphknotenmetastasen
N1	Regionäre Lymphknotenmetastasen
	N1a: In ipsilateralen Halslymphknoten
	N1b: In bilateralen, kontralateralen oder mediastinalen Lymphknoten, oder in der Mittellinie
M	**Fernmetastasen**
Mx	Vorliegen von Fernmetastasen kann nicht beurteilt werden
M0	Keine Fernmetastasen vorhanden
M1	Fernmetastasen vorhanden

Tab. 75: Klinische TNM-Klassifikation nach UICC

Radiojodtherapie

Fünf bis sechs Wochen nach der Thyreoidektomie wird bei Vorliegen eines papillären oder follikulären Karzinoms eine Radiojodtherapie zur Ablation von verbliebenem Restgewebe unter maximaler endogener TSH-Stimulation durchgeführt.

Einzige Kontraindikation ist die Gravidität. Bei jüngeren Patientinnen muß daher vor jeder Radiojodtherapie wegen der hohen Strahlenexposition der fetalen Schilddrüse eine Gravidität durch einen entsprechenden Test ausgeschlossen werden.

Keine Indikation zur Radiojodtherapie stellen medulläre, undifferenzierte und onkozytäre Karzinome dar. Wenn allerdings angenommen werden kann, daß noch jodspeichernde Anteile oder Mischtumoren vorliegen, kann eine Behandlung mit Radiojod in Erwägung gezogen werden. Dies gilt auch für das anaplastische Karzinom. Ferner wird keine Radiojodtherapie nach Hemithyreoidektomie beim papillären Mikrokarzinom durchgeführt.

Radiojodtherapie

Indikationen:
- Hoch- und niedrig differenzierte papilläre und follikuläre Karzinome nach primärer Thyreoidektomie
- Ausnahmen: papilläres Mikrokarzinom bei eingeschränkter Operationsradikalität des Primäreingriffs

Keine Indikation:
- Onkozytäres Karzinom
- Medulläres Karzinom
- Undifferenziertes Karzinom
- Wenn histologische Hinweise auf „Mischtumor": ggf. Prüfung der Radiojodaufnahme
- Hemithyreoidektomie bei Mikrokarzinom

Kontraindikation:
- Gravidität (Schwangerschaftstest bei jüngeren Patientinnen)

Ziele:
- Prophylaktische Ablation von postoperativen Geweberesten und Zellverbänden
- Therapie (kurativ und/oder palliativ) von Lymphknotenmetastasen, lokoregionären Resten/Rezidiven, Fernmetastasen

Tab. 76: Radiojodtherapie des papillären und follikulären Karzinoms: Indikationen / Kontraindikationen

Die **erste** Radiojodtherapie zielt darauf, die nach totaler Thyreoidektomie eventuell noch vorhandenen restlichen Schilddrüsenzellverbände bzw. Gewebsreste strahlentherapeutisch zu eliminieren. An diese prophylaktische Ablation schließt sich eine zweite Radiojodtherapie mit kurativem bzw. palliativem Ziel an. Läßt sich nach der zweiten Radiojodtherapie in einem Kontrollszintigramm noch speicherndes Restgewebe nachweisen, ist drei bis sechs Monate später eine weitere Radiojodtherapie erforderlich. Überbrückend wird eine Suppressionstherapie, zunächst mit Levothyroxin, bis 14 Tage vor der erneuten Radiojodtherapie mit Trijodthyronin (3 x 20 µg täglich) durchgeführt (s. 3.3.3). Ziel der **zweiten** Radiojodtherapie ist die Elimination noch vorhandener benigner Schilddrüsenreste bzw. lokoregionärer Tumorreste sowie speichernder Lokal- oder Fernmetastasen.

Radiojodtherapie	Intervall	Aktivitätsmenge
1. Radiojodtherapie (keine Levothyroxin-Substitution nach Operation	5-6 Wochen postoperativ	I-131-Speicherung > 10%: 1.850 MBq I-131 I-131-Speicherung < 10%: 3.700 MBq I-131
2. Radiojodtherapie: vorher vier Wochen Hormonkarenz	3 Monate nach 1. RJT Posttherapie-Scan: Aktivität lokoregionär oder Fernmetastasen: 3. RJT	Nur Restgewebe: 3.700 MBq I-131. Fernmetastasen: bis 11.100 MBq I-131
3. Radiojodtherapie: vorher vier Wochen Hormonkarenz	3 Monate nach 2. RJT Posttherapie-Scan: Aktivität lokoregionär oder Fernmetastasen: 4. RJT	Nur Restgewebe: 3.700 MBq I-131. Fernmetastasen: bis 11.100 MBq I-131
4. Radiojodtherapie:	siehe 3. Radiojodtherapie	

Radiojodtherapie abgeschlossen wenn:
– keine Speicherung im Posttherapie-Scan
– Tg unterhalb der Nachweisgrenze

Tab. 77: RJT des papillären und follikulären Schilddrüsenkarzinoms: Praktisches Vorgehen

Die erste Radiojodtherapie erfolgt üblicherweise mit Standardmengen von 3,7 bis 5,6 GBq (100-150 mCi) I-131. Bei primär hohem I-131-Uptake (> 10%) kann die therapeutische I-131-Menge im Einzelfall auch niedriger liegen (bei 1,8 GBq; 50 mCi). Etwa fünf bis sieben Tage nach Applikation des Radiojods wird eine Ganzkörperszintigraphie durchgeführt, bei der die Verteilung des Radiojods im Körper aufgezeichnet und eventuell bereits vorhandene lokale oder Fernmetastasen identifiziert werden.

Wenn dies der Fall ist, sind weitere Radiojodtherapien in einem zeitlichen Abstand von jeweils drei bis sechs Monaten zur vorangegangenen Therapie erforderlich. Jodhaltige Medikamente oder Röntgenkontrastmittel sind während der gesamten Zeit der Nachbehandlung kontraindiziert.

Wenn bereits in der Frühphase lokoregionäre Tumorreste oder Fernmetastasen nachgewiesen wurden, sollte die zweite Radiojodtherapie mit einer höheren Radioaktivitätsmenge, z.B. 6 bis 10 GBq (bis zu 300 mCi) durchgeführt werden.

Die Radiojodtherapie ist solange fortzusetzen, bis im posttherapeutischen Ganzkörperszintigramm keine Radiojodspeicherung mehr erkennbar ist. Die Therapie gilt dann als abgeschlossen, wenn der Tumormarker Thyreoglobulin im Serum nicht mehr nachzuweisen ist und sich gleichzeitig keine Speicherung von I-131 bei der Kontrollszintigraphie findet (s. 4.14.4.3).

Akute **Nebenwirkungen** können ein bis zwei Tage nach einer hochdosierten Radiojodtherapie auftreten. Sie äußern sich in Spannungsgefühlen im Hals (vorausgesetzt, es ist genügend Restgewebe vorhanden). Die Häufigkeit der kurzfristigen passageren Effekte (Gastritits, Strahlenthyreoiditis) liegen in der Größenordnung von 30%.

Kurzfristig (passager, 2-3 Tage nach I-131 Kapsel):	Gastritis, Thrombopenie, Leukopenie, Thyreoiditis (nur bei größeren Schilddrüsenresten)
Bleibende somatische Schäden:	• Sialadenitis (meist einseitig) Symptome: Mundtrockenheit, Geschmacksstörungen
	• Lungenfibrose (bei Therapie pulmonaler Metastasen)

Tab. 78: Nebenwirkungen der Radiojodtherapie bei Schilddrüsenkarzinom

Reversible Nebenwirkungen – insbesondere der Hochdosis-Radiojodtherapie – können passagere Leuko- und Thrombopenien sein. Darüberhinaus kommen nicht selten Geschmacksstörungen und Schwellungen der Speicheldrüsen (Sialadenitis) vor, die infolge einer Speicheldrüsenfibrose bei bis zu 30% der Patienten zu einer Sicca-Symptomatik führen können.

Ferner besteht eine geringe Wahrscheinlichkeit zur Entwicklung einer Lungenfibrose bei der Hochdosisbehandlung pulmonaler Filiae.

Perkutane Strahlentherapie
Da die differenzierten Karzinome nur wenig strahlensensibel sind, ist die perkutane Strahlentherapie als kurative Maßnahme nicht indiziert. Es lassen sich damit Tumordosen von maximal 60 Gy erreichen (zum Vergleich: bei Radiojodtherapie 500 und mehr Gy). Daher bleibt die externe Strahlentherapie besonderen Fällen mit ausgedehnten chirurgisch und radiojodtherapeutisch nicht beherrschbaren Situationen (inoperables Lokalrezidiv) im Sinne einer palliativen Maßnahme vorbehalten.

Ferner kann sie bei onkozytären Karzinomen, die kein Radiojod speichern, wie auch bei Patienten mit niedrig differenzierten Karzinomen und ausgedehnter zervikomediastinaler Tumorinfiltration nach Abschluß aller anderen Therapiemöglichkeiten in Erwägung gezogen werden.

Die prophylaktische Strahlentherapie postoperativ bei Tumorstadium III-IV wird widersprüchlich diskutiert. Nach Meinung der Autoren sollte sie **nicht** routinemäßig eingesetzt werden.

Chemotherapie
Eine Chemotherapie als kurative Maßnahme ist bei papillären und follikulären Karzinomen in der Regel nicht angezeigt. Ein lebensverlängernder Effekt ist nicht dokumentiert.

Die Chemotherapie kommt zum Einsatz als palliative Maßnahme bei

- differenzierten Karzinomen nach Ausschöpfen aller Behandlungsmöglichkeiten,
- inoperablen, nicht-radiojodspeichernden oxyphilen Karzinomen oder Lokalrezidiven,
- inoperablen anaplastischen Karzinomen oder Lokalrezidiven,
- medullären Karzinomen bei stark ansteigenden Tumormarken, wenn Lokalisationsdiagnostik erfolglos.

Schemata:
Doxorubicin: 60-75mg/m^2 Körperoberfläche (Grenzdosis: 550 mg/m^2).
Epirubicin: 30 mg/m^2 Körperoberfläche (Grenzdosis: 1 000 mg/m^2).

4.13.4.3 Nachsorge

Zur Therapie des Schilddrüsenkarzinoms gehört auch die nach abgeschlossener Radiojodtherapie eingeleitete Substitution mit Schilddrüsenhormonen. In der Regel wird sowohl bei differenzierten als auch bei undifferenzierten Karzinomen möglichst eine Suppression des TSH angestrebt, da TSH ein potentieller Wachstumsfaktor ist. Daher sollte die Levothyroxin-Dosis so bemessen sein, daß der TSH-Wert unter 0,1 mU/l Serum abfällt. Der Hormonbedarf zur TSH-Suppression ist individuell sehr unterschiedlich. In jüngster Zeit wird diskutiert, bei Patienten mit prognostisch günstigen papillären Karzinomen die suppressive Levothyroxin-Therapie etwas zu „lockern", insbesondere im Hinblick auf den langfristigen Ansatz dieser Therapie und die Möglichkeit der Zunahme einer bestehenden Osteoporose bzw. der Tatsache, daß die hohe Levothyroxin-Medikation als Kofaktor zur multifaktoriellen Entstehung einer Osteoporose beitragen kann (s. auch 4.17).

Bei Patienten mit substitutionspflichtigem, postoperativen permanenten Hypoparathyreoidismus ist ferner auf die Calciumkonzentration in der Nachsorge zu achten. Eine entsprechende Calciumsubstitution kann als Dauertherapie oder bei Bedarf verordnet werden. Die Dosisempfehlungen sind hier ebenfalls nicht starr, da die Substitution individuell nach der Calciumkonzentration im Serum erfolgen muß. Darüber hinaus kann es notwendig sein, die Resorption des substituierten Calciums durch Zugabe von Vitamin D-Präparaten oder Dihydrotachysterol zu steigern (s. Tab. 31).

Da sich bei etwa 20% der Patienten mit differenzierten Karzinomen bereits zum Zeitpunkt der Diagnose Metastasen finden, ist eine langfristige Nachsorge extrem wichtig. 90% der Metastasen entwickeln sich innerhalb der ersten fünf postoperativen Jahre. Im diagnostischen Programm der Nachsorge werden daher bei jeder Untersuchung die klinische Untersuchung und Palpation der Halsweichteile sowie die Sonographie gefordert (s. Tab. 79).

Kein Rezidiv, keine Metastasen

Maßnahme	Zeitpunkt
Klinische Untersuchung Palpation, Sonographie der Halsweichteile	Jede Kontrolle 1. Kontrolle: 6 Monate nach letzter Radiojodtherapie Weitere Kontrollen: 6 Monate nach erster Kontrolle
Suppressive Levothyroxin-Therapie:TSH: < 0,1 mU/l	Dauerhaft, nach Abschluß der letzten Radiojodtherapie, Absetzen vor erneuter Radiojodtherapie oder Diagnostik mit I-131
I-131-Diagnostik-Scan	Ein Jahr nach letzter Radiojodtherapie. Weitere Kontrollen: Tumorstadien I+II: keine. Stadium III und IV: Jährlich bis 5 Jahre nach letzter Radiojodtherapie (s. Tab. 75)
Röntgen Thoraxorgane	1 Jahr nach letzter Radiojodtherapie. Weitere: bedarfsweise
Thyreoglobulin-Bestimmung incl. Wiederfindung	Jede Kontrolle 1. Kontrolle: 6 Monate nach Radiojodtherapie Weitere Kontrollen: 6 Monate nach erster Kontolle

Rezidive, Metastasen

Bei Verdacht auf Rezidiv, Metastasen durch: • Tg-Anstieg • klinisch, palpatorisch oder sonographisch	Absetzen des Levothyroxins; Radiojodtherapie: 3 700 MBq I-131 Posttherapie-Scan: bei I-131-Speicherung: erneute Radiojodtherapie in drei bis sechs Monaten (s. Tab. 77) keine I-131-Speicherung → weiterführende Lokalisationsdiagnostik: Tl-201, Tc-99m-MIBI, MRT, PET (F-18-FDG): wenn Lokalisation möglich → Operation

Tab. 79: Nachsorge bei papillären und follikulären Schilddrüsenkarzinomen

Als Tumormarker bei den differenzierten Karzinomen hat das Thyreoglobulin einen sehr hohen Stellenwert. Insbesondere hat sich in den letzten Jahren die Empfindlichkeit der zur Verfügung stehenden kommerziellen Assays so verbessert, daß auch unter suppressiver Hormontherapie eine Sensitivität zum Nachweis einer Metastasierung oder eines Lokalrezidivs von bis zu 95% erreicht werden kann. Durch bisher noch nicht allgemein zur Verfügung stehendes rekombinantes TSH kann unter Substitution mit Levothyroxin die Aussagekraft der Thyreoglobulin-Bestimmung künftig verbessert werden (s. auch 3.2.5).

Die Ganzkörper-Szintigraphie mit I-131 hat eine demgegenüber geringere Sensitivität (ca. 60%) (s. auch 3.3.3).

Die Kontrollintervalle für Nachsorgeuntersuchungen liegen in den ersten fünf Jahren zwischen 6 und 12 Monaten, danach höchstens bei 24 Monaten. Röntgenaufnahmen der Thoraxorgane sind alle ein bis zwei Jahre angezeigt.

Inwieweit die I-131-Ganzkörperszintigraphie jährlich bei unauffälligem Thyreoglobulin wiederholt werden muß, ist nicht ganz einheitlich festgelegt. Manche Therapiezentren schlagen auch bei primär günstiger Prognose jährliche Ganzkörperszintigraphie-Kontrollen bis zu fünf Jahren vor. Sinnvoll erscheint es, das Vorgehen nach dem postoperativen TNM-Stadium zu differenzieren. Dabei wird bei Hochrisiko-Patienten (Tumorstadium III und IV) ein häufigerer Einsatz der Ganzkörperszintigraphie gefordert (jährlich über 5, vereinzelt bis 10 Jahre). Bei Niedrigrisiko-Patienten genügt nach Ansicht der Autoren hingegen ein diagnostischer Scan nach Abschluß der letzten Therapie nach einem Jahr.

Bei primär nicht speichernden Metastasen oder Änderung des Speicherverhaltens im Zeitverlauf (Entdifferenzierung) muß auf andere tumoraffine Tracer (z.B. Tl-201 oder Tc-99m-MIBI) ausgewichen werden. Allerdings ist deren Spezifität gering. In neuerer Zeit wird auch die PET-Untersuchung mit F-18 FDG empfohlen. Die PET-Untersuchung hat den Vorteil einer hohen Sensitivität mit exzellenter Detailerkennbarkeit. Vorteil der letztgenannten Verfahren ist, daß sie ohne Unterbrechung der Levothyroxin-Substitution durchgeführt werden können.

Initial speichernde Metastasen können in der Folge eine zunehmende Entdifferenzierung aufweisen. Dadurch kann die Fähigkeit zur Radiojodspeicherung verlorengehen. In dieser Situation ist lediglich aufgrund eines Thyreoglobulinanstiegs eine Metastasierung oder ein Lokalrezidiv zu erkennen. Zur Diagnostik solcher Lokalrezidive oder Metastasen müssen dann konventionelle bildgebende Verfahren wie CT, MRT oder die erwähnten nuklearmedizinischen Verfahren (Tl-201, Tc-99m-MIBI, PET mit F-18 FDG) herangezogen werden.

In jüngster Zeit sind Berichte über eine „Redifferenzierung" ursprünglich nicht-jodspeichernder Metastasen publiziert worden. Durch eine mehrwöchige Behandlung mit 13-cis-Retinsäure konnte bei einem Teil der Patienten eine erneute Radiojodaufnahme erreicht werden.

Das allgemeine Nachsorgeprogramm kann durch die Einbeziehung der Tumormarker CEA und TPA erweitert werden, wobei die Aussagekraft dieser beiden Parameter primär nicht hoch ist, sondern lediglich im zeitlichen Verlauf gewisse Aufschlüsse geben kann.

4.13.5 Undifferenziertes Schilddrüsenkarzinom
(Synonym: Anaplastisches Karzinom)

Anaplastische Karzinome zeichnen sich durch ein außerordentlich rasches und diffus infiltrierendes Wachstum aus. Sie zählen zu den malignen Tumoren mit der schlechtesten Prognose überhaupt. Histologisch werden großzellig-polymorphe und spindelzellige Formen unterschieden. Durch das lokal infiltrierende Wachstum in das perithyreoidale Gewebe kommt es vorwiegend zu lokalen Komplikationen und Kompressionserscheinungen. Manche Patienten entwickeln eine Recurrensparese oder Einengung der Trachea.

Bei der körperlichen Untersuchung imponiert ein derber, meist beide Lappen einbeziehender Tumor, der mit der Umgebung verbacken und nicht schluckverschieblich erscheint (s. Abb. 24). Vorwiegend ältere Patienten sind von diesem Tumortyp betroffen.

Histologisch sollte eine Abgrenzung gegenüber dem malignen Lymphom erfolgen, da bei diesem Tumor die Prognose wesentlich günstiger ist.

Häufigkeit	1-2% aller malignen Schilddrüsentumoren
Histologie	großzellig, spindelzellig, polymorph (Abgrenzung zu malignen Lymphomen durch Immunhistochemie)
Klinik	rasches Wachstum, derber Tumor, keine Schluckverschieblichkeit, lokale Kompression
Therapie	• Möglichst rasche Operation, ggf. präoperative Strahlentherapie (30 Gy) • ggf. präoperative Chemotherapie (Doxorubicin) • Perkutane Strahlentherapie, wenn inoperabel • Wenn Radiojodspeicherung nachweisbar: hochdosierte Radiojodtherapie Bei Lokalrezidiv: 1. Erneute Operation (wenn möglich) 2. Chemotherapie mit Doxorubicin 60 mg/m2 Körperoberfläche und Cisplatin 40 mg/m^2 Körperoberfläche alle drei Wochen
Prognose	Überlebensrate: < 1 Jahr

Tab. 80: Undifferenziertes Schilddrüsenkarzinom

4.13.5.1 Therapie

Die therapeutischen Bemühungen bei gesicherten undifferenzierten Karzinomen müssen darauf abzielen, so rasch wie möglich den Tumor zu reduzieren, um lokale Destruktionen zu verhindern bzw. Obstruktionen von Trachea und Ösophagus einzudämmen. Wenn Operabilität besteht, sollte der Patient rasch einer chirurgischen Intervention zugeführt werden. In letzter Zeit wird über gute Behandlungserfolge bei präoperativer Strahlentherapie kombiniert mit Chemotherapie (Doxorubicin) berichtet. Postoperativ ist eine perkutane Bestrahlung der Halsweichteile und des Lymphabflußgebietes angezeigt, wenn keine präoperative Strahlentherapie durchgeführt wurde. Eine Behandlung mit Radiojod scheidet in der Regel aus. Um bei der infausten Prognose jedoch nichts unversucht zu lassen, kann postoperativ die Prüfung einer Radiojodspeicherung durchaus angebracht sein, vor allem, wenn die histologische Diagnose ergibt, daß auch differenzierte Schilddrüsenzellen im Tumorgewebe enthalten sind. In einer solchen Situation sollte der Versuch einer hochdosierten Radiojodtherapie unternommen werden.

Die Prognose ist ungünstig. Die Überlebenszeit liegt nur bei wenigen Monaten.

4.13.6 Medulläres Schilddrüsenkarzinom (s. auch 3.2.8 und 3.2.8.1)
(Synonym: C-Zell-Karzinom)

Das medulläre oder C-Zellkarzinom geht von den parafollikulären, Calcitonin produzierenden C-Zellen der Schilddrüse aus. Calcitonin ist ein Hormon, das im Calcium- und Knochenstoffwechsel eine Rolle spielt. Die Behandlung des medullären Karzinoms unterscheidet sich daher von dem Vorgehen bei papillären und follikulären Schilddrüsenkarzinomen.

C-Zellen leiten sich entwicklungsgeschichtlich aus der Neuralleiste ab. Beim Menschen wandern im Laufe der Embryonalentwicklung parafollikuläre Zellen diffus in die Schilddrüse ein. Das C-Zellkarzinom ist den neuroendokrinen Tumoren zuzurechnen.

In den späten fünfziger Jahren wurde das C-Zellkarzinom erstmals als klinisch pathologische Einheit beschrieben. Man unterscheidet eine sporadische und familiäre Form (Häufigkeit: sporadische Form: 75%, familiäre Form 25%).

Der Anteil der medullären Karzinome an allen malignen Schilddrüsentumoren beträgt 4 bis 10%. Das C-Zellkarzinom kann entweder isoliert oder im Rahmen einer multiplen endokrinen Neoplasie (MEN) vorkommen. Bei der sporadischen Form findet man meist einen unifokalen Befall der Schilddrüse. Bei der heriditären (familiären) Form treten die C-Zellkarzinome fast immer in beiden Schilddrüsenlappen auf. In der histologischen Untersuchung beweist der immunhistochemische Nachweis von Calcitonin und häufig auch von CEA das Vorliegen eines C-Zellkarzinoms.

Bei der familiären Variante werden je nach Organbeteiligung weitere Formen unterschieden:

1. Familiäre Häufung des C-Zellkarzinoms ohne Beteiligung weiterer endokriner Organe (FMTC).
2. MEN 2A: C-Zellkarzinom, meist bilateral, in Kombination mit ein- oder beidseitigen Phäochromozytomen und ggf. Hyperparathyreoidismus.

3. MEN 2B: C-Zell-Karzinom, meist bilateral, in Kombination mit ein- oder beidseitigen Phäochromozytomen, neurokutanen Tumoren und marfanoiden Habitus.

Das C-Zellkarzinom ist ein undifferenziertes, allerdings langsam wachsendes Malignom. Der Spontanverlauf kann trotz Metastasierung über mehrere Jahre bis Jahrzehnte verlaufen. Die Zehnjahres-Überlebensraten liegen bei 50 bis 60%. Damit ist die Prognose zwar günstiger als bei undifferenzierten Schilddrüsenkarzinomen, aber insgesamt ungünstiger als bei papillären oder follikulären Schilddrüsenkarzinomen. Die Krankheit zeichnet sich insbesondere im späteren Stadium durch das Auftreten von lymphogenen und hämatogenen Fernmetastasen aus.

Häufigkeit	4-10% aller Schilddrüsenkarzinome.
Histologie	Undifferenziert, multifokal, keine Kapsel, Ausgangsbasis: parakrine C-Zellen, solide oder trabekulär angeordnete Zellnester, isomorphes Zellbild.
	Immunhistochemie: Calcitonin, CEA-Reaktion.
Metastasierung	lymphogen (früh), hämatogen
Prognose	50-60% Zehnjahres-Überlebensrate.
	Günstiger: familiäre Form.
	Günstig: MEN 2A, Ungünstiger: MEN 2B

Tab. 81: C-Zellkarzinom

Die verschiedenen Formen haben unterschiedliche Prognosen. Die schlechteste Prognose wird dem C-Zellkarzinom bei MEN-Typ 2B zugeschrieben, während bei MEN-Typ 2A die Neigung zu rascher Tumorprogredienz gering ist.

Die Prognose der familiären Form soll insgesamt günstiger sein als die der sporadischen. Insbesondere durch die Früherkennung genetisch betroffener Kinder kann bereits in sehr frühem Lebensalter eine prophylaktisch kurative Thyreoidektomie durchgeführt werden.

4.13.6.1 Diagnostik (s. auch 3.4.2)

Bei Verdacht auf das Vorliegen eines C-Zellkarzinoms ist eine sonographische und szintigraphische Untersuchung erforderlich (s. Abb. 21).

Ein wichtiger In-vitro-Parameter stellt die Messung der Calcitonin-Konzentration (ggf. nach Pentagastrin-Stimulation) im Serum dar (s. 3.2.6). Dieser Tumormarker kann in speziellen Situationen auch präoperativ Aufschluß über das Vorliegen eines Karzinoms geben. Bei erhöhten Calcitoninwerten im Serum sollte nicht gezögert werden, dem Patienten eine Klärung durch Schilddrüsenoperation anzuraten. Allerdings werden gerade sporadische C-Zellkarzinome meist erst bei der histologischen Aufarbeitung chirurgisch entfernter „kalter" Knoten erkannt.

Bei der hereditären Form ist die operative Behandlung nach Vorliegen eines positives Befundes im Familienscreening planbar.

- **Bildgebung**:
  Sonographie
  Szintigraphie
  Feinnadelpunktion
- **Labor**:
  Calcitonin
  PTH und Calcium
  ggf. Pentagastrin-Test
  ggf. CEA
- **Präoperative Diagnostik**:
  CT mit Röntgenkontrastmittel der Halsweichteile und oberer Thorax
  (zur Operationsplanung, Erfassung befallener Lymphknoten)
- **Ausschluß MEN**:
  Labor
  Adrenalin (Urin)
  Noradrenalin (Urin)
  Parathormon und Calcium
  CT der Nebennieren
  I-123-MIBG-Szintigraphie
- **Familienscreening** (familiäre Form, molekulargenetische Untersuchung)

Tab. 82: Diagnostik des C-Zellkarzinoms

Da bereits bei Diagnosestellung häufig die regionalen Lymphknoten befallen sind, kann präoperativ die Durchführung einer CT-Untersuchung der Halsweichteile und des oberen Mediastinums für die Operationsplanung hilfreich sein, da neben der radikalen Entfernung der Schilddrüse auch die Entfernung der regionalen Lymphknoten therapeutisches Ziel sein muß. Wenn die Diagnostik präoperativ auf ein medulläres Karzinom hinweist, sollte bereits in diesem Stadium nach einem Phäochromozytom im Rahmen des MEN gefahndet werden. Dazu muß die Ausscheidung der Katecholamine ggf. ihrer Metaboliten im Sammelurin untersucht werden. Gegebenenfalls ist eine CT-Untersuchung der Nebenniere und eine Nebennierenszintigraphie mit I-123-Metajodbenzylguanidin (MIBG) sinnvoll. Die Labordiagnostik sollte auch die Bestimmung der Konzentration des Parathormons und Calciums umfassen. Bei Nachweis eines Phäochromozytoms ist das chirurgische Vorgehen nach entsprechender Vorbehandlung mit einer α-BlockerTherapie der Wahl.

4.13.6.2 Therapie

Sowohl beim Nachweis des sporadischen wie auch des familiären C-Zellkarzinoms ist die vollständige Entfernung der Schilddrüse sowie die vollständige und radikale Entfernung der regionalen Halslymphknoten die Therapie der Wahl (s. auch 4.1.2.4).

Totale Thyreoidektomie und **Kompartimentresektion** des Lymphabflußgebietes der Schilddrüse	
Radiojodtherapie	Nicht indiziert. Bei Hinweis, daß Thyreoglobulin in der Immunhistochemie positiv ist (Doppelkarzinom): Prüfung der Radiojodspeicherung
Strahlentherapie	Nur palliativ nach Ausschöpfung der chirurgischen Möglichkeiten
Chemotherapie	Nur palliativ nach Ausschöpfung der chirurgischen Möglichkeiten

Tab. 83: Therapie des C-Zell-Karzinoms

Eine Radiojodtherapie ist grundsätzlich nicht angezeigt, da die parafollikulären C-Zellen **kein** Radiojod speichern. Es gibt allerdings Berichte über ausreichende Radiojodspeicherungen in Schilddrüsenresten oder Metastasen. Hierbei kann es sich um histologische Fehlbeurteilungen handeln oder – sehr selten – um „Doppelkarzinome". Daher kommt der immunhistochemischen Untersuchung des Operationspräparates bezüglich Calcitonin **und** Thyreoglobulin eine große Bedeutung zu. Sollte sich Thyreoglobulin immunhistochemisch nachweisen lassen, kann u.U. eine Radiojodtherapie versucht werden. Die perkutane Strahlentherapie und/oder Chemotherapie sollten nur bei Ausschöpfung aller genannten Möglichkeiten als palliative Maßnahmen eingesetzt werden. Als Therapeutika kommen Doxorubicin und Epirubicin in Frage. In jüngster Zeit wurden Therapieansätze mit dem Somatostatin-Analog Octreotide unternommen. Es konnte jedoch bislang damit keine Tumorremission, in Einzelfällen jedoch symptomatisch eine Beserung der Diarrhoen erreicht werden. Die Therapiekontrolle erfolgt durch die Tumormarker Calcitonin und CEA.

4.13.6.3 Nachsorge

Die Nachsorge des C-Zellkarzinoms umfaßt in erster Linie den spezifischen Tumormarker Calcitonin, ggf. auch nach Stimulation mit Pentagastrin. Wenn das CEA präoperativ erhöht war, sollte es neben Calcitonin auch bei der Nachsorge gemessen werden.

Als Bildgebung erfolgt die Sonographie der Schilddrüsenregion und der angrenzenden Halsweichteile. Bei MEN 2A oder 2B können im Verlauf ggf. szintigraphische Untersuchungen mit I-123-Metajodbenzylguanidin sinnvoll sein. Laborkontrollen sollten auch die Messung der Adrenalin- und Noradrenalin-Ausscheidung im Urin beinhalten.

Bei grenzwertigen Konzentrationen des Calcitonins kann der Pentagastrin-Stimulationstest (0,5 µg/kg Körpergewicht Pentagastrin) angezeigt sein (s. 3.2.6). Der Calcitonin-Anstieg um mehr als das Zehnfache des Basalwertes ist Beleg für ein Lokalrezidiv bzw. Metastasierung. Ergibt sich dieser Verdacht, ist beim nicht-Radiojod speichernden C-Zellkarzinom der Einsatz aller verfügbaren bildgebenden Methoden (Sonographie, Szintigraphie, CT, MRT) sowie selektiver Halsvenenkatheter mit etagenweiser Bestimmung des Calcitonins erforderlich. Die Positronenemissionstomografie mit F-18-FDG hat beim medullären Schilddrüsenkarzinom eine nur geringe Sensitivität. Insbesondere lokoregionäre Tumorreste oder Rezidive können mit Hilfe der selektiven Messung des Calcitonins in verschiedenen Halsvenen aufgedeckt werden. Bei Nachweis lokalisierter Tumorreste ist eine erneute Operation die Therapie der Wahl. Erfahrungsgemäß gestaltet sich die Suche nach Lokalrezidiven bzw. Metastasen als äußerst schwierig.

Labor	Calcitonin, ggf. Pentagastrin-Test, CEA
Bei MEN	zusätzlich Adrenalin, Noradrenalin (Urin)
Kontrollen	6 Wochen post Op weitere Kontrollen: halbjährlich
Sonographie	Halsweichteile und Schilddrüsenregion halbjährlich
Bei Verdacht auf Rezidiv oder Metastasen	Einsatz aller bildgebenden Verfahren zur Lokalisationsdiagnostik: CT mit Kontrastmittel, MRT, selektiver Venenkatheter mit Calcitonin-Bestimmung. Bei positiver Lokalistionsdiagnostik: erneute Operation, Radiojoddiagnostik nur bei Vorliegen eines „Mischtumors"

Tab. 84: Nachsorge des C-Zell-Karzinoms

4.13.6.4 Familienscreening (s. 3.2.8.1)

4.13.7 Andere Schilddrüsentumoren

Die übrigen malignen Schilddrüsentumoren haben einen sehr geringen Anteil. Sie gehen nicht primär von der Schilddrüse aus. Zu nennen sind das maligne Lymphom sowie intrathyreoidale Metastasen (z.B. Nierenkarzinom, Bronchialkarzinom, Mamma-Karzinom).

Die Therapie der Metastasen und des malignen Lymphoms erfolgt nach den Richtlinien der Behandlung der entsprechenden Primärtumoren.

In jedem Fall ist eine eindeutige histo-pathologische Diagnose unter **Einbeziehung der Immunhistochemie** zu fordern (z.B. Verwechslung eines malignen Lymphoms mit einem anaplastischen Schilddrüsenkarzinom).

Diese Fehleinteilung kommt heute nicht mehr vor, da die Klassifikation der WHO eine kleinzellige Variante eines anaplastischen Karzinoms nicht mehr vorsieht.

Bei singulären Metastasen kann eine Resektion erwogen werden. Auch bei diesen Fällen besteht die Möglichkeit der Verwechslung z.B. einer Metastase eines Nierenzellkarzinoms mit der hellzelligen Variante eines follikulären Schilddrüsenkarzinoms. Die eindeutige histologische Abklärung dieser Befunde ermöglicht einerseits eine Zuordnung für die entsprechende Therapie und andererseits eine Einschätzung der Prognose.

4.14 Besonderheiten im Kindes- und Jugendalter

4.14.1 Diagnostik

Die Produktion von Schilddrüsenhormonen des Feten beginnt ab der 10. bis 12. Schwangerschaftswoche durch aktive Jodaufnahme und Schilddrüsenhormonsynthese in der fetalen Schilddrüse. Bereits ab der 18. Woche ist auch der hypothalamisch-hypophysäre Schilddrüsen-Regulationskreis ausgereift. Etwa ab Mitte der Schwangerschaft ist die kindliche Schilddrüse in der Lage, den Organismus selbst mit Hormonen zu versorgen. Während der ersten 30 Minuten nach der Geburt steigt die TSH-Konzentration im Blut des Neugeborenen an und fällt im Laufe der nächsten 24 Stunden wieder ab. Dies führt in den ersten Lebenstagen zu einer Steigerung der T_4- und T_3-Sekretion. Die Referenzbereiche für die Konzentrationen von T_4 und T_3 bei Neugeborenen und Kindern sind in 3.2.3 dargestellt.

Die nach der Geburt schon gering erhöhten T_4-Konzentrationen im Serum reifer Neugeborener steigen innerhalb von 24 Stunden auf das Doppelte der Norm an und fallen in der 4. bis 6. Woche postpartal für einige Tage in den oberen Referenzbereich ab. Die T_3-Konzentration im Serum ist postpartal erniedrigt, steigt jedoch in den ersten Stunden an und erreicht ein Maximum 24 bis 48 Stunden postpartal. Ein bis zwei Wochen danach fällt sie wieder in den Referenzbereich ab. fT_4 und fT_3 verhalten sich konkordant zu den Gesamthormonkonzentrationen.

Bei etwa 50% der Frühgeborenen mit einem Gestationsalter von < 31 Schwangerschaftswochen werden T_4-Konzentrationen im hypothyreoten Bereich gemessen: Grund hierfür ist die fehlende Ausreifung des hypothalamisch-hypophysären Regelkreises. Außerdem ist bei Frühgeborenen die Konversion von T_4 zu T_3 oft gehemmt, so daß die Bewertung der Schilddrüsenhormon-Stoffwechsellage schwierig sein kann (ähnlich wie beim Low-T_3-Syndrom des Erwachsenen). Eine Schilddrüsenhormon-Therapie von Frühgeborenen ist daher in dieser Situation (bei normalen TSH-Konzentrationen im Serum) nicht angezeigt. Nur bei erhöhter TSH-Konzentration im Serum – auch bei Frühgeborenen – muß von einer Hypothyreose ausgegangen werden.

4.14.2 Neonatale Hypothyreose

Die Problematik bei Neugeborenen ist die frühestmögliche Diagnosestellung. Hierzu wurde Anfang der 80er Jahre ein Screening-Programm zur frühzeitigen Entdeckung einer Hypothyreose geschaffen.

Man unterscheidet wie bei Erwachsenen primäre von sekundären und tertiären Hypothyreosen.

Bei den primären angeborenen Hypothyreosen unterteilt man die Formen, die auf einer Entwicklungsstörung des Organs beruhen

---

Produktion eigener Schilddrüsenhormone: 10.-12. SSW
Hypophysär-hypothalamisch-thyreotroper Regelkreis: 18. SSW

Postpartal
ab 30 Minuten: TSH-Anstieg (bis 24 Stunden)
Erste Tage: T_3- und T_4-Sekretion steigt
„Normalisierung": $T_3 \rightarrow$ 1. bis 2. Woche
$T_4 \rightarrow$ 4. bis 6. Woche

Diagnostik
Neugeborene: Screening auf Hypothyreose
Fersenblut: TSH-Bestimmung
am 5. postnatalen Tag
Bei Verdacht: Bestätigung durch Venenblutprobe.
Ältere Kinder: Umfang der **In-vitro**-Diagnostik wie bei Erwachsenen
(s. Tab. 63)
Tg-Bestimmung zur Differentialdiagnose:
Athyreose-dystopes Schilddrüsengewebe (s. 3.2.5)
In-vivo: Sonographie. Bei älteren Kindern Szintigraphie bei Verdacht auf dystopes oder ektopes Schilddrüsengewebe

---

Tab. 85: Basisdiagnostik

(Dysgenesien) und Formen, bei denen ein Defekt der Schilddrüsenhormon-Biosynthese zugrunde liegt. Die häufigste Ursache der kongenitalen Hypothyreose (80-90%) ist eine **Entwicklungsstörung der Schilddrüse**: Bei etwa 20% besteht eine Athyreose, in etwa 50 bis 70% eine Schilddrüsenanlage an atypischer Stelle, meist am Zungengrund. In etwa 10 bis 20% liegen rudimentäre Schilddrüsen vor. Man unterteilt die Schilddrüsendysgenesien somit in Athyreosen (Agenesie), Ektopien und Hypoplasien. Die Ätiologie für die morphologische Entwicklungsstörung des Organs ist derzeit nicht bekannt.

Die Störungen der Hormonsynthese (hereditäre Krankheiten) werden unterteilt in Störungen der Jodaufnahme, der Organifikation, Thyreoglobulin-Mangel und Dejodasemangel. Die Hormonsynthesestörungen gehen in der Regel mit einer Struma einher (s. 3.2.8).

Primäre Hypothyreose (Häufigkeit 1 : 3 000)

I. Morphologische Entwicklungsstörung: 80-90%
- Athyreose: 20%
- Zungengrundstruma: 40-70%
- Rudimentäre Schilddrüse im Halsbereich: 10-20%

II. Schilddrüsenhormonsynthesestörung (hereditär): 10-20% (s. 3.2.8)
- Jodinationsdefekt
- Jodisationsdefekt
- Dejodasedefekt
- Störung der Thyreoglobulin-Synthese

III. Periphere/zentrale Schilddrüsenhormonresistenz (s. 4.14.3)

IV. Transiente Hypothyreosen
- extremer Jodmangel
- Thyreostase während der Gravidität
- blockierende Antikörper der Mutter
- Jodkontamination

Sekundäre Hypothyreosen
Anomalien der Hypophysen-Hypothalamusregion
Häufigkeit: 1 : 100 000

Tab. 86: Einteilung der neonatalen Hypothyreose

1. Jodkontamination der Mutter durch:
- PVP-Jod-Desinfektion
- Kalium-jodatum-Therapie
- Amiodaron

2. Jodkontamination des Säuglings durch:
- Hautdesinfektion
- Chrirurgische Desinfektion
- Spülungen
- Röntgenkontrastmittel

3. Andere Ursachen:
- Blockierende Antikörper der Mutter
- Thyreostatika-Therapie der Mutter
- Extremer Jodmangel während der Gravidität

Tab. 87: Ursachen der transienten Form der Hypothyreose des Säuglings

Eine Sonderform der Synthesestörung ist das Pendred-Syndrom. Es besteht in der Kombination aus Innenohrschwerhörigkeit (angeboren) und einer Struma. Dabei muß nicht immer eine Hypothyreose vorliegen. Verantwortlich für das Syndrom ist ein Jodisationsdefekt. Die Schädigung des Gehörs wird durch einen intrauterinen Schilddrüsenhormonmangel erklärt.

Ferner existiert die Möglichkeit der *transienten, angeborenen Hypothyreose* bei Jodmangel, aber auch bei Jodkontamination, thyreostatischer Behandlung der Mutter und bei Übertritt blockierender Antikörper während der Gravidität. Zu erwähnen ist der ausgeprägte Jodmangel (Grad III), der zu Kretinismus führen kann. Jedoch ist in den letzten Jahren durch zunehmende Verwendung von jodiertem Speisesalz und durch Aufklärungskampagnen die Anzahl der kongenitalen Strumen deutlich zurückgegangen. Kretinismus wird innerhalb Mitteleuropas nicht mehr beobachtet. Transiente Hypothyreosen sollen sich bei etwa 25% aller Frühgeborenen, bei denen während der Geburt Jod zur Desinfektion (z.B. PVP-Jod) angewendet wurde, entwickeln. In der Regel dauert eine transiente Hypothyreose beim Säugling bis zu mehreren Wochen, so daß eine Substituionstherapie nötig ist. Die Therapie erfolgt mit Levothyroxin, bezogen auf das Körpergewicht (s. Tab. 92).

Sekundäre Hypothyreosen sind extrem selten (1:100 000 Neugeborene). Hierbei handelt es sich um Anomalien von Hypothalamus und/oder Hypophyse. Bei diesen Kindern ist meist nicht allein die TSH-Sekretion vermindert, sondern es sind auch andere Hypophysenhormone betroffen.

Diagnose der neonatalen Hypothyreose

Der Nachweis einer Hypothyreose bei Neugeborenen beruht ausschließlich auf der TSH-Bestimmung. Hierzu wird am 5. postnatalen Tag ein Bluttropfen aus der Ferse entnommen. TSH-Werte über 15 mU/l werden überprüft. Bei pathologischem Ergebnis wird eine Überprüfung des TSH (und auch des fT_4) anhand einer Serumprobe verlangt. Bei Bestätigung wird unverzüglich mit einer Substitutionstherapie begonnen.

Die Diagnostik der Jodfehlverwertungsstörungen muß mit Hilfe der Tracer-Untersuchung (I-123 und I-132) geführt werden. Die verschiedenen Defekte zeichnen sich dadurch aus, daß entweder keine Radiojodspeicherung oder eine beschleunigte Jodphase vorliegt, so daß die I-132-Proteinbindung vermindert ist. Bei Verdacht auf Defekt der Jodorganifikation ist die Szintigraphie mit I-123 und der Perchlorat-Test sinnvoll (s. 3.3.3). Die Analyse der Jodfehlverwertungsstörung ist aufwendig.

Bei Kleinkindern, Schulkindern und Jugendlichen entspricht die In-vitro-Diagnostik der bei Erwachsenen (s. Tab. 63).

Eine fehlende Tg-Konzentration läßt eine Aplasie vermuten (s. 3.2.5).

Bildgebende Diagnostik: zunächst sollte nur die Ultraschalluntersuchung eingesetzt werden. Lediglich bei Vorliegen knotiger Veränderungen ist auch die Szintigraphie mit I-123 oder Tc-99m gerechtfertigt. Sollte sich eine knotige Veränderung im Szintigramm als hypofunktioneller Knoten herausstellen, ist eine Feinnadelpunktion angezeigt.

Therapie

Durch das TSH-Screening gelingt es in der Regel, innerhalb von 10 Tagen nach der Entbindung die Diagnose einer angeborenen Schilddrüsenfunktionsstörung zu stellen und eine Behandlung einzuleiten (s. 3.2.1).

Beginn:	sofort
Dosierung:	10-15 µg Levothyroxin/kg Körpergewicht und Tag (ca. 50 µg/Tag)
Dosierung im späteren Zeitverlauf:	individuelle Anpassung der Levothyroxin-Dosis
Ziel:	Normalisierung der TSH-Konzentration
	Normalisierung der fT4-Konzentration (oberer Referenzbereich)
Kontrollintervall:	2-4 Wochen nach Beginn der Therapie
	Bis 1. Lebensjahr: 4-8 Wochen
	Ab 2. Lebensjahr: 6 Monate

Tab. 88: Therapie der neonatalen Hypothyreose

Ziel der Behandlung ist die rasche und ausreichende Substitution mit Schilddrüsenhormonen. Jede Verzögerung der Substitution in der Frühphase der Entwicklung des Neugeborenen zieht eine Verzögerung der geistigen und motorischen Entwicklung nach sich, so daß bereits bleibende Schäden entstehen können. Umgekehrt kann durch die sofortige Substitution eine Dauerschädigung mit geistiger Behinderung oder eine Entwicklungsverzögerung verhindert werden. Zur Therapie der Neugeborenen-Hypothyreose wird synthetisches Levothyroxin eingesetzt.

Bei einem durchschnittlichen Geburtsgewicht von 3,5 bis 4,5 kg wird eine tägliche Dosierung von 10 bis 15 µg Levothyroxin/kg Körpergewicht verabreicht. Dies entspricht einer absoluten Tages-Dosis von etwa 50 µg. Die T_4- und TSH-Konzentrationen im Serum normalisierten sich unter dieser Therapie innerhalb weniger Tage (s. Tab. 88 und 92).

Bei einigen Kindern bleiben trotz T_4-Gabe die TSH-Werte erhöht, z.T. oft über Jahre. Es wird angenommen, daß eine Veränderung des TSH-Rezeptors oder des Schwellenwertes für die hypophysäre TSH-Sekretion besteht. Der genaue Pathomechanismus ist ungeklärt. Mit zunehmendem Lebensalter muß die T_4-Dosis – bezogen auf das Körpergewicht – weiter angepaßt werden. Ab dem 6. Lebensjahr können Kinder mit 100 µg Levothyroxin täglich behandelt werden. Ziel ist die Senkung des basalen TSH-Wertes in den Referenzbereich. Gelingt dies nicht, muß man sich an der T_4-Konzentration orientieren. Sie sollte eher im *oberen Referenzbereich* liegen. Darüber hinaus müssen selbstverständlich die körperliche und geistige Entwicklung des Kindes Beachtung finden.

Die Kriterien einer Substitutionstherapie bei Neugeborenen und Kindern sind neben der adäquaten Wachstumsrate und der Gewichtszunahme insbesondere die psychische Entwicklung und die Intelligenzentwicklung. Die Intervalle der Kontrolluntersuchungen sollten im ersten Lebensjahr ein bis zwei Monate betragen, ab dem zweiten Lebensjahr mindestens zweimal jährlich. Die Prognose der kongenitalen Hypothyreose ist – eine frühzeitige Diagnose vorausgesetzt – sehr gut. Die geistige und körperliche Entwicklung des Kindes ist von dem eines Neugeborenen mit normaler Schilddrüsenfunktion nicht zu unterscheiden. Jede Verzögerung der Behandlung bringt jedoch irreversible Schädigungen in der körperlichen und geistigen Entwicklung mit sich, deren Ausmaß vom Zeitpunkt der Diagnosestellung abhängig ist.

Die Differentialdiagnose des erhöhten TSH und/oder erniedrigten T_4/T_3 im Neugeborenenscreening ist in Tab. 89 aufgeführt.

---

1. T_3 und T_4 niedrig: TSH normal
Haupt-DD: Frühgeburt (NTI)
transiente Hypothyreose
sekundäre Hypothyreose

2. T_3 und T_4 normal: TSH erhöht
Haupt-DD: transiente Hypothyreose
TSH-Rezeptordefekt
Schilddrüsenhormonresistenz
Ektopie
Hypoplasie
Schilddrüsenhormonsynthesedefekt

3. T_3 und T_4 niedrig: TSH erhöht
Haupt-DD: permanente Hypothyreose
transiente Hypothyreose

Tab. 89: *Differentialdiagnose des erhöhten TSH und/oder erniedrigten T_3/T_4 im Neugeborenenscreening*

4.14.3 Erworbene Hypothyreosen

Die häufigste Ursache der erworbenen Hypothyreose im Kindesalter ist die Autoimmunthyreoiditis (AIT). Die Inzidenz wird mit 5 bis 10% angegeben. Die hypothyreote Verlaufsform der AIT wird bei Patienten mit Chromosomenanomalien und bei Patienten mit autoimmun bedingtem Diabetes mellitus Typ I häufiger beobachtet. Sie tritt auch beim polyglandulären Autoimmunsyndrom auf (s. Tab. 60).

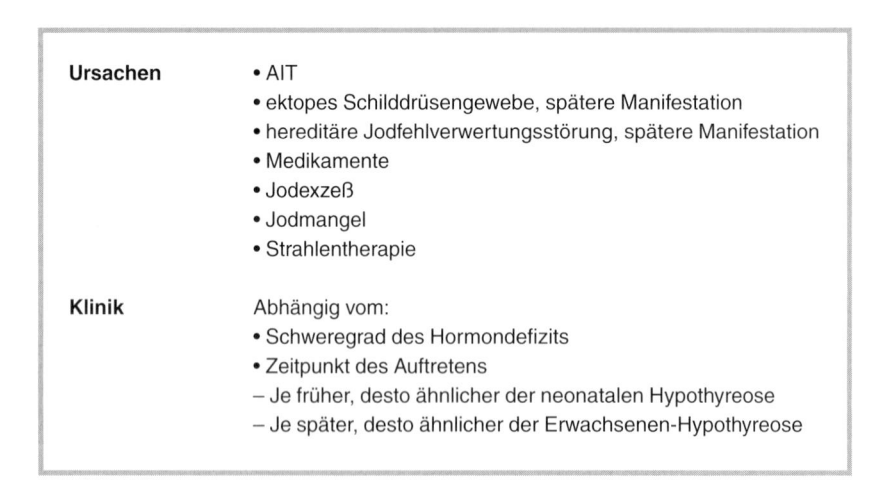

Ursachen	• AIT • ektopes Schilddrüsengewebe, spätere Manifestation • hereditäre Jodfehlverwertungsstörung, spätere Manifestation • Medikamente • Jodexzeß • Jodmangel • Strahlentherapie
Klinik	Abhängig vom: • Schweregrad des Hormondefizits • Zeitpunkt des Auftretens – Je früher, desto ähnlicher der neonatalen Hypothyreose – Je später, desto ähnlicher der Erwachsenen-Hypothyreose

Tab. 90: Erworbene Hypothyreosen im Kindesalter

Bei ektoper Anlage der Schilddrüse kann im späteren Kindesalter eine Hypothyreose auftreten, obgleich beim Neugeborenen noch eine normale Schilddrüsenfunktion dokumentiert wurde. Auch sekundäre Hypothyreosen können erworben sein. Die klinischen Zeichen der erworbenen Hypothyreose sind abhängig vom zeitlichen Auftreten. In den frühen Lebensmonaten führt der Mangel an Schilddrüsenhormonen zu einer irreversiblen Störung der Myelenisierung und funktionellen Veränderung der Membran von Gliazellen. Das Bild ist gekennzeichnet durch eine mentale Retardierung sowie eine verzögerte motorische und neurologische Entwicklung. Bei Kindern mit später auftretender Hypothyreose rücken Symptome wie Minderwuchs, Antriebsarmut, Müdigkeit in den Vordergrund.

Die Diagnose erfolgt durch einen erhöhten basalen TSH-Wert, zur Sicherung wird das freie T_4 bestimmt. Die Schilddrüsensonographie kann das Fehlen von Gewebe an typischer Stelle dokumentieren. Die Zungengrundstruma und die Hashimoto-Thyreoiditis lassen sich ebenfalls im Sonogramm identifizieren. Bei Verdacht auf Autoimmunthyreoiditis können zusätzlich die TPO- und Thyreoglobulin-Antikörper im Serum bestimmt werden.

Basisdiagnostik:	TSH basal, fT_4
Erweiterte Diagnostik:	TPO AK, Tg AK, Tg, Sonographie
	Fakultativ: Schilddrüsenszintigraphie
	(Verdacht auf Athyreose, Zungengrundstruma)

Tab. 91: Diagnostik der erworbenen Hypothyreose im Kindesalter

Die Substitution der erworbenen Hypothyreose im Kindesalter erfolgt in entsprechenden Dosierungen, bezogen auf das Alter und das Körpergewicht (s. Tab. 92).

Alter	Absolute Dosierung pro Tag	Dosierung pro kg Körpergewicht/Tag
1. Monat	50 µg	10-15
1-6 Monate	50 µg	8-10
6-12 Monate	50-75 µg	6
1-6 Jahre	75-100 µg	4-6
6-12 Jahre	100-150 µg	4
> 12 Jahre	100-200 µg	2-3
Erwachsene	100-200 µg	2,5

Tab. 92: Therapie der Hypothyreose im Kindesalter

4.14.4 Schilddrüsenhormon-Resistenz (s. auch 3.2.8.2)

Die angeborene Schilddrüsenhormon-Resistenz ist extrem selten. Sie ist gekennzeichnet durch eine Schilddrüsenvergrößerung (häufig), eine Erhöhung der freien T_4-Konzentration im Serum sowie eine erhöhte und durch TRH gut stimulierbare TSH-Konzentration. Die

Krankheit ist bedingt durch eine Mutation der hormon-bindenden Domäne des T_3-Rezeptor-β-Gens. Die Mutation kann zu verschiedenen klinischen Erscheinungsformen führen. Man unterscheidet die generalisierte Schilddrüsenhormon-Resistenz und die hypophysäre Form. Die häufigste Variante scheint die generelle periphere Hormonresistenz zu sein, bei der weder die Hypophyse noch die peripheren Gewebe ausreichend auf Schilddrüsenhormone ansprechen. Durch kompensatorisch erhöhtes TSH und Schilddrüsenhormone wird eine peripher enthyreote oder geringgradig hypothyreote Stoffwechsellage erreicht.

Sind nur die Zellen der Hypophyse betroffen, führt die vermehrte Freisetzung von TSH zu erhöhten Schilddrüsenhormonkonzentrationen und damit klinisch zur Hyperthyreose (s. 3.2.1)

Zur Einschätzung der Stoffwechsellage sollten die anamnestischen Daten und die klinische Symptomatik herangezogen werden.

Die generalisierte Form wird im allgemeinen nicht behandelt, wenn eine Euthyreose angenommen wird. Bei klinischer Hypothyreose und

---

Verdachtsdiagnose
Klinik:
- Symptome, die auf Hypo- oder Hyperthyreose hinweisen
- erhöhtes TSH
- erhöhtes fT4
- Struma (häufig)

a) Generalisierte Form
- Hypophyse und Peripherie sprechen auf Schilddrüsenhormon nicht ausreichend an
- Klinik: Euthyreose oder geringgradige Hypothyreose

b) Hypophysäre Form
- Hypophyse spricht nicht auf Schilddrüsenhormon an
- Klinik: Hyperthyreose

Sicherung der Diagnose:
Molekulargenetische Untersuchungen
→ Mutation des nukleären T_3-Rezeptor-Gens (s. 3.2.8)

Tab. 93*: Schilddrüsenhormon-Resistenz*

gleichzeitiger Struma ist eine individuell dosierte Levothyroxin-Therapie angezeigt. Bei der hypophysären Form, die klinisch mit einer Hyperthyreose einhergeht, wird zunächst eine thyreostatische Therapie eingesetzt. Bei rein hypophysärer Resistenz wird gelegentlich eine Behandlung mit TRIAC (D-Thyroxin mit geringer peripherer Wirkung) versucht. Die Behandlung sollte nur von Experten und in Zentren mit ausreichender Erfahrung durchgeführt werden.

---

a) Generalisierte Form
Im allgemeinen keine Behandlungsbedürftigkeit
Bei Struma: Levothyroxin

b) Hypophysäre Form
Thyreostatische Therapie
TRIAC

Tab. 94: Therapie der Schilddrüsenhormon-Resistenz

4.14.5 Struma (s. auch 4.3.3)

Die Diagnose einer Struma wird bei Kindern bei entsprechenden inspektorischen und palpatorischen Hinweisen durch die Sonographie gesichert. Neben der Sonographie gehören zur Diagnostik die Bestimmung der TSH-Konzentration sowie (erweiterte Diagnostik) der spezifischen Antikörper (TPO AK und Tg AK) bei entsprechenden Hinweisen auf eine Thyreoiditis.

Die Häufigkeit der Neugeborenenstruma liegt bei etwa 1% und steigt danach kontinuierlich an. In der Altersgruppe der Kinder vor der Pubertät liegt die Häufigkeit der Jodmangelstruma bei etwa 50% (s. 4.3.1).

In der Regel wird die Diagnose „Struma" durch eine sonographische Volumenbestimmung gestellt (s. Tab. 11). Bei diffuser Vergrößerung und normalem Echomuster ist keine Szintigraphie nötig. Liegen jedoch bereits knotige Veränderungen vor, muß eine szintigraphische Untersuchung angeschlossen werden. Gegebenenfalls ist auch eine Feinnadelpunktion erforderlich.

Bis auf wenige Ausnahmen sind Strumen bei neugeborenen Kindern durch einen Jodmangel verursacht. Während der Schwangerschaft ist das Kind dem Jodmangel durch die Mutter ausgesetzt. Die absolute Häufigkeit der Neugeborenenstruma hängt entscheidend vom Ausmaß des Jodmangels ab. In den neuen Bundesländern wurde vor Einführung einer allgemeinen Jodierung eine Rate von bis zu 12% berichtet. Nach der Maßnahme sank die Häufigkeit der Neugeborenenstruma auf 1%.

Die Neugeborenenstruma verschwindet in der Regel innerhalb von wenigen Wochen durch Zugabe von 100 µg Jod zur Nahrung. Auch bei Kindern und Jugendlichen ist eine gute Rückbildungstendenz durch Jod zu erwarten. Der Therapieerfolg wird durch die Sonographie gesichert.

Eine ausreichende Jodversorgung liegt bei Säuglingen vor, wenn sie von Müttern gestillt wurden, die selbst für eine ausreichende Jodzufuhr gesorgt haben. Darüber hinaus werden Säuglinge durch die mit Jod angereicherte Babynahrung in den ersten Lebensmonaten mit Jod versorgt. Erst bei Umstellung der Ernährung auf reine Erwachsenenkost kann eine alimentäre Minderversorgung mit Jod wieder eintreten. Daher gibt es die Empfehlung, alle Kinder mit positiver Familienanamnese zur Verhütung einer Jodmangelstruma einer gezielten Strumaprohylaxe mit Jodtabletten zuzuführen (s. Tab. 25).

Therapie der Struma bei Kindern und Jugendlichen
Vor Einleitung einer Strumatherapie mit Jod sollte eine Knotenstruma, eine Autonomie sowie eine chronisch lymphozytäre Thyreoiditis ausgeschlossen sein. Dies macht es erforderlich, zur Diagnostik neben der Sonographie auch eine TSH-Bestimmung sowie TPO AK- und Tg AK-Bestimmungen mit einzubeziehen (s. Tab. 95).

Die zur Therapie der Struma erforderliche Dosierung von Jod beträgt bei Schulkindern und Jugendlichen 200 µg/Tag. Die Behandlungsdauer liegt zunächst bei sechs bis neun Monaten. Häufig ist bereits nach drei Monaten eine Verkleinerung der Schilddrüse nachzuweisen. Ist dies nach sechs bis neun Monaten nicht der Fall, sollte eine Behandlung mit Levothyroxin in Erwägung gezogen werden. Nach erfolgreicher Verkleinerung muß eine langfristige Substitution mit Jod in einer dem Alter entsprechenden Dosis mindestens ein bis zwei Jahre angeschlossen werden (s. Tab. 19). Rezidive sind häufig. Daher sollten die Eltern und

Kinder darauf hingewiesen werden, daß die Substitution von Jod unter Umständen zeitlebens erfolgen muß.

Bei signifikant erhöhten Antikörpern sollte statt einer Behandlung mit Jod eine Therapie mit Levothyroxin erfolgen.

Diagnostik
Basisdiagnostik: Sonographie, fT_4, TSH
Erweiterte Diagnostik: TPO AK, Tg AK, ggf. TSH-R AK, ggf. Szintigraphie, ggf. FNP

Kausale Therapie
- Jod (wenn keine Autoimmunthyreopathie vorliegt)

Dosierung:	Säuglinge und Kleinkinder:	100 µg/Tag
	Schulkinder und Jugendliche:	200 µg/Tag

Dauer der Therapie
6 bis 9 Monate
Bei Verkleinerung: Jodsubstitution mit einer altersentsprechenden Jodmenge (s. Tab. 19)
Bei Nichtansprechen: Umstellung auf Levothyroxin (körpergewichtsbezogen, s. Tab. 92)
TPO AK ↑: Beginn der Therapie mit Levothyroxin (s. Tab. 92)

Tab. 95: Struma im Kindesalter

Neugeborene:	ca. 1%
präpupertär:	ca. 50%

Tab. 96: Häufigkeit der Struma im Kindesalter

4.14.6 Hyperthyreose

Die Schilddrüsenüberfunktion bei Kindern ist selten. Hauptursache ist die Immunhyperthyreose vom Typ Morbus Basedow. Bei Neugeborenen kann eine Hyperthyreose durch plazentagängige TSH-R AK ausgelöst werden, so daß bei Vorliegen einer Immunhyperthyreose der Mutter auch beim Kind eine (neonatale) Hyperthyreose auftreten kann. Ca. 1 bis 2% der Kinder von Müttern mit Immunhyperthyreose während der Schwangerschaft entwickeln diese Form der Hyperthyreose. Die neonatale Hyperthyreose äußert sich innerhalb der ersten Tage nach der Geburt in einem erhöhten Puls, Unruhe, Durchfällen sowie Erbrechen. Auch eine Struma und ein Exophthalmus können vorhanden sein.

Die Symptomatik persistiert in der Regel nur etwa vier bis sechs Wochen, entsprechend der Halbwertszeit der stimulierenden Antikörper.

Persistierende, eigenständige Hyperthyreosen auf dem Boden eines Übertritts mütterlicher TSH-Rezeptor-Antikörper sind extrem selten.

Ätiologie

a) Neonatale Form
- Stimulierende Antikörper bei Immunhyperthyreose der Mutter (diaplazentär). Meist transient
- Nicht-autoimmune autosomal dominante Hyperthyreose. Persistierend.

b) Kinder und Jugendliche
- Immunhyperthyreose vom Typ Morbus Basedow (> 95%)
- Hyperthyreose zu Beginn einer Autoimmunthyreoiditis
- Funktionelle Autonomie (Rarität)
- TSH-Rezeptor-Mutation (s. 3.2.8)

Tab. 97: Differentialdiagnose der Hyperthyreose bei Kindern

Bei Kleinkindern und Jugendlichen ist eine Überfunktion auf dem Boden einer Immunthyreopathie ebenfalls ein seltenes Krankheitsbild. In den meisten Fällen ist gleichzeitig eine Struma vorhanden. Die Allgemeinsymptome sind denen der Erwachsenen ähnlich: Innere Unruhe, Nervositätszeichen, Konzentrationsschwierigkeiten (Attention Deficit Disorders), Rastlosigkeit, Gewichtsabnahme, Wärmeunverträglichkeit, Durchfall, Herzklopfen und Herzjagen. Endokrine Augenzeichen sind seltener und nicht so ausgeprägt wie beim Erwachsenen. Auch die Tendenz zur Progredienz ist bei Kindern geringer als bei Erwachsenen.

Diagnostik

Labor:	TSH, fT$_4$, Antikörper (TSH-R AK, TPO AK)
Sonographie:	Echomuster, Volumen, Ausschluß von Knoten
Szintigraphie:	Nur bei knotigen Veränderungen im Ultraschall
Farbkodierte Dopplersonographie:	Hypervaskularisation?

Tab. 98: Diagnostik der Hyperthyreose bei Kindern

Auch die Tendenz zur Progredienz ist bei Kindern geringer als bei Erwachsenen.

Die Diagnostik bei Kleinkindern und Jugendlichen entspricht dem Vorgehen bei Erwachsenen: s. 3.4.3, Tab. 43.

Bei der Diagnostik der Neugeborenen-Hyperthyreose sind andere Referenzwerte als bei Erwachsenen zu berücksichtigen (s. 3.2.1, s. Tab. 3 u. 4). Die Erniedrigung des TSH beim Neugeborenen ist hier richtungsweisend. Bei älteren Kindern kann durch eine Blutabnahme (Venenblut) in der Regel eine subtilere Diagnostik erfolgen.

Wichtig ist die Abgrenzung der Immunhyperthyreose von der nicht-autoimmunen autosomal dominanten Hyperthyreose. Aufgrund einer TSH-Rezeptormutation kommt es zur Dauerstimulation des Gs-Proteins und zum klinischen Bild der Hyperthyreose mit Struma. Bei dieser Form fehlen TSH-R AK, diffuse Echoarmut im Sonogramm und Hypervaskularisation.

Die **primäre Therapie** ist bei Neugeborenen und bei Kindern zunächst die Behandlung mit Thyreostatika.

Die *mittlere Initialdosis* für Thiamazol liegt bei 0,3 bis 0,5 mg/kg Körpergewicht, für Carbimazol bei 0,5 bis 0,7 mg/kg Körpergewicht. Für Propylthiouracil liegt die Dosierung bei 4 bis 6 mg/kg Körpergewicht.

Die *Erhaltungsdosen* sind niedriger: Thiamazol 0,2 bis 0,3 mg/kg Körpergewicht, Carbimazol 0,3 bis 0,4 mg/kg Körpergewicht und Propylthiouracil bei 3 bis 4 mg/kg Körpergewicht.

In der Regel kommt es nach vier- bis achtwöchiger Behandlung mit der Initialdosis zu einer Normalisierung der Hormonwerte.

Nach Erreichen der Euthyreose oder Entwicklung einer Hypothyreose wird die Initialdosierung reduziert. Feste Schemata hierfür gibt es nicht. Es ist sinnvoll, jeweils ein Drittel der Dosis abzusenken. Ziel ist das Erreichen einer euthyreoten Stoffwechsellage.

Wie bei Erwachsenen kann auch bei Kindern eine begleitende Levothyroxin-Therapie mit 2 bis 3 µg pro kg Körpergewicht/Tag zur Gewährleistung einer stabilen euthyreoten Stoffwechsellage sinnvoll sein. Dadurch können die Kontrolltermine auseinander gezogen werden. Über die Dauer der Therapie herrschen keine einheitlichen Meinungen. Üblicherweise wird bis zu drei Jahren mit Thyreostatika behandelt. Tritt ein Rezidiv ein – bei Kindern eher häufiger als bei Erwachsenen – muß eine definitive Therapie in Erwägung gezogen werden.

Befunde, die für eine höhere Rezidivneigung sprechen, sind große Strumen, lange Latenz bis zum Eintritt der Euthyreose unter thyreostatischer Therapie und jüngeres Alter. Die Therapie bei Rezidiven besteht in den meisten Fällen in einer ausgiebigen Resektion der

---

a) Neonatale transiente Form

　Leichte Verläufe:　　　Häufig genügen Betarezeptorenblocker und Sedativa
　Schwere Verläufe:　　Thyreostatika: Dosierung s. b)

b) Kleinkinder, Kinder, Jugendliche
　Thyreostatika-Dosierung: pro kg Körpergewicht pro Tag

	Initial (mg)	Erhaltungsdosis (mg)
Thiamazol	0,3-0,5	0,2-0,3
Carbimazol	0,5-0,7	0,3-0,4
PTU	4-6	3-4
Dauer	4-6 Monate	bis 3 Jahre

Bei Kombinationstherapie: Zusatz von 2-3 µg Levothyroxin pro kg Körpergewicht pro Tag

Tab. 99: *Medikamentöse Therapie der Hyperthyreose bei Kindern*

kranken Schilddrüse. Allerdings wird vereinzelt auch in Deutschland bei Kindern und Jugendlichen eine Radiojodtherapie eingesetzt. Eine generelle Kontraindikation besteht bei Kindern und Jugendlichen nicht.

Bei Vorliegen einer funktionellen Autonomie und der nicht-autoimmunen Hyperthyreose sollte bei Kleinkindern und Jugendlichen eine Operation angestrebt werden, da eine Spontanheilung unter Thyreostatika nicht zu erwarten ist. Gelegentlich kann sich bei Kindern hinter einem autonomen Adenom ein hochdifferenziertes papilläres Schilddrüsenkarzinom verbergen. Daher sollte auch im Hinblick auf die mögliche Malignität rasch ein chirurgisches Vorgehen gewählt werden.

4.14.7 Autoimmunthyreoiditis (AIT)

Die häufigste Form ist die chronisch lymphozytäre Autoimmunthyreoiditis. Sie kann – wie beim Erwachsenen – zur Funktionseinbuße des Organs führen und damit zu einer latenten oder manifesten Hypothyreose. Wie bei Erwachsenen wird auch bei Kindern zwischen der primär hypertrophischen Verlaufsform mit Struma und der atrophischen Form, die häufiger mit einer Hypothyreose einhergeht, unterschieden.

Das Manifestationsalter ist variabel. Bevorzugt ist die prä- und peripubertäre Phase.

Das klinische Erscheinungsbild richtet sich nach der Ausprägung einer latenten oder manifesten Hypothyreose. Initial kann es auch zu einer hyperthyreoten Stoffwechsellage kommen.

Die wichtigste differentialdiagnostische Abklärung im Anfangsstadium betrifft die Immunhyperthyreose vom Typ Morbus Basedow.

Bei älteren Kindern stehen bei einer manifesten Hypothyreose eine Verlangsamung von Wachstum und Entwicklung sowie Leistungsminderung, insbesondere in der Schule (Attention Deficit Syndrom) im Vordergrund.

Die Diagnose der Autoimmunthyreoiditis wird durch die Sonographie (verminderte Echogenität, Hypervaskularisation in der farbkodierten

Dopplersonographie) sowie die Bestimmung der Antikörper (Thyreoglobulin- und Peroxidase-Antikörper) gestellt. Die Bestimmung des TSH und der freien Hormone erlaubt die Beurteilung der Funktion. Nur selten sind weiterführende Maßnahmen wie Feinnadelpunktion oder Szintigraphie erforderlich. Bei Vorliegen einer manifesten Hypothyreose ist eine Therapie mit Levothyroxin zwingend. Die Dosierung richtet sich nach Körpergewicht und Alter (s. Tab. 92) Eine Therapie mit Jod ist kontraindiziert, da der Autoimmunprozeß ungünstig beeinflußt werden kann. Unter der Levothyroxin-Substitution sollten alle 6 bis 12 Monate die Schilddrüsenhormonparameter und der Ultraschallbefund überprüft werden.

In etwa 20% der Fälle kommt bei hypothyreoten Verlaufsformen eine Rückkehr zur Euthyreose vor, so daß nach Abschluß des Wachstums und der Pubertät ein Auslaßversuch der Therapie durchaus gerechtfertigt erscheint. Bei einer initialen hyperthyreoten Phase der Autoimmunthyreoiditis kann eine rein symptomatische Therapie mit Betarezeptorenblockern ausreichen, da sich spontan eine Euthyreose einstellt. Bei schweren Verlaufsformen kann eine thyreostatische Dosierung ähnlich wie beim Morbus Basedow für die Dauer der hyperthyreoten Phase angezeigt sein.

Bei schmerzhaften Vergrößerungen der Schilddrüse muß differentialdiagnostisch an eine subakute Thyreoiditis gedacht werden.

Symptome:	Häufig Struma
Klinik:	Latente bis manifeste Hypothyreose. Zu Beginn auch Hyperthyreose
Diagnose:	Sonographie: Struma, Echoarmut
	Farbkodierte Dopplersonographie: Erhöhte Vaskularisation
	Labor: fT_4, TSH, TPO AK, Tg AK
	ggf. TSH-R AK (Differentialdiagnose: Morbus Basedow)
Therapie:	Manifeste Hypothyreose: Levothyroxin (Dosierung: s. Tab. 92)
	Initiale Hyperthyreose:
	- Leichte Verlaufsform: Symptomatisch
	- Schwere Verlaufsform: Thyreostatika (Dosierung: s. Tab. 99)
	Latente Hypothyreose: s. 4.14.8.

Tab. 100: Autoimmunthyreoiditis

4.14.8 Latente Hypothyreose (s. auch 4.10.3)

Die Behandlungsindikation bei nur erhöhtem TSH oder überschießend stimulierbarem TSH mit normaler fT_4-Konzentration wird kontrovers diskutiert. Einige Autoren (auch die Autoren dieses Buches) empfehlen die Normalisierung des basalen TSH oder des TRH-Testes. Für die Therapie spricht die Annahme, daß sich aus einer subklinischen oder latenten Hypothyreose im späteren Lebensalter eine manifeste Hypothyreose entwickeln kann und insbesondere bei Kindern das Risiko einer Wachstums- oder Entwicklungsbehinderung (auch bei latenten Formen) nicht eingegangen werden sollte. Kontrolluntersuchungen bei Levothyroxin-Substitution umfassen die Prüfung des fT_4 und der basalen TSH-Konzentration im Serum sowie des Ultraschallbefundes in 6- bis 12monatigen Abständen. Möglicherweise kann es bei hypothyreoten Verlaufsformen nötig sein, die Levothyroxin-Dosis im Verlauf zu erhöhen, da die Eigenproduktion der Schilddrüse nachlassen kann.

Definition/Diagnose
TSH basal:	erhöht und/oder
TSH	überschießend stimulierbar nach TRH-Gabe
fT_4:	normal

Therapieindikationen mit Levothyroxin
Für eine Therapie spricht:
- Übergang in manifeste Hypothyreose möglich
- Beeinträchtigung der Entwicklung
- Völlig nebenwirkungsfreie Maßnahme

Ziel: TSH im Referenzbereich

Tab. 101: Latente Hypothyreose bei Kindern

4.14.9 Schilddrüsentumoren

Die Schilddrüsentumoren im Kindesalter umfassen die gleichen histologischen Subtypen wie beim Erwachsenen: (s. Tab. 67). Metastasen und intrathyreoidale Lymphome sind extrem selten. Wird bei Kindern ein solitärer Schilddrüsenknoten oder eine multinodöse Struma festgestellt, ist die Wahrscheinlichkeit eines Karzinoms größer als im Erwachsenenalter (ca. 20%).

Die Ätiologie der Schilddrüsenkarzinome (bis auf die wenigen Fälle bei zurückliegender externer Strahlentherapie des Halses) ist nicht bekannt.

Die Prognose bei papillären sowie gemischt papillär-follikulären Karzinomen ist günstig. Häufig findet sich eine multizentrische Ausbreitung des Tumors in beiden Schilddrüsenlappen. Das Wachstum ist in der Regel langsam, obgleich bei Kindern zur Zeit der Diagnosestellung bereits nicht selten Lymphknotenmetastasen gefunden werden. Selbst dann ist die Prognose bei Kindern deutlich günstiger als bei Erwachsenen.

Die rein follikuläre Form des Schilddrüsenkarzinoms ist bei Kindern kaum bekannt. Bei Diagnosestellung zeigt dieser Tumortyp meistens bereits einen Einbruch ins Gefäßsystem und demzufolge in 30 bis 40% der Fällen bereits Fernmetastasen in Lunge und/oder Knochen.

Das anaplastische Karzinom ist bei Kindern eine Rarität. Es ist bei Diagnosestellung meist inoperabel.

Die medullären Karzinome umfassen etwa 4 bis 10% aller Schilddrüsenmalignome. Bei der familiär auftretenden Form gibt es einen autosomal dominanten Erbgang. Sie gehören zum Krankheitsbild der multiplen endokrinen Neoplasie (MEN). Etwa 25% der C-Zellkarzinome kommen gehäuft familiär vor und treten im Rahmen des MEN 2 oder eines familiären medullären Schilddrüsen-Karzinoms (FMTC) auf (s. 3.2.8.1 und 4.13.6).

Bei Kindern aus solchen Familien, die ein erhebliches Risiko haben, ein C-Zellkarzinom zu entwickeln, kann bereits im frühen Kindesalter (vor dem 6. Lebensjahr) eine Heilung von Genträgern durch totale Thyreoidektomie erreicht werden. Bei den Familienangehörigen eines Index-Patienten werden genetische Untersuchungen zur Frage von Punktmutationen im Bereich der extrazellulären Domäne des RET-Protoonkogens auf Chromosom 10 durchgeführt. Damit können genetisch nicht Betroffene von weiteren Untersuchungen ausgeschlossen werden. Genetisch betroffene Patienten werden weiter untersucht. Die Geschlechtsverteilung bei der hereditären Variante des medullären Karzinoms ist ausgeglichen. Ansonsten überwiegt – wie auch beim papillären oder follikulären Typ – das weibliche Geschlecht.

Klinik

Die Diagnose eines Schilddrüsenknotens bei Kindern wird häufig als Zufallsbefund gestellt. Bei Vorliegen tastbarer Knoten bzw. bereits vorhandener zervikaler Lymphknoten muß in jedem Fall neben der Sonographie auch eine Szintigraphie durchgeführt werden. Alle kalten Knoten bei Kindern sind malignitätsverdächtig und müssen punktiert werden. Eine abwartende Haltung beim Fehlen eindeutiger Malignitätskriterien sollte in jedem Fall von einer engmaschigen sonographischen Kontrolle begleitet werden. Bei solitären nicht-zystischen Knoten und gleichzeitig auffälligen zervikalen Lymphknoten sollte nicht gezögert werden, ein chirurgisches Vorgehen zu empfehlen. Bei durch Feinnadelpunktion nachgewiesenem Karzinom ist die totale Thyreoidektomie obligat. Gleichzeitig wird bei Befall der zervikalen Lymphknoten eine modifizierte Neck dissection vorgenommen. Anschließend wird auch bei Kindern eine Radiojodtherapie durchgeführt (bei papillären oder follikulären Karzinomen).

Therapie: s. Tab. 103
Beim medullären Karzinom wird – bei Nachweis eines Genträgers und erhöhter Calcitonin-Konzentration im Serum – eine prophylaktische Thyreoidektomie mit Kompartiment-Sanierung durchgeführt.

Verdachtsdiagnose:	Jeder Schilddrüsenknoten ist malignomverdächtig
Diagnostik:	Sonographie → solider Knoten: • Szintigraphie • Feinnadelpunktion

Tab. 102: Tumoren im Kindesalter

Nachsorge

Bei postoperativ positiven Tumormarkern (Thyreoglobulin oder Calcitonin) muß mit allen verfügbaren Mitteln (Radiojodszintigraphie, Sonographie, CT, MRT, Halsvenenkatheter) nach lokalen Tumorresten oder Fernmetastasen gefahndet werden. Bei Nachweis von Fernmetastasen ist wiederum die Operation die Therapie der ersten Wahl.

Bei familiärer Form des C-Zell-Karzinoms muß im Rahmen des MEN 2-Syndroms gleichzeitig nach einem Phäochromozytom gefahndet werden. Bei nachgewiesenen Phäochromozytomen ist wiederum die Operation die Therapie der ersten Wahl (s. 4.13.6.1). Die Nachsorge sollte immer in Zusammenarbeit mit einem auf diesem Gebiet erfahrenen Zentrum erfolgen. Neben klinischen Untersuchungen als Basismaßnahmen wird die körperliche und sonographische Untersuchung des Halsbereichs sowie die Bestimmung der Tumormarker Thyreoglobulin oder Calcitonin anfangs in 6- bis 12monatigen Abständen, später in einjährigen Abständen durchgeführt.

Ganzkörperszintigraphien sind nach Absetzen der Schilddrüsenhormon-Substitution bei papillären und follikulären Karzinomen in Abhängigkeit vom Tumorstadium durchzuführen. Bei nicht Radiojod speichernden Tumortypen (onkozytäre Karzinome, medulläre Karzinome) werden lediglich die In-vitro-Diagnostik und die Sonographie der vorderen Halsregion empfohlen.

Papilläres und follikuläres Schilddrüsenkarzinom
1. Totale Thyreoidektomie einschließlich Lymphknotendissektion
2. Radiojodtherapie (s. 4.13.4.2)
3. Nachsorge (6-12 Monate nach abgeschlossener Radiojodtherapie)
   • Suppressive Levothyroxin-Therapie (TSH: < 0,01 mU/l)
   • Tumormarker (Thyreoglobulin; jede Kontrolle)
   • Sonographie (jede Kontrolle)
   • Radiojod-Ganzkörperdiagnostik (nach Erfordernis)

C-Zellkarzinom
1. Komplette Thyreoidektomie + Kompartimentresektion
2. Molekulargenetische Untersuchungen: Genetische Mutation?
3. Wenn Mutation vorhanden: Familienscreening
4. Personen mit erhöhtem genetischen Risiko:
   prophylaktische Thyreoidektomie: vor dem 6. Lebensjahr
5. Nachsorge
   Calcitonin, Sonographie, keine Radiojodtherapie (nur in
   Ausnahmefällen bei follikulärer Variante)
6. Substitutionstherapie mit Levothyroxin (keine TSH-Suppression)

Tab. 103: Therapie und Nachsorge des Schilddrüsenkarzinoms im Kindesalter

Die Substitution bzw. TSH-suppressive Therapie mit Levothyroxin ist bei der Nachbehandlung des Schilddrüsenkarzinoms obligat. Zur Optimierung der Dosierung dient die Bestimmung des basalen TSH, ggf.

auch nach TRH-Stimulation sowie die Messung der fT_4-Konzentration im Serum. Eine ausreichende Suppression des TSH ist gegeben, wenn in einem Assay der dritten Generation das TSH unterhalb von 0,01 mU/l Serum liegt.

Bei medullären Karzinomen hingegen sollte das basale TSH innerhalb des Referenzbereichs (um 1 mU/l Serum) liegen.

4.15 Besonderheiten in der Schwangerschaft und Stillzeit

4.15.1 In-vitro-Diagnostik

Während einer Gravidität kommt es zu einer durch Östrogen vermittelten vermehrten Synthese von Thyroxin-bindendem Globulin (TBG) in der Leber. Erhöhte TBG-Konzentrationen im Serum sind bereits in der Frühphase der Schwangerschaft nachzuweisen. Darüber hinaus kommt es zu einer Abnahme der latenten Bindungskapazität für Schilddrüsenhormone. Die Erhöhung des TBG führt zu erhöhten Konzentrationen der Gesamt-Hormone im Serum. Diese Besonderheit erfordert, entweder das TBG selbst zu messen und in Beziehung zur Gesamt-Hormon-Konzentration zu setzen oder das freie Thyroxin zu bestimmen. Die Erhöhung der Gesamt-T_4-Serumkonzentrationen während der Schwangerschaft oder unter der Einnahme von östrogenhaltigen Präparaten ist eine häufige Ursache für Fehler bei der Beurteilung der Schilddrüsenstoffwechsellage. Verfolgt man die fT_3- und fT_4-Konzentrationen Schwangerer im Verlauf der Gravidität, zeigt sich, daß sie am Ende der Schwangerschaft in den unteren Referenzbereich absinken und sogar an der unteren Normgrenze liegen.

Gleichzeitig steigt das basale TSH im Verlauf der Schwangerschaft innerhalb des Referenzbereichs leicht an. Es kommt zu einer signifikanten, nicht linearen, negativen Korrelation des fT_4 mit dem TSH. Der fT_3/fT_4-Quotient, der bei alimentärem Jodmangel typischerweise ohnehin erhöht ist, steigt mit der Dauer der Schwangerschaft ebenfalls leicht an.

Die Plasmajod-Werte nehmen infolge der diaplazentaren Jodverluste im Verlauf der Schwangerschaft ab. Dies führt zu einer weiteren Jodverarmung der Schilddrüse der Schwangeren. Die Konstellation der abnehmenden fT_4- und − weniger ausgeprägt − fT_3-Konzentration im

Serum bei leicht ansteigenden TSH-Werten ist daher im Sinne eines zunehmenden Jodmangels zu interpretieren. Ein weiteres Indiz für diese Hypothese ergibt sich durch den Anstieg der Thyreoglobulin-Konzentration im Serum im Verlauf der Gravidität. Die verstärkte Thyreoglobulin-Sekretion wird ebenfalls als Ausdruck einer Jodmangelsituation gedeutet.

Eine Besonderheit ist das Auftreten einer nicht durch eine Autonomie vermittelten Hyperthyreose in der Frühschwangerschaft. Bekanntermaßen steigt zu Beginn der Schwangerschaft die hCG-Konzentration im Serum an. Durch die hohe hCG-Konzentration kommt es bei etwa 15% der Frauen in der Frühschwangerschaft zu einer Stimulation der Schilddrüse und damit zu einer Suppression des TSH und bei ca. 5% zu gleichzeitig erhöhten fT_3- und fT_4-Konzentrationen. Eine Behandlungsindikation besteht bei dieser Form der Hyperthyreose nur bei schweren Verlaufsformen und klinischer Symptomatik.

Die Plazenta ist für TSH völlig und für die Schilddrüsenhormone nahezu undurchlässig (nur geringe Mengen von T_4 sind plazentagängig), während TRH die Plazentaschranke überwindet. Der Fet ist dadurch bei mütterlichen Hyperthyreosen vor einer Überversorgung mit Schilddrüsenhormonen geschützt. Bei ausgeprägter fetaler Hypothyreose kann dagegen eine Übertragung von Schilddrüsenhormonen stattfinden, so daß er vor schweren Auswirkungen einer eigenen Hypothyreose bewahrt wird (s. Tab. 104 und 105).

Die verschiedenen schilddrüsenspezifischen Antikörper können in den fetalen Kreislauf gelangen. Auch Thyreostatika und Jod passieren die Plazenta. Dies erklärt, daß bei einer Immunhyperthyreose der Mutter postpartal eine Hyperthyreose des Feten – verursacht durch mütterliche TSH-Rezeptor-Antikörper – weiterbestehen kann.

TPO AK sind bei etwa 6 bis 12% der Schwangeren erhöht. In der Postpartalphase kann es bei diesen Patientinnen zu einer erhöhten Prävalenz von Hyper- und Hypothyreosen auf dem Boden einer subakuten lymphozytären Thyreoiditis (postpartale Thyreoiditis) kommen. Etwa 10% der Patientinnen weisen postpartal erhöhte TPO AK auf. Die Prävalenz der postpartalen **Funktionsstörung** wird mit bis zu 4,5% angegeben.

Bei Verdacht auf eine Schilddrüsenkrankheit sollten daher folgende In-vitro-Werte bestimmt werden: fT_4, basales TSH, schilddrüsenspezifische

Antikörper. Sind diese Parameter unauffällig und liegt bei der Schwangeren keine Struma vor, ist in jedem Fall die Gabe von Jod zur Strumaprophylaxe bei der Schwangeren und zur Versorgung des Feten gerechtfertigt (s. 4.15.2).

Limitierte/minimale Passage:

T_3
T_4
rT_3

TSH

Tab. 104: Diaplazentare Passage in der Schwangerschaft

Freie/gute plazentare Passage:
Jodid
TRH
SD-Autoantikörper („TSI", TSH-RAK, etc.)

Propylthiouracil
Thiamazol
Carbimazol
Propranolol (u.a. Betablocker)

I-131, I-123, Tc 99m

Tab. 105: Diaplazentare Passage in der Schwangerschaft

Laktation

Auch in der Stillperiode ist der Jodbedarf erhöht. Etwa 20% des zugeführten Jods und auch der Schilddrüsenhormone werden mit der Muttermilch abgegeben. Thyreostatika sind ebenfalls in der Milch zu finden, jedoch in nur geringer Menge (s. Tab. 111).

Physiologische Situation

T_3, T_4: erhöht
fT_3, fT_4: gegen Ende der Gravidität eher im unteren Referenzbereich
TSH: während der Gravidität leicht ansteigende Tendenz
Jod: Ausdehnung des extrathyreoidalen Jodraumes
(Gravidität und Fet) → Folge: Jod-Bedarf steigt
TPO AK, Tg AK: ca. 6-12% erhöht → Folge: höhere Prävalenz einer postpartalen Thyreoiditis
hCG: ca. 15% erhöht mit gleichzeitiger TSH-Suppression
ca. 4-5% hCG-induzierte Hyperthyreosen

Empfohlene Diagnostik

In vitro

Beginn	Verlauf (bis 20. SSW)	Verlauf (nach 20. SSW)
TSH basal	TSH	TSH
fT_4	fT_4	fT_4
fT_3	fT_3	fT_3
(TPO AK)	hCG	

In vivo
Sonographie
Farbkodierte Dopplersonographie

Tab. 106: Diagnostik in der Gravidität bei Vorliegen einer Schilddrüsenkrankheit

TSH, fT_4, Tg AK, TPO AK,
Sonographie

Tab. 107: Diagnostik während der Laktation

4.15.2 Strumaprophylaxe mit Jod

In der Schwangerschaft sind der Grundumsatz und die renale Jodclearance physiologisch erhöht. Unter Zunahme der Zellmasse und der Bindungsproteine im Laufe der Schwangerschaft kommt es zu einer Vergrößerung des Verteilungsraumes. Daraus folgt unmittelbar ein Mehrbedarf an Jod. Da auch der fetale Jodbedarf über die Mutter gedeckt wird, besteht bei Graviden zusätzlich ein erhöhter Jodbedarf.

Das gleiche gilt für die **Stillphase**. Auch hier sind Neugeborene/Säuglinge direkt von der Jodversorgung der Mutter abhängig, solange sie gestillt werden. Daraus resultiert für die Mutter ein erhöhter Jodbedarf auch während der Stillzeit.

Es wird daher empfohlen, eine Substitution mit Jod während der Schwangerschaft und während der gesamten Stillperiode mit 260 bis 300 µg täglich durchzuführen. Die Substitution mit Jod sollte unbedingt empfohlen werden, wenn eine Euthyreose besteht, die TSH-Konzentration normal ist, die TPO-AK-Konzentration normal ist und keine Struma vorliegt.

Eine Indikation zur Strumaprophylaxe mit Jod besteht auch bei Vorliegen erhöhter TPO-AK-Antikörper der Schwangeren. In diesem Fall ist die Jodzufuhr für den Feten wichtig. Es sollte daher mit der Schwangeren über diese Situation gesprochen und ihr verdeutlicht werden, daß die eigene Schilddrüsenfunktion über eine Aktivierung des Autoimmunprozesses durch die Jodzufuhr möglicherweise beeinträchtigt werden kann. In einer solchen Situation sollten auch während der Schwangerschaft kürzerfristig Kontrollen der Schilddrüsenfunktion erfolgen, um eine eventuell beginnende Hypothyreose frühzeitig zu erkennen und zu substituieren. Das gleiche gilt für die Laktationsphase.

Bei einer postpartalen Thyreoiditis sollte mit der Gabe von Jod zurückhaltend verfahren werden. Bei einer bestehenden latenten oder manifesten Hyperthyreose während der Schwangerschaft oder während der Laktation ist Jod dagegen kontraindiziert.

Bei Umstellung auf Babykost ergibt sich für das Kind eine ausreichende Jodversorgung bei Verwendung von industriell hergestellten Nahrungsmitteln, die nach einer Euro-Vorschrift mit jodiertem Salz hergestellt werden müssen. Die dem Säugling oder Kleinkind durch Verwendung von industriell hergestellter Nahrung zugeführte Jodmenge läßt sich leicht über die Angaben des Herstellers und die verbrauchte, tägliche Menge errechnen.

Die Situation verschlechtert sich von dem Zeitpunkt an, an dem auf die Zufuhr industriell hergestellter Lebensmittel verzichtet wird und das Kleinkind mehr und mehr Erwachsenennahrung zu sich nimmt. Diese Situation sollte mit der Schwangeren bzw. Stillenden besprochen werden.

Indikationen	Kontraindikationen

• Euthyreose
• TSH normal oder erhöht
• TPO AK normal oder ↑
• Keine Struma
  Dosis: 200-300 µg
  Jod/Tag
	Hyperthyreose (Autonomie, Immunhyperthyreose)
	
	hCG-induzierte Hyperthyreose (?)
	postpartale Thyreoiditis (?)

Tab. 108: Jodzufuhr in der Gravidität und Laktation

4.15.3 Struma

Wie im Kap. 4.15.2 erwähnt, führen die Besonderheiten der physiologischen Veränderungen während der Schwangerschaft dazu, daß die Schilddrüse der Schwangeren noch stärker an Jod verarmt. Unmittelbare Folge davon kann die Entwicklung einer Struma bei der werdenden Mutter sein. Nicht selten manifestieren sich Strumen erstmalig während einer Schwangerschaft. Bestehende Strumen nehmen an Größe zu (30-40%). Die Strumaprävalenz bei Schwangeren in Jodmangelgebieten ist im Vergleich zu Nichtjodmangelgebieten mehr als doppelt so hoch. Man geht davon aus, daß am Ende des dritten Trimenons 60% der Schwangeren in Deutschland eine Schilddrüsenvergrößerung aufweisen. Der Jodmangel führt sowohl zur Struma bei der Schwangeren als auch beim Feten. Bei extremem Jodmangel kann sich neben einer konnatalen Struma auch eine konnatale Hypothyreose entwickeln. Die Prävalenz der Neugeborenenstruma kann durch ausreichende Jodzufuhr während der Schwangerschaft gesenkt werden (s. 4.14.5).

Besteht bei einer Schwangeren eine sonographisch nachweisbare Struma, sollte durch eine laborchemische Untersuchung eine Hyper- oder eine Hypothyreose ausgeschlossen werden. Liegt kein Hormonmangel vor, wird bei einer diffusen Struma die Monotherapie mit 200 bis 300 µg Jod täglich, alternativ eine Kombinationstherapie mit der gleichen Menge Jod und zusätzlich einer nicht-TSH-suppressiven Menge Levothyroxin (z.B. 50 bis 75 µg täglich) empfohlen. Eine Monotherapie mit Levothyroxin sollte vermieden werden.

Hypothyreose	Euthyreose
Individuelle Levothyroxin-Dosis (TSH nicht supprimiert) zusätzlich 200-300 µg Jod/Tag	ggf. niedrige Levothyroxin-Dosis (TSH nicht supprimiert) zusätzlich 200-300 µg Jod/Tag

Tab. 109: Therapie der Struma in der Gravidität und Laktationsphase

4.15.4 Hyperthyreose

Die Diagnose der Hyperthyreose in der Schwangerschaft muß die Besonderheiten der Laborkonstellation (s. Tab. 106) berücksichtigen. Die In-vitro-Diagnostik sollte die Bestimmung der schilddrüsenspezifischen Antikörper (TPO AK, TSH-R AK) einbeziehen. Bei supprimiertem TSH bis zur 20. Schwangerschaftswoche ist an eine hCG-induzierte Hyperthyreose zu denken.

Die Risiken für das Kind bei einer Hyperthyreose der Mutter sind in Tab. 110 zusammengefaßt.

In-vivo-Diagnostik: konventionelle Sonographie und farbkodierte Dopplersonographie. Eine Szintigraphie ist kontraindiziert.

Das Auftreten einer Hyperthyreose während einer Schwangerschaft ist mit 0,5 bis 2% selten. Die Ursache für das seltene Auftreten der Hyperthyreose in der Schwangerschaft ist einerseits die niedrigere Konzeptionsrate bei vorherbestehender Hyperthyreose. Zum anderen kommt es bei einer bereits bestehenden Immunhyperthyreose in der Schwangerschaft häufig zu einer spontanen Besserung der Stoffwechselsituation. Dies liegt zum einen an der physiologischen Zunahme des TBG, zum anderen an der Dämpfung der Autoimmunprozesse.

Da die Autonomie der Schilddrüse eher eine Krankheit des höheren Lebensalters ist, findet man während der Schwangerschaft fast ausnahmslos die Immunhyperthyreose als Ursache. Hyperthyreosen aufgrund einer erhöhten hCG-Konzentration finden sich bei etwa 5%

---

1. Erhöhte Mißbildungsrate (ca. 6% bei florider Hyperthyreose)
2. Fetale Hyperthyreose (nur bei M. Basedow der Mutter)
3. Fetale Struma und/oder Hypothyreose
   (durch thyreostatische Therapie der Mutter)

Tab. 110: Risiken für das Kind bei Hyperthyreose der Mutter

Diagnostik
In-vitro fT_3, fT_4, TSH basal, TPO AK, TSH-R AK
                   hCG (bis 20. SSW)
In-vivo   Sonographie

Therapie (initial)
Empfehlung: < 15 mg Thiamazol, < 20 mg Carbimazol, < 150 mg PTU/Tag

Stillperiode
Therapie:
Höchstmenge an Thyreostatika: 15-20 mg Thiamazol/Tag
                                20-30 mg Carbimazol/Tag
                                150-200 mg PTU/Tag

Kontraindikationen: Jod, Radiojodtherapie, Szintigraphie, Kombinationstherapie aus Levothyroxin und Thyreostatika, Operation nur in Ausnahmefällen.

Tab. 111: Hyperthyreose in der Gravidität und während der Laktation – Diagnostik und Therapie

der Schwangeren. Der Nachweis einer Hyperthyreose während einer Schwangerschaft ist kein Grund für eine Interruptio. Allerdings muß eine sofortige Therapie eingeleitet werden, da eine unbehandelte Hyperthyreose häufig zu Aborten, Früh- und Totgeburten oder vorzeitiger Entbindung bzw. untergewichtigen Säuglingen führt. Ferner wurden erhöhte Mißbildungsraten beschrieben (bis zu 6%) (s. Tab. 110).

hCG-bedingt	Immunhyperthyreose
TSH-R AK, TPO-AK: negativ Sonographie: unauffällig hCG: > 50 000 U/l	TSH-R AK, TPO-AK: positiv Sonographie: Echoarmut, Hypervaskularisation

Tab. 112: Differentialdiagnose der Hyperthyreose während der Gravidität

Therapie
Die Radiojodtherapie ist während der Schwangerschaft kontraindiziert.

Eine Operation sollte extremen Ausnahmefällen vorbehalten bleiben.

Damit stellen **Thyreostatika** die einzige Behandlungsmöglichkeit dar. Sie sollten in der **niedrigst möglichen Dosierung** gegeben werden. fT_3 und fT_4 sollten darunter im obersten Referenzbereich bzw. leicht oberhalb des Referenzbereichs bleiben.

Thyreostatika gehen diaplazentar auf den Feten über und können (bei höherer Dosierung) zu einer (reversiblen) Hypothyreose führen. Eine Kombinationstherapie mit Thyreostatika und Levothyroxin ist wegen des erhöhten Thyreostatikabedarfs kontraindiziert. Medikamente mit höherem Jodgehalt sind ebenfalls kontraindiziert. Sollten unter der thyreostatischen Therapie allergisch-toxische Reaktionen auftreten bzw. der Thyreostikabedarf sehr hoch sein, muß eine Operation in Erwägung gezogen werden.

In keinem Fall sollte eine Hyperthyreose über einen längeren Zeitraum toleriert werden. In kurzen Abständen sollten mit geeigneten Methoden die Herzaktionen des Kindes überwacht werden.

Nach der Schwangerschaft kommt es – wenn sich während der Schwangerschaft die Hyperthyreose spontan oder durch Thyreostatika bessert – sehr häufig zu einer erneuten Zunahme der Hyperthyreose.

Es wird angenommen, daß etwa 3% der Kinder auf dem Boden des diaplazentaren Transfers der Antikörper eine meist reversible neonatale Hyperthyreose aufweisen. Etwa 3% entwickeln durch antithyreoidale Medikamente eine konnatale Struma und etwa 1% eine konnatale Hypothyreose.

Die vielfach vermutete teratogene Wirkung von Thyreostatika ist nicht belegt. Die ggf. erforderliche medikamentöse Therapie senkt eher das Mißbildungsrisiko.

Bei ausgeprägter Tachykardie können β_1-selektive β-Blocker eingesetzt werden.

Ist eine Immunhyperthyreose oder eine Hyperthyreose bei funktioneller Autonomie bereits vor Eintritt der Schwangerschaft bekannt und besteht Kinderwunsch, sollte von Seiten des behandelnden Arztes darauf gedrängt werden, vor Eintritt der Schwangerschaft eine definitive Sanierung der Schilddrüse zu erreichen (s. Tab. 113). Allerdings gibt es keine berechtigten Einwände gegen eine Konzeption unter einer niedrig dosierten Thyreostase, sofern darunter eine Euthyreose vorliegt.

---

1. Konservative Therapie mit Thyreostatika, wenn
   - Thyreostatikabedarf niedrig (< 15 mg Thiamazol, < 150 mg PTU)
   - Struma klein (< 40-50 ml)

2. Operation vor erneuter Schwangerschaft empfehlen, wenn
   - früherer Thyreostatikabedarf hoch (> 20 mg Thiam., > 200 mg PTU)
   - Struma groß (> 40-50 ml)
   - Struma schwirrend

Tab. 113: Immunhyperthyreose bei Frauen mit Kinderwunsch – Vorgehen

Die Empfehlung für die thyreostatische Behandlung der Hyperthyreose während der Schwangerschaft liegt bei maximalen Tagesdosen von 15 mg Thiamazol, 20 mg Carbimazol oder 150 mg Propylthiouracil.

Diese Dosierungen gelten für die Einleitung der Behandlung. Nach Ansprechen der Therapie sollten niedrigere Dosierungen gewählt werden (s. Tab. 111).

Während der **Laktation** treten geringe Thyreostatika-Mengen in die Milch über. Bei sachgemäßer Dosierung sind keine thyreostatischen Effekte auf die kindliche Schilddrüse anzunehmen. Etwa 0,3 bis 0,8% der eingenommenen Dosis werden über die Milch abgegeben. PTU soll hierbei vorteilhafter sein.

Als unbenklich gelten: 15 bis 20 mg Thiamazol, bzw. 150 mg PTU. Während der thyreostatischen Behandlung der Stillenden sollten die Schilddrüsenhormon-Konzentrationen des Säuglings kontrolliert werden. Bei TSH-Anstieg bzw. einem fT_4-Abfall muß die Dosierung der thyreostatischen Therapie bei der Stillenden reduziert werden.

4.15.5 Hypothyreose

Eine Schilddrüsenunterfunktion in der Schwangerschaft ist leicht zu erkennen: Das basale TSH ist erhöht und die Konzentrationen von fT_4 und fT_3 sind erniedrigt. Die Unterfunktion während der Schwangerschaft muß unverzüglich mit Levothyroxin behandelt werden, zuzüglich Jod für die fetale Schilddrüse. Unbehandelte Unterfunktionen führen nicht selten zu Komplikationen des Schwangerschaftsverlaufes, z.B. zu Fehl- oder Frühgeburten. Durch die Behandlung wird die Entwicklung des Kindes nicht beeinflußt, sondern lediglich das Krankheitsbild der Mutter normalisiert. Dadurch werden mögliche Komplikationen während des Schwangerschaftsverlaufs reduziert. Die Behandlung der Hypothyreose während der Schwangerschaft ist im Gegensatz zur Behandlung der Hyperthyreose unproblematisch.

Diagnostik	fT_4, fT_3, TSH basal, TPO AK, Sonographie
Therapie	Individuelle Levothyroxin-Substitution; Ziel: TSH 0,4-1,0 mU/l Jod: 200 µg/Tag (für den Feten)

Tab. 114: Hypothyreose während Gravidität und Laktation – Diagnose und Therapie

4.15.6 Post-partum Thyreoiditis

Die postpartale Thyreoiditis weist das gleiche klinische Bild wie die Silent-Thyreoiditis auf. Die histologischen Merkmale entsprechen einer lymphozytären Infiltration. Bis zu etwa 10% der Schwangeren entwickeln eine postpartale lymphozytäre Thyreoiditis, die eine vorübergehende, biochemisch nachweisbare Schilddrüsenfunktionsstörung nach sich ziehen kann. Häufig besteht initial eine hyperthyreote Phase, die sich über zwei bis drei Monate hinzieht. Danach folgt eine hypothyreote Periode, die in den meisten Fällen passager ist. Eine langfristige Levothyroxin-Substitutionstherapie ist in den meisten Fällen nicht erforderlich. Die thyreoidale Jodaufnahme ist typischerweise erniedrigt. Die Symptome sind – bis auf die Phase der Hyperthyreose – meist unauffällig. Abgegrenzt werden muß diese Form der initialen Hyperthyreose von einer „echten" Basedow-Hyperthyreose. Beim Auftreten der postpartalen Thyreoiditis ist insofern die Bestimmung der Schilddrüsenantikörper (TPO AK, Tg AK sowie TSH-R AK) erforderlich. Auch eine sonographische und ggf. szintigraphische Untersuchung können die Differentialdiagnose zwischen einer Basedow-Hyperthyreose (TcU erhöht) und einer postpartalen Thyreoiditis ermöglichen. Bei dokumentierter persistierender Unterfunktion infolge einer postpartalen Thyreoiditis muß eine langfristige Levothyroxin-Substitution erfolgen. Die passagere initiale Hyperthyreose bedarf zumeist keiner thyreostatischen Therapie.

Diagnostik	TPO AK, Tg AK, TSH-R AK, BKS (Differentialdiagnose: Immunhyperthyreose, Th. de Quervain, AIT)
	Initial: Hyperthyreose Verlauf: Hypothyreose (zumeist passager) Sonographie: diffuse Echoarmut Farbkodierte Dopplersonographie: Häufig Hypervaskularisation ggf. Szintigramm: TcU erniedrigt
Therapie	Hyperthyreote Phase: In der Regel keine Thyreostatika erforderlich Hypothyreote Phase: Levothyroxin-Substitution, individuell ggf. Dauertherapie nach Auslaßversuch

Tab. 115: Postpartale Thyreoiditis – Diagnose und Therapie

4.16 Besonderheiten im höheren Lebensalter

Bei Menschen im höheren Lebensalter sind einige Besonderheiten zu berücksichtigen. Ein Teil davon beruht auf dem auch im Alter weiterhin bestehenden Jodmangel. Unter den Bedingungen des Jodmangels kann die Schilddrüse bis ins hohe Alter hinein weiter an Größe zunehmen. Darüber hinaus können sich im höheren Alter – neben der diffusen Vergrößerung – auch Knoten in der Schilddrüse neu bilden. Ferner nehmen mit fortbestehender Dauer des Kropfes Anzahl und Größe degenerativer Veränderungen, Bindegewebsvermehrung, Knotenbildung, Zysten sowie Verkalkungen zu.

Als unmittelbare Folge des lange bestehenden Jodmangels findet man im höheren Lebensalter gehäuft eine funktionelle Autonomie. In Strumaendemiegebieten findet sich bei etwa zwei Drittel der über 60jährigen Strumaträger bereits eine funktionelle Autonomie.

Die relative Häufigkeit der funktionellen Autonomie an der Hyperthyreoserate älterer Menschen liegt bei 70 bis 80%, die der Immunhyperthyreose bei etwa 20 bis 30%.

Bei älteren Menschen muß ferner mit einer höheren Hypothyreoserate gerechnet werden. Sie hat einen Erkrankungsgipfel zwischen dem 50. und 70. Lebensjahr. Die häufigste Ursache hierfür ist die chronische Autoimmunthyreoiditis (ca. 60%), wobei die atrophische Form überwiegt. Andere iatrogene Ursachen für die Entwicklung der Hypothyreose im Alter sind zurückliegende Strumaresektionen mit unzureichender Nachbehandlung, Zustand nach Radiojodtherapie sowie langdauernde thyreostatische Therapie.

Nicht selten kommt es vor, daß an der Schilddrüse operierte ältere Menschen – z.B. durch Wohnortwechsel oder Umzug in ein Alten- oder Pflegeheim – vergessen, die postoperativ verordnete Schilddrüsenmedikation weiter einzunehmen und deshalb eine Hypothyreose entwickeln. Auch die zunehmende Zahl der Radiojodtherapien trägt zum Anstieg der Hypothyreose bei. Bei der Erhebung der Anamnese ist es bei älteren Menschen daher auch unbedingt erforderlich, nach zurückliegenden Radiojodtherapien und Operationen zu fragen sowie auf eine Narbe im Halsbereich zu achten.

Ferner sollte eine sorgfältige Analyse der im Alter verordneten Medikamente erfolgen (z.B. Jodgehalt, Wirkung auf TSH, Konversion).

4.16.1 Diagnose und Therapie der Struma

Über die Häufigkeit von Schilddrüsenvergrößerungen im höheren Lebensalter gibt es unterschiedliche Daten. Eine Untersuchung aus dem Jahre 1989 ergab eine Prävalenz von über 50%. Die Inzidenz von knotigen Veränderungen der Schilddrüse nimmt auf bis zu 70 bis 90% zu. Andere epidemiologische Untersuchungen haben gezeigt, daß die Schilddrüsengröße gesunder Probanden sogar kontinuierlich bis jenseits des 70. Lebensjahres zunimmt. Insbesondere sind knotige degenerative Veränderungen häufiger vorhanden.

Ein Problem lange bestehender knotiger und degenerativer Veränderungen ist, daß eine medikamentöse Therapie nicht mehr so effektiv ist wie bei einer jugendlichen diffusen Struma, die sich durch Behandlung mit Jod oder Schilddrüsenhormonen in der Regel verkleinern läßt. Bei älteren Patienten sollte der Einsatz von Jod oder Schilddrüsenhormonen gut überlegt werden, da es der Regel nicht mehr zu einer Verkleinerung des Organs kommt. Allenfalls zur Verhinderung eines weiteren Größenwachstums kann eine konservative medikamentöse Therapie versucht werden. Exakte Untersuchungen darüber, ob dies tatsächlich gelingt, liegen jedoch nicht vor.

Bevor eine Behandlung mit einem Jod- oder Levothyroxin-Präparat begonnen wird, muß in jedem Fall eine thyreoidale Autonomie ausgeschlossen werden. Wenn eine funktionelle Autonomie besteht, kann es durch die Levothyroxin-Medikation zu einer additiven Hormonsubstitution kommen, die sich u.U. in einer faktitiellen Hyperthyreose äußert. Jod kann bei bestehender Autonomie dazu führen, daß die autonomen Bezirke von sich aus zu viel Hormon produzieren.

Bei älteren Patienten muß die Jodbehandlung als Monotherapie oder in Kombination mit Thyroxin also aus zwei Gründen kritisch bewertet werden:

1. Geringe oder keine Beeinflussung der Strumagröße. Eine Verhinderung eines weiteren Wachstums wird als Erfolg angesehen.
2. Bei Vorhandensein einer Autonomie Gefährdung des Patienten durch Addition der medikamentös verabreichten Schilddrüsenhormone zu einer bereits vorhandenen latenten Überproduktion bzw. Förderung der Eigenproduktion in vorhandenen Autonomien durch Jodgabe.

Es erscheint daher gerechtfertigt, bei bewiesener Autonomie auf eine konservative Therapie der Struma zu verzichten. Man sollte älteren Patienten daher eher zu einer Elimination der nachgewiesenen autonomen Bezirke durch eine Radiojodtherapie raten.

Bei knotigen Strumen, die sich sowohl aus kalten als auch aus heißen Knoten zusammensetzen, muß im individuellen Fall bei mechanischen Komplikationen, konkretem Malignomverdacht (Knotenwachstum, Feinnadelpunktion) ggf. die Operation empfohlen werden.

Läßt sich bei einem älteren Menschen lediglich eine Knotenstruma ohne autonome Bezirke nachweisen, ist es u.U. – insbesondere bei symptomlosen Strumen – günstiger, ein abwartendes Verhalten zu empfehlen und den Patienten durch jährliche Kontrolluntersuchungen zu beobachten.

Struma	• häufiges Vorkommen von Autonomien
	• geringes Ansprechen auf medikamentöse Therapie.
Konsequenz	• Ausschluß einer funktionellen Autonomie (ggf. durch Suppressionsszintigraphie)
	• Zurückhaltender Einsatz einer Kombinations- oder einer Monotherapie bei Struma mit Autonomie
	• Großzügigere Indikation zur Radiojodtherapie (Autonomie und Volumenreduktion)

Tab. 116: Schilddrüse und höheres Lebensalter

4.16.2 Hyperthyreose

Die Besonderheit einer manifesten oder latenten Hyperthyreose im Alter besteht darin, daß die „klassischen" Symptome (Schwitzen, Nervosität, Wärmeintoleranz, Gewichtsverlust) geringer ausgeprägt sind als im jüngeren Lebensalter. Bei älteren Menschen steht nicht selten ein Gewichtsverlust im Vordergrund, meist gekoppelt mit geringerem Appetit. An zweiter Stelle stehen schnelle Erschöpfbarkeit, Kurzatmigkeit, Tachykardie, Ödembildungen in den Beinen.

Bei diesen Symptomen wird meist in erster Linie an eine Herzinsuffizienz infolge koronarer Herzkrankheit oder Arythmien gedacht und eine entsprechende Therapie eingeleitet, ohne an eine gestörte Schilddrüsenfunktion als Ursache zu denken.

Ein weiteres Symptom kann eine allgemeine Adynamie sein, bei der Schwäche und Antriebsarmut im Vordergrund stehen und die deshalb mit einer generellen „Altersschwäche" verwechselt werden kann. Seltener finden sich bei älteren Patienten infolge einer Hyperthyreose eher depressive oder psychotische Symptome oder ggf. Verwirrtheitszustände.

Die häufigste Ursache der Hyperthyreose im Alter ist die funktionelle, meist multifokale Autonomie. Die Immunhyperthyreose im höheren Lebensalter ist seltener, dennoch sollte daran gedacht werden.

Häufig wird gerade bei älteren Menschen bei Abnahme des Körpergewichtes ein Tumor vermutet und ohne Ausschluß einer Hyperthyreose eine Röntgenuntersuchung der Nieren oder der Gefäße oder eine Röntgen-Computertomographie mit jodhaltigen Kontrastmitteln durchgeführt. Durch die höhergradige Jodexposition kann aus der latenten eine schwer beherrschbare manifeste Hyperthyreose entstehen.

Bei der Anamnese ist auch nach der Einnahme von Geriatrika zu fragen, da diese häufig Jod enthalten und in Apotheken frei verkäuflich sind. Auch Augentropfen und schleimlösende Medikamente enthalten gelegentlich Jod.

Die Therapie der Hyperthyreose im höheren Alter unterscheidet sich nicht von der im jüngeren Lebensalter (s. auch 4.1.1, 4.1.2, 4.1.3). Bei einer manifesten Hyperthyreose wird zunächst eine thyreostatische Therapie eingeleitet, die sich nach Symptomatik und Laborwerten richtet. Nach Erreichen der Euthyreose wird anschließend bei funktioneller Autonomie über eine definitive Therapie entschieden, die vorzugsweise in einer Radiojodtherapie bestehen sollte.

Bei kalten Knoten oder mechanischen Beschwerden wird man auch bei älteren Patienten die Indikation zu einer Operation stellen. Es muß jedoch auch der Wunsch des Patienten mit berücksichtigt werden, so daß gelegentlich auch bei Patienten mit multinodöser Struma und nur geringen autonomen Anteilen die Radiojodtherapie vorgezogen wird.

Ursachen	70-80% Autonomien, zumeist multifokal, häufig gleichzeitig hypofunktionelle Knoten
Symptome	• Atypische Verläufe • Häufig: oligo-monosymptomatische Verläufe • Gewichtsverlust, Appetitlosigkeit: DD: Tumor • Adynamie, Apathie, Schwäche: DD: Altersschwäche, Demenz • Depressive Verstimmung, Verwirrtheit: DD: Depression, Morbus Alzheimer • Tachyarrythmie: DD: koronare Herzkrankheit
Therapie	• Thyreostatika bis Erreichen der Euthyreose (s. 4.1.1) • Radiojodtherapie (bevorzugtes Verfahren) • Operation bei mechanischen Komplikationen sowie Malignomverdacht

Tab. 117: Hyperthyreose bei älteren Menschen: Symptome und Therapie

TSH, fT_4, T_3
Sonographie
Quantitative Szintigraphie
FNP (bei kalten Knoten)

Tab. 118: Diagnostik der Hyperthyreose beim älteren Menschen

4.16.3 Hypothyreose

Die Hypothyreose bei älteren Menschen wird häufig übersehen. Hierfür sind mehrere Gründe verantwortlich: Die Symptomatik entwickelt sich in der Regel langsam über viele Jahre, so daß die Patienten sich an die Symptome der Unterfunktion gewöhnen.

Typische Zeichen der Schilddrüsenunterfunktion werden wegen der langen Latenzzeit für normale Alterserscheinungen gehalten. Dies ist auch der Grund, warum oft von ärztlicher Seite eine Hypothyreose nicht erkannt wird. Zu den Symptomen gehören insbesondere Leistungsminderung, allgemeine Schwäche, Antriebsmangel, Lethargie,

Müdigkeit verbunden mit Kälteintoleranz, Frieren, Gedächtnisminderung, depressive Verstimmung, kühle Haut, Haarausfall sowie Muskelkrämpfe.

Die Symptome der Hypothyreose sind bei jüngeren und älteren Menschen gleich, werden jedoch bei jüngeren Menschen frühzeitig auffällig und eher abgeklärt als bei älteren Menschen.

Die Häufigkeit der Hypothyreose bei älteren Menschen liegt etwa 2 bis 3%. Die **Diagnose** der Schilddrüsenunterfunktion ist – wie auch die der Überfunktion – im Alter leicht zu sichern: fT_4, basales TSH (ggf. auch nach TRH-Stimulation), ggf. Autoantikörper.

Die Differentialdiagnose muß das nicht substitutionspflichtige Low T_3/T_4-Syndrom mit einbeziehen (s. Tab 66). Ferner muß der Einfluß verschiedener Medikamente auf die Laborparameter beachtet werden (s. Tab. 126).

Die **Behandlung** der Unterfunktion im Alter ist unproblematisch. Kontraindikationen für Levothyroxin gibt es nicht. Zu beachten ist ein um etwa 30% geringerer Levothyroxinbedarf als bei jüngeren Menschen. Das Vorgehen entspricht den Kriterien bei jüngeren Menschen. Allerdings wird mit niedrigen Levothyroxin-Dosierungen begonnen, z.B. initial 12,5 µg/Tag über vier Wochen. Nach vier bis sechs Wochen sollte dann auf eine Dosis von 25 µg Levothyroxin/Tag gesteigert werden, begleitet durch Messung der basalen TSH-Konzentration. Die Enddosis sollte so gewählt werden, daß das basale TSH im mittleren Referenzbereich (0,8-1,4 mU/l Serum) liegt und der Patient sich subjektiv wohlfühlt.

Die Substitution mit Levothyroxin ist sehr effizient. Innerhalb weniger Wochen erhalten die Patienten ihre Vitalität und Aktivität zurück. Die körperlichen Symptome wie Ödemneigung, Haarausfall, Gewichtszunahme oder Apathie verschwinden. Auch die psychische Situation verändert sich. Aktivität und geistige Anteilnahme nehmen zu, die bisherigen Symptome wie Lustlosigkeit, Zurückgezogenheit und Depression bilden sich zurück.

Ursachen der Hypothyreose im Alter

Chronisch lymphozytäre Thyreoiditis
Radiojodtherapie (Anamnese!)
Operationen (Anamnese!)
Thyreostatische Therapie
Lithium-Therapie

Diagnose: Oft spät gestellt, da Symptome für „normale Alterserscheinungen" gehalten werden.

Symptome

Adynamie, depressive Verstimmungen:	DD: Depressionen, Morbus Alzheimer
Obstipation:	DD: gastrointestinale Krankheiten
Bradykardie:	DD: Kardiale Ursachen
Ödembildung:	DD: Kardiale Ursachen

Tab. 119: Hypothyreose bei älteren Menschen: Symptome und Differentialdiagnosen

Initiale Therapie:	12,5 µg Levothyroxin/Tag
Intervall:	Steigerung um 12,5 µg alle vier Wochen
Dauertherapie:	Individuell nach klinischer Situation
Labor	
TSH:	Ziel: 0,8-1,4 mU/l Serum

Tab. 120: Therapie der Hypothyreose bei älteren Menschen

4.17 Schilddrüse und andere Krankheiten

Schilddrüsenhormone beeinflussen eine Vielzahl von Organsystemen. Als Folge können Schilddrüsenkrankheiten ein sehr vielgestaltiges klinisches Bild hervorrufen, das nicht selten primär an Krankheitsbilder aus anderen Bereichen der inneren Medizin, der Dermatologie oder der Neurologie denken läßt. Atypische klinische Verlaufsformen finden sich häufig bei älteren Patienten und bei latenten Funktionsstörungen der Schilddrüse.

Kardiovaskuläres System

Eine Aktivierung des sympathicoadrenalen Systems mit Tachykardie, Herzrhytmusstörungen, Tremor und einer vermehrten Schweißneigung charakterisiert die klassische Symptomatik des *Hyperthyreose*. Die Herzfrequenz und das Schlagvolumen sind erhöht, der periphere Widerstand ist erniedrigt. **Herzrhytmusstörungen** bei der Hyperthyreose treten relativ häufig auf und sind fast ausnahmslos supraventrikulär. Bei etwa 10% der Patienten mit Hyperthyreose besteht eine **absolute Arrhytmie** bei Vorhofflimmern. Besonders beim Morbus Basedow findet sich gehäuft ein **Mitralklappenprolaps**.

Bei lange bestehender Hyperthyreose und vor allem bei einer vorbestehenden Herzkrankheit kann es zur manifesten **Herzinsuffizienz** kommen. Diese spricht schlecht auf übliche Therapieschemata an, auch die Empfindlichkeit gegenüber Digitalisglykosiden ist reduziert.

Ausgeprägte **dilatative Kardiomyopathien** können Folge einer lange bestehenden, nicht adäquat behandelten Hyperthyreose sein, sind jedoch heute nur noch sehr selten zu beobachten.

In manchen Fällen steht die kardiale Symptomatik im Vordergrund. Eine unbefriedigend auf eine konventionelle Therapie ansprechende Herzinsuffizienz oder eine ohne kardiale Grundkrankheit auftretende absolute Arrhythmie sollte an das Vorliegen einer Hyperthyreose denken lassen. Letztere findet sich auch gehäuft bei der latenten Hyperthyreose.

Neben den Veränderungen bei der Hyperthyreose kann auch bei der **Hypothyreose** die kardiale Symptomatik im Vordergrund stehen. Auch hier können eine schwierig zu behandelnde Herzinsuffizienz, das Auftreten eines **Perikardergusses** oder eine **Sinusbradykardie** das klinische Bild bestimmen. Die Empfindlichkeit gegenüber Digitalisglykosiden ist erhöht.

Im EKG zeigen sich eine Verlängerung der PQ-Zeit, eine niedrige Amplitude des QRS-Komplexes und Veränderungen der ST-Intervalle. Als Folge einer begleitenden Myopathie finden sich erhöhte CK- und LDH-Werte, die zunächst zusammen mit dem EKG-Befund an das Vorliegen einer Myokardischämie denken lassen.

Bei der schweren Hypothyreose findet sich häufig ein **Pleuraerguß**. Eine Störung des Atemantriebs kann zur **Hypoventilation** führen und eine mechanische Beatmung notwendig machen. Zusätzlich läßt sich bei der Hypothyreose gehäuft ein **Schlaf-Apnoe-Syndrom** nachweisen.

Gastrointestinaltrakt
Nicht selten verursacht eine **Hyperthyreose** bei älteren Patienten nicht die charakteristische Appetitsteigerung, sondern eine **Inappetenz** und einen daraus resultierenden **Gewichtsverlust**. Bei schweren Verlaufsformen können sich **Übelkeit, Erbrechen** und **Abdominalschmerzen** entwickeln. Sie zeigen dann häufig den Übergang in eine thyreotoxische Krise an.

Bei der ausgeprägter *Hypothyreose* kann sich die häufige Obstipation in seltenen Fällen bis zum Bild des **Megacolon** und des **Myxödemileus** verschlimmern. Die Absorption im Dünndarm kann bis hin zum Vollbild der **Malabsorption** herabgesetzt sein.

Eine erhöhte Koinzidenz findet sich für den *Morbus Basedow* und die **glutensensitive Enteropathie** sowie die **primär biliäre Zirrhose**. Mit allen *Autoimmunkrankheiten der Schilddrüse* ist gehäuft auch eine **atrophische Gastritis** mit dem positiven Nachweis von Parietalzellantikörpern assoziiert.

In diesem Zusammenhang zu erwähnen ist das gehäufte Auftreten autoimmunbedingter Schilddrüsenkrankheiten unter einer **Interferontherapie** einer chronischen Hepatitis B oder C.

Kalzium- und Knochenstoffwechsel
Eine *Hyperthyreose* verursacht eine erhöhte Kalzium- und Phosphatausscheidung. Die hieraus resultierende negative Kalziumbilanz kann besonders bei Frauen in der Postmenopause zu einem Verlust an Knochenmasse und damit zu einer **Osteoporose** führen. Die Bestimmung biochemischer Knochenstoffwechselparameter spiegelt in der Hyperthyreose in der Regel einen erhöhten Knochenumsatz mit gesteigerter Resorption und erhöhtem Knochenanbau wider.

Ein kleiner Teil der Patienten mit Hyperthyreose weist eine **Hyperkalzämie** auf. Meist sind die Kalziumspiegel leicht erhöht, deutliche Erhöhungen finden sich nur in sehr seltenen Fällen. Ursache der Hyperkalzämie scheint ein direkter Effekt der Schilddrüsenhormone am Knochen zu sein. Das intakte Parathormon ist charakteristischerweise supprimiert.

Glucosestoffwechsel
Möglicherweise als Folge einer insulinantagonistischen Wirkung von Schilddrüsenhormonen kann es bei der *Hyperthyreose* zum Auftreten einer **pathologischen Glucosebelastung**, in manchen Fällen sogar zum manifesten Diabetes mellitus kommen. Bei vorbestehendem **Diabetes mellitus** kommt es in der Regel bei gleichzeitiger Hyperthyreose zu erhöhten Insulinbedarf.

Zu beachten ist auch die gehäufte Assoziation autoimmuner Schilddrüsenkrankheiten mit einem Diabetes mellitus Typ I.

Neuromuskuläres System
Patienten mit einer *Hyperthyreose* zeigen fast immer eine **psychische Symptomatik** mit Ängstlichkeit, Reizbarkeit, depressiven Verstimmungszuständen oder einer veränderten Psychomotorik. In seltenen Fällen kann es zu **manisch-depressiven, schizophrenen oder paranoiden Zustandsbildern** kommen. Bei Patienten mit Anfallsleiden ist eine Zunahme der Anfallsfrequenz beschrieben.

Bei ausgeprägter Hyperthyreose und thyreotoxischer Krise findet sich neben den für die Krise charakteristischen Bewußtseinsstörungen bis hin zum Koma häufig ein **myopathisches Bild** mit einer Schwäche der proximalen Muskulatur und des Schultergürtels. In seltenen Fällen kommt es auch zum Bild einer **Bulbärparalyse**. Fokale und generalisierte Krampfanfälle können auftreten, gelegentlich tritt eine extrapyramidale Symptomatik auf, die nach Behandlung der Hyperthyreose vollständig rückläufig ist.

Die **Myasthenia gravis** tritt häufig in Koinzidenz mit einer Hyperthyreose bei Morbus Basedow auf. Etwa 3 bis 5% der Patienten mit einer Myasthenie haben einen Morbus Basedow und bei etwa 1% der Patienten mit Morbus Basedow liegt eine Myasthenie vor. Bei gleichzeitig bestehender endokriner Orbitopathie kann eine differentialdiagnostische Abgrenzung zwischen einer Myasthenie und durch die Orbitopathie induzierten Veränderungen schwierig sein.

Die *Hypothyreose* kann wie die Hyperthyreose zu einer Myopathie führen, die nicht selten das klinische Bild bestimmt. Zusätzlich sind im Rahmen einer schweren Hypothyreose reversible **Ataxien**, periphere Neuropathien, Hörstörungen und das Auftreten eines **Karpaltunnelsyndroms** beschrieben. Depressive Zustandsbilder und Gedächtnisstörungen können ebenfalls auftreten. Eine gehäufte Inzidenz eines **Pseudotumor cerebri** ist nicht gesichert.

Gonadenfunktion

Bei Frauen mit *Hyperthyreose* finden sich fast regelhaft Störungen des Menstruationszyklus bis hin zur **Amenorrhoe**. Die Fertilität ist entsprechend vermindert. Kommt es zur Konzeption, ist bei der unbehandelten Hyperthyreose die Abortrate erhöht. Auch bei der *Hypothyreose* finden sich bei Frauen gehäuft Zyklusstörungen und anovulatorische Zyklen. Die Veränderungen der Gonadenfunktion sind jedoch nicht auf die manifesten Funktionsstörungen beschränkt.

Bei etwa 10 bis 20% der Frauen mit einer **Fertilitätsstörung** auf dem Boden einer Corpus-luteum-Insuffizienz oder einer chronischen Anovulation kann die Diagnose einer subklinischen Hypothyreose gestellt werden. Dies sollte bei der Betreuung von Patientinnen mit unerfülltem Kinderwunsch berücksichtigt werden. In einem Teil der Fälle kommt es nach Einleiten einer Substitutionstherapie mit Schilddrüsenhormonen zum Eintreten der Schwangerschaft.

Fettstoffwechsel

Bei Patienten, die sich zur Abklärung einer neu diagnostizierten Fettstoffwechselstörung vorstellen, lassen sich in etwa 10% der Fälle eine subklinische oder manifeste *Hypothyreose* nachweisen. Die manifeste Hypothyreose – in geringerem Maß auch die latente Hypothyreose – weist charakteristischerweise eine **Erhöhung des Gesamt- und des LDL-Cholesterin** und eine Erniedrigung des HDL-Cholesterin auf. Zusätzlich kann eine Hypertriglyceridämie vorliegen.

Haut

Neben der typischen überwärmten Haut und der vermehrten Schweißneigung können Patienten mit *Hyperthyreose* das charakteristische Bild eines **Palmarerythems** entwickeln. Beim Morbus Basedow kann es zum Auftreten eines **prätibialen Myxödems** kommen. Gehäuft mit dem Morbus Basedow assoziiert ist die Vitiligo. Gerade bei Patienten mit Autoimmunthyreoiditis kann eine **Hyperpigmentierung** der Haut auf einen zusätzlich vorliegenden Morbus Addison hinweisen.

5 Anhang

5.1 Jodhaltige Pharmaka

Die Einzelheiten des Jodstoffwechsels sind im Kap. 2.2.1 ausführlich beschrieben.

Das mit der Nahrung aufgenommene Jod wird im Dünndarm nahezu vollständig resorbiert. Das auf anderen Wegen wie Diffusion, Resorption über Haut, Schleimhaut, Desinfektionsmittel, i.v. in den Körper gelangte Jod erreicht über die Blutbahn direkt die Schilddrüse. Die Jodaufnahme in die Schilddrüse ist sauerstoffabhängig. Die normale thyreoidale Jod-Clearance liegt zwischen 20 bis 25 ml/min, sie kann bei Jodmangel auf über 800 ml/ min ansteigen. Neben der aktiven Jodaufnahme besteht die Möglichkeit, daß Jod durch Diffusion in die Schilddrüse hineingelangt. Dies ist insbesondere bei Jodexzeß wichtig.

Die von der WHO empfohlene tägliche Jodaufnahme von 100 bis 300 µg führt bei den meisten Menschen nicht zu einer Hyperthyreose. Risiken bestehen hingegen bei einer unkontrolliert hohen Jodaufnahme durch jodhaltige Medikamente, Röntgenkontrastmittel, jodhaltige Desinfektionsmittel sowie auch Algenpräparate. Der **Arbeitskreis Jodmangel** hat in einer Broschüre jodhaltige Arzneimittel, Desinfektionsmittel, Kontrastmittel, verschiedene andere Medikamente sowie äußerlich anwendbare Lösungen zusammengestellt und nach der freigesetzten Jodmenge kategorisiert. Hierbei wurde unterschieden zwischen

1) < 100 µg/Tag,
2) 100 bis 300 µg/Tag,
3) mehr als 300 µg/Tag möglich (je nach Applikationshäufigkeit und Art) sowie
4) sicher mehr als 300 µg.

In der Tabelle 121 sind die Präparate nach Anwendungsgebiet zusammengefaßt. Aus Platzgründen sind nur die Präparate der Gruppen 3 und 4 aufgeführt.

Gruppe 3 = *mehr als 300 µg/Tag möglich (in Abhängigkeit von der Art der Applikation*
Gruppe 4 = *mehr als 300 µg/Tag*

Wundbehandlungsmittel
3 Betaisodona
3 Braunovidon
3 Traumasept
3 Dioxol-Balsam
3 Freka-cid

Antiseptika/Desinfizientia
3 Amyderm
3 Batticion S
3 Braunol 2000
3 Dioxol
3 Betaisodona
3 SP-Betaisodona
3 Betaisodona Perineal-Antiseptikum
3 Braunoderm
3 Diasporin

Dermatika
3 Medicrucin-rose
4 Iducutit
4 Spectanefran
4 Virunguent P
4 Virunguent
4 Zostrum
3 Linola-sept
3 Locacorten-Vioform
4 Animbo-Tinktur

Balneotherapeutika
3 Leukona-Jod-Bad

Arteriosklerosemittel
3 Tölzer-Jodauflage
3 Bad Tölzer Jodquell-Salz

Gynäkologika
3 Braunovidon
3 Betaisodona Vaginal-Antiseptikum-Lösung
3 Betaisodona-Vaginal-Gel
3 Betaisodona-Vaginal-Suppositorien

Tab. 121: Liste jodhaltiger Präparate (Fortsetzung S. 339)

3 Traumsept
4 Prolugol-Liquid-Lösung
3 Klimax-N-Taeschner

Venenmittel/Antivankosa
3 Vasogen-Thrombo-Verband (getränkt)
4 Varigloban 2/4/8/12 fi

Lipidsenker
4 Dynothel
4 Eulipos

Magen-Darm-Mittel
4 Stelabid mite/forte
4 Neutromil

Geriatrika
4 Geriatric Pharmaton
4 Pikigeron
4 Seniovita

Hämorrhoidenmittel
3 Anusol
4 Anusol
4 Anusol * H

Ophthalmika
4 Synmiol
4 Spersidu
4 Jodcalcium-POS
4 Pheraiod
4 Augentropfen Stullin M
4 Sinerakt
4 Vitrolent

Analgetika, Antirheumatika
4 Cottalon
3 Jod-Vasogen 3%/6%/10%

Antiphlogistika
4 Jod-Campher-Vasogen

Tab. 121 (Fortsetzung): Liste jodhaltiger Präparate (Fortsetzung S. 340)

Antitussiva/Expektorantien
- 4 Kalium-Jodatum-Compretten 0,5 g
- 4 Mucolytisches Expectorans

Mund- und Rachentherapeutika
- 3 Betaisodona-Mund-Antiseptikum
- 4 Laryngsan

Rhinologika
- 4 Guftajod
- 4 Ornatos
- 4 Jod-Turipol
- 4 Rolnex

Broncholytika/Antihistaminika
- 4 Felsol
- 4 Asthma 6-N-flüssig
- 4 Trisan

Antiarrhythmika
- 4 Cordarex (Amiodaron)

Antimycotika
- 3 Mycanden

Sexualhormone und ihre Hemmstoffe
- 3 Klimax-H Taeschner

Diagnostika/Röntgenkontrastmittel
- 3 Plaquefärbetabletten
- 4 Uromiro
- 4 Uromiro-Infusionslösung
- 4 Bilibyk/KM-Suspension
- 4 Cholebrine
- 4 Endomirabil Injektionslösung
- 4 Endomirabil KIC
- 4 Endomirabil Infusionslösung
- 4 Rayvist 180/235/300/350
- 4 Omnipaque-240/-300/-350
- 4 Iopamiro 200/300/370
- 4 Solutrast 200/200 M250 M300

Tab. 121 (Fortsetzung): Liste jodhaltiger Präparate (Fortsetzung S. 341)

4 Biloprin
4 Ultravist -240/-300/-370
4 Conray 30/60/FI-36/FI
4 Conray 70/EV
4 Conray 80
4 Biliscopin
4 Hexabrix 320
4 Telebrix N 30 g/45 g
4 Telebrix N 300
4 Telebrix N 350
4 Telebrix N 380
4 Telebrix Gastro
4 Bilimiro
4 Dionosil Aquosum
4 Urografin 76%/60%/45%/30%
4 Isovist
4 Lipiodol-Ultra-Fluid
4 Angiografin
4 Ethibioc Okklusions-Emulsion
4 Hytrast
4 Urovison
4 Urovist

Jodhaltige Algen/Tang
Braunalgen
Kombu
Wakame
Arame
Hiziki
Rotalgen
Nori
Blasentang Fucus
Vesiculosus

Algenpräparate
Parkelp-Meeresalgen-Tablette
Pommler-Algen-Tablette
„Bioalgen" (Perlinger)
Klonit Schlankheitstropfen
Dr. Dümmer Spirulina
Bio-Redan

Tab. 121 (Fortsetzung): Liste jodhaltiger Präparate (Fortsetzung S. 342)

Medizinische Zahnpasta
Jod Kaliklora
Lacalut

Konservierungsstoffe in der Kosmetik
Kaliumjodat
Lebensmittelfarbstoffe
Erythrosin E 127

Jodhaltige Lösungen
Lugol´sche Lösung
Kaliumjod-Mixtur

Tab. 121 (Fortsetzung): Liste jodhaltiger Präparate

5.2 Jodgehalt von Nahrungsmitteln

Die folgende Tabelle 122 gibt einen Überblick über die Konzentration von Jod in verschiedenen Nahrungsmitteln (Auswahl) sowie gleichzeitig die Menge der entsprechenden Nahrungsmittel, die verzehrt werden müssen, damit 100 µg Jod zugeführt werden.

Nahrungsmittel	µg Jod/100 g	Menge, die 100 µg Jod enthält
Schellfisch roh	416	25 g
Seelachs	260	38 g
Muscheln roh	130	75 g
Kabeljau	120	83 g
Schellfisch gekocht	74	135 g
Goldbarsch	74	135 g
Rotbarsch gekocht	65	150 g
Auster	58	170 g
Heilbutt	52	190 g
Hering	52	190 g
Thunfisch	50	200 g
Spinat	20	500 g
Hühnerei	10	1 000 g
Roggenbrot	9	1 200 g
Muttermilch	6,3	1 600 g
Möhren	6	1 600 g
Käse	5	2 000 g
Muscheln konserviert	5	2 000 g
Butter	4,4	2 300 g
Aal	4	2 500 g
Vollmilch	4	2 700 g
Kartoffeln	3,8	2 650 g
Yogurt	3,7	2 700 g
Forelle	3,2	3 100 g
Fleisch	3	3 700 g
Äpfel	1,6	6 250 g

Tab. 122: Jodgehalt in Nahrungsmitteln (Auswahl)

5.3 Blockade der Schilddrüse bei Reaktorunfällen

Durch die hochdosierte Gabe von Jod können die Schilddrüsenhormonfreisetzung und die Aufnahme von I-131 in die Schilddrüse blockiert werden (Wolf-Chaikoff-Effekt). Der Wirkmechanismus ist die Blockade der Jodisation durch hohe intrathyreoidale Jodkonzentrationen. Daneben wird die Proteolyse gehemmt. Dieser Schutzmechanismus ist jedoch zeitlich begrenzt.

Praktisches Vorgehen

Kinder und Säuglinge (bis 20 kg):
    Täglich: 0,05 g (= 1/2 Tablette)
    Gesamtmenge: 0,2 g (= 2 Tabletten)
    Dauer: 4 Tage

Kinder bis 40 kg:
    Initial: 0,1 g (= 1 Tablette)
    Ab 2. Tag alle 8 Stunden: 0,05 g (= 1/2 Tablette)
    Gesamtmenge: 0,5 g (= 5 Tabletten)
    Dauer: 3-4 Tage

Erwachsene:
    Initial: 0,2 g (= 2 Tabletten)
    Ab 2.Tag alle acht Stunden: 0,1 g (= 1 Tablette)
    Gesamtmenge: 1 g (= 10 Tabletten)
    Dauer: 3-4 Tage

5.4 Radionuklide zur Schilddrüsendiagnostik und Therapie

Die nachfolgende Tab. (123) zeigt die physikalischen Eigenschaften von Radionukliden, die zur Szintigraphie und Therapie eingesetzt werden.

	I-131	I-123	Tc-99m
Phys. Halbwertszeit	8,06 d	13,2 h	6,0
Zerfallsart	β-	E.C.	isomerer Übergang
Energie der β-Strahlung	610 keV max. 90,4% 192 keV mitt.	keine	keine
Photonenstrahlung	364 keV	159 keV	140 keV

Tab. 123: Physikalische Eigenschaften von Radionukliden zur Schilddrüsenszintigraphie und -therapie

Die Tab. 124 und 125 zeigen die Strahlenexposition und die auftretenden effektiven Äquivalent-Dosen bei der nuklearmedizinischen Diagnostik und Therapie.

Organ	Radionuklid	Relative effektive Äquivalentdosis (µSv/MBq)	Beispiel Aktivität (MBq)	Effektive Äquivalentdosis (mSv)
Schilddrüse	I-131	24 000	1,9	45,6
	I-123	220	7,4	1,6
	Tc-99m	12	74	0,9

Tab. 124: Strahlenexposition in der nuklearmedizinischen Diagnostik

	$A_{o/GBq}$	Uptake	T_{eff}	Äquivalentdosis (H_{eff}) des Restkörpers (mSv)
Morbus Basedow	0,98	45%	4,2	42,5
Autonomie mit Hyperthyreose	0,822	45%	5,0	34,2
Autonomie mit Euthyreose	0,748	45%	5,5	34,2
SD-Karzinom	9,3	5%	5,0	267

Tab. 125: Effektive Äquivalentdosen bei der Schilddrüsentherapie

Substanz	T_4	fT_4	T_3	basales TSH	TRH-Test	Bemerkungen
Änderung von Transportproteinen						
Östrogene	↑	↔	↑	↔	↔	TRH-Test in der Regel zuverlässig
Heroin, Methadon	↑	↑	↑	(↓)	(↓)	TRH-Test evtl. eingeschränkt
Androgene	↓	↔	↓	↔	↔	TRH-Test in der Regel zuverlässig
Salicylate	↓	↑	↓	↔	(↓)	TRH-Test in der Regel zuverlässig
Heparin	↔	↑	↔	↔	↔	TRH-Test in der Regel zuverlässig
Fenclophenac	↓	(↓)	↓	(↓)/↔	(↓)/↔	TSH-Abfall nach Kurzzeitmedikation

Tab. 126: Einflußfaktoren auf Laborparameter (s. auch Tab. 1-4)
(Fortsetzung S. 346)

Substanz	T_4	fT_4	T_3	basales TSH	TRH-Test	Bemerkungen
Phenylbutazon	↓	↑/↓	↔	↔	↔	fT_4-Anstieg nach Kurzzeitmedikation fT_4-Abfall nach Langzeitmedikation TRH-Test in der Regel zuverlässig
Furosemid	↓	↑	(↓)	(↓)/↑		fT_4-Erhöhung in Analog Assays verstärkt
Enzyminduktion Antikonvulsiva: DPH, Carbamazepin, Phenobarbital Primidon	↓	(↓)	↓	(↑)	↔	TRH-Test in der Regel zuverlässig
Rifampicin	↓	↓	↑	↔	↔	TRH-Test in der Regel zuverlässig
Hemmung der T_4-T_3-Konversion Propranolol	↔	↔	↓	↔	↔	T_3 häufig nicht zuverlässig
Glukokortikoide	↓	(↓)	↓	(↓)	↓	TRH-Test unterschiedlich
jodhaltige Röntgenkontrastmittel	(↑)	(↑)	↓	(↑)	(↑)	Schilddrüsentests während zwei Wochen unzuverlässig
Amiodaron	↑	↑	↓	↓	↓	Schilddrüsentests generell unzuverlässig (Schilddrüsenfunktionsstörung möglich)
Hemmung der Schilddrüsen funktion Jod	↓	↓	↓	↑	↑	Schilddrüsenfunktionstests bei Euthyreose wahrscheinlich nur während 4 bis 6 Wochen verändert

Tab. 126 (Fortsetzung): Einflußfaktoren auf Laborparameter (s. auch Tab. 1-4) (Fortsetzung S. 347)

Substanz	T_4	fT_4	T_3	basales TSH	TRH-Test	Bemerkungen
Natrium-Nitroprussid	↓					T4-Erniedrigung bei Nierenschäden verstärkt
Minocyclin	↓					Hypothyreosegefahr bei Langzeitmedikation
Änderung der TSH-Sekretion (s. auch 3.2.2)						
Metoclopramid	↔	↔	↔	↑	↑	TRH-Test zeigt fälschlich latente Hypothyreose an
Domperidon	↔	↔	↔	↑	↑	bei oraler Applikation meist keine Veränderung
Sulpirid	↔	↔	↔	↔	↑	
Chlorpromazin	↔	↔	↔	↔	↑	geringe Veränderung nach Methochlopramid und Domperidon
Haloperidol	↔	↔	↔	↔	↑	
Biperiden	↔	↔	↔	↔	↑	
Dopamin	↔	↔	↔	↓	↓	TRH-Test unzuverlässig
L-Dopa	↔	↔	↔	↓	↓	TRH-Test unzuverlässig
L-Asparaginase	(↓)	(↓)	(↓)	↔	(↓)	Störungen vorübergehend
D-Thyroxin	↑	↑	(↑)	↓	↓	Medikation muß 6- bis 8 Wochen vor Schilddrüsenuntersuchungen abgesetzt werden

Tab. 126 (Fortsetzung): Einflußfaktoren auf Laborparameter (s. auch Tab. 1-4)

Abkürzungen:
↔: Unverändert
↑: erhöht
↓: erniedrigt
(↓): häufig erniedrigt
(↑): häufig erhöht

6 Sachverzeichnis

A

Achillessehnenreflexzeit 192
Adenom
  s. funktionelle Autonomie der Schilddrüse
  s. Hypophysentumoren
Adenom, autonomes
  s. funktionelle Autonomie der Schilddrüse
Adenomatose, multiple endokrine
  s. Neoplasie, multiple endokrine
Adrenalitis 189
Agranulozytose
  – Thyreostatika 123
Akropachie 192, 206
Akute Thyreoiditis
  – Keimspektrum 229
  – Symptomatik 229 f
  – Differentialdiagnose 230
  – Therapie 230 f
Albumin
  – Bindung von Schilddrüsenhormonen 28
Albumin-assoziierte Hyperthyroxinämie 55 f
Alimentäre Jodaufnahme 137
Alkoholinstillation 132, 165, 184
  – Nebenwirkungen 184
Allergische Nebenwirkungen
  – Thyreostatika 118
Alternative Therapien 132
Alter und
  – Hyperthyreose 325 ff
  – Hypothyreose 327 ff
  – Schilddrüse 323 ff
  – Struma 324 f
Amenorrhö
  – primäre 250
Amiodaron 57, 119, 222
Analog-Tracer-Verfahren (fT4) 53 ff
Anämie, perniziöse 250
Anamnese 39 ff
Anatomie der Schilddrüse 21 ff
Anorexia nervosa 49

Antikörper gegen
 – T$_3$ und T$_4$ 57, 59
Antithyreoidale Substanzen
 s. Thyreostatika
Aplasie
 – Schilddrüse 291
Appetitsteigerung
 – bei Hyperthyreose 170
Aspirationszytologie
 s. Feinnadelpunktion
ASR 192
Athyreose 90, 290 ff
Atrophische Immunthyreoiditis 237 ff
Augenmuskelkorrektur 218
Augenmuskelparese 218
Autoantikörper, thyreoidale
 – Ak gegen Augenmuskelgewebe 59
 – Ak gegen Schilddrüsenperoxidase (TPO AK) 63 ff
 – Ak gegen Thyreoglobulin (Tg AK) 66 ff
 – Ak gegen TSH-Rezeptor (TSH-R AK) 59 ff
 – Autoimmunthyreoiditis 103, 106
 – Bestimmung 58 ff
 – Immunhyperthyreose 105, 186
 – mikrosomale Antikörper 63
 – Schilddrüsenhormonantikörper 57, 59
 – Thyreoiditis de Quervain 235 ff
 – wachstumsstimulierende Antikörper 59
Autoimmun-Polyendokrinopathien 239
Autoimmunthyreoiditis 237 ff
 – Autoantikörper 103, 106
 – Diagnostik 106, 237
 – Hypothyreose 106
 – Jodzufuhr 244
 – Symptome 237
 – Therapie 239
 – Zytologie 99
Autonomie, disseminierte
 s. funktionelle Autonomie der Schilddrüse
Autonomie, multifokale
 s. funktionelle Autonomie der Schilddrüse
Autonomie, unifokale
 s. funktionelle Autonomie der Schilddrüse

Autoregulation, thyreoidale 24

B

B-Lymphozyten 186
Bakterielle Thyreoiditis 229 ff
Basedow-Hyperthyreose 185ff
  s.a. Immunhyperthyreose
Bestrahlung, perkutane 39, 97
Beta-Chorion-Gonadotropin (βhCG) 262
Betarezeptoren-Blocker
  – Dosierung 120
  – funktionelle Autonomie 177
  – Immunhyperthyreose 195
  – thyreotoxische Krise 228
  – postpartale Thyreoiditis 240
Bindungsproteine der Schilddrüsenhormone 28 ff
Biosynthese der Schilddrüsenhormone 25 ff
Blickrichtungstonographie 211
Blutsenkungsgeschwindigkeit 230
Blutversorgung 23
Boyden-Test 64

C

C-Zellen 22
C-Zellkarzinom 76 f, 283 ff
Calcitonin 71 ff
Carbimazol
  – Schwangerschaft 124, 319
CEA 72, 74
Chemosis
  – operative Therapie 218
Chemotherapie 277 f
Chirurgische Therapie
  – allgemein 125 ff
  – endokrine Orbitopathie 217 ff
  – funktionelle Autonomie 178 ff
  – Immunhyperthyreose 199 ff

- jodindizierte Hyperthyreose 225
- Schilddrüsentumoren 271

Cholesterin 33
Choriongonadotropin 262
Chorionkarzinom 262
Computertomographie
- der Schilddrüse 100 f
- Ophthalmopathie, endokrine 102

D

Dalrymple'sches-Zeichen 207
Dejodierung 30 f
Dekompensiertes autonomes Adenom
  s. funktionelle Autonomie der Schilddrüse
Dekompressionsoperation bei Orbitopathie 217 f
Dermatopathie, endokrine
  s. Myxödem, prätibiales
De Quervain
  s. Thyreoiditis de Quervain
Diabetes mellitus Typ I 64
Diaplazentare Passage 312 ff
Differentialdiagnostisches Vorgehen
  - Struma mit Euthyreose 103
  - Schilddrüsenknoten 104, 164 f
  - Hyperthyreose 105 f
  - Hypothyreose 106 f
Differenziertes Schilddrüsenkarzinom 268 ff
  - Chemotherapie 277 f
  - chirurgische Therapie 271 ff
  - Diagnostik 268
  - follikulär 270 f
  - Nachsorge 278 ff
  - papillär 269 f
  - Radiojodtherapie 273 ff
Dijodtyrosin 26 f, 30
Disseminierte Autonomie
  - s. funktionelle Autonomie
DIT
  s. Dijodtyrosin

DMSA-Szintigramm 101
Dopamin 49, 51
Doxorubicin 282
Ductus thyreoglossus 21
Dysgenesien 291

E

EGF 36, 139
Einschritt-Verfahren 53
Eiweißstoffwechsel 33
Embryonalentwicklung 21
Empfehlungen zum differentialdiagnostischen Vorgehen 103 ff
Endokrine Orbitopathie
  s. Orbitopathie, endokrine
Endoplasmatisches Retikulum 25
Endozytose 27
Enukleation 126
Epirubicin 278
Ernährung 343
Erworbene Hypothyreose 245 ff
  – Kindesalter 296 ff
  – Therapie im Kindesalter 297
Escape-Phänomen 120
Ethanolinjektion
  s. Alkoholinstillation
Euthyreote Struma 138 ff
  s.a. Struma, euthyreote
Exophthalmometrie nach Hertel 207
Exophthalmus
  – Untersuchung 42

F

Farbkodierte Dopplersonographie 85 f
  s. auch bei jeweiligen Schilddrüsenerkrankungen
Feinnadelpunktion
  – Durchführung 94 ff
  – Indikationen 96 f
  – Kontraindikationen 96 f

- Schilddrüsenkarzinom 98 f
- Schilddrüsenknoten 97 f, 104
- Sensitivität 99
- Spezifität 99
- Zyste 97

Fetale Hypothyreose 124
Fetale Schilddrüse 312 ff
Fettstoffwechsel 33, 333
FGF 139
Fibrinkleber 165
Fibrose
- retro- und peribulbäre 206

FMTC
s. C-Zell-Karzinom
Follikel 22
- Hyperplasie 139
- Hypertrophie 140

Follikuläres Schilddrüsenkarzinom 270 ff
Frost-Naht 218
FT_3
s. Trijodthyronin, freies
FT_4
s. Thyroxin, freies

Funktionelle Autonomie der Schilddrüse 166 ff
- Alkoholinstillation 184 f
- chirurgische Therapie 125 f, 178 ff
- dekompensiertes autonomes Adenom 169
- Diagnose 103 ff
- Differentialdiagnosen 174
- disseminierte Autonomie 167
- Einteilung 167
- farbkodierte Dopplersonographie 85, 173
- Feinnadelpunktion 174
- funktionskritische Resektion 178
- Jodexposition 91, 173
- jodinduzierte Hyperthyreose 169, 221
- kompensiertes autonomes Adenom 169
- kritisches Volumen 168
- Laboruntersuchungen 171 f
- multifokale Autonomie 167
- Pathogenese 166
- Radiojodtherapie 180 ff

- Sonographie 82, 84 173 f
- Symptomatik 170 f
- Szintigraphie 89, 173
- Suppressionsszintigraphie 90 ff
- Therapie 175 ff
- thyreostatische Therapie 121, 176 f
- TSH 47
- unifokale Autonomie 167
Funktionelle Sensitivität 46

G

G-CSF 123
G-Protein 166
Gamma-Kamera 88
Gammastrahlung 87
Ganzkörperszintigraphie 280
Gastritis
 - atrophische 189
Gastroenteropathie, exsudative 143
Gastrointestinaltrakt 331
Gleichgewichtsdialyse 53
Globusgefühl 145
Glukokortikoide
 s. Kortikosteroide
Glukosestoffwechsel 332
Glykosaminoglykane 205
Graefe' sches Zeichen 207
Gonadenfunktion 333

H

Haarausfall 171
Halbwertszeit
 - J-123 87
 - J-131 88
 - Tc-99m-Pertechnetat 87
 - Schilddrüsenhormone 28 f
Hashimoto-Thyreoiditis
 s. Autoimmunthyreoiditis

Hashitoxicosis 238
Haut 333 f
— Hyperthyreose 171
— Hypothyreose 248
— Thyreostatikanebenwirkungen 121
Heparin 49, 54
Hepatitis 29
Herdosis (RJT)
— bei funktioneller Autonomie 182
Hertel'sches Exophthalmometer
s. Exophthalmometrie nach Hertel
Herz-Kreislauf-System
— Hyperthyreose 170, 330
— Hypothyreose 330 f
Herzmuskel 34 f
HLA-Expression 185
Hodentumor
— hcG-bildender 262
Hormone
s. Schilddrüsenhormone
Hormonsynthese, thyreoidale 25 ff
Hürthle-Zellkarzinom 264
Hyperlipidämie 250
Hyperplasie 139
Hyperprolaktinämie 250
Hyperthyreose
— (und) Alter 325 ff
— Ausschluß 48
— Autoimmunthyreoiditis Typ Hashimoto 237
— funktionelle Autonomie 166 ff
— hereditäre, nicht immunogene 166
— Immunhyperthyreose 185 ff
— jodinduzierte 220 ff
— (bei) Kindern 301 ff
— Nachweis 105 f
— postpartale Thyreoiditis 240
— Schwangerschaft 317 ff
— sekundäre 261 f
— Symptomatik 40, 170f
— Thyreoiditis de Quervain 236
— TSH-produzierender Hypophysentumor 47 f, 261
Hyperthyreosis factitia 68 ff

Hypertrophie
– Schilddrüsenfollikel 140
Hypoparathyreoidismus, postoperativ 159, 272
Hypophyse
– Dejodasen 30
– „Empty- sella"-Syndrom 47
– Schilddrüsenregulation 35 f
– TSH 43 ff
– Tumoren 47 f, 58, 261
– Tumor, TSH-produzierender 261
– Vorderlappeninsuffizienz 47
Hypothyreose
– Alter 327
– angeborene 50, 90, 290 ff
– Ausschluß 48
– Cholesterin 33
– Diagnose 106, 250 f
– Einteilung 245 f
– fetale 124
– Grundlagen 245 ff
– Jodfehlverwertung 90
– Koma, hypothyreotes 257 f
– konnatale 50, 90, 291
– kardiovaskuläres System 330 f
– latente 48, 55, 254 ff
– Myxödem 248 f
– nach Radiojodtherapie 177
– nach Strumaresektion 125 f
– Nachweis 106
– neonatale 290 ff
– Neugeborenen-Screening 50, 293
– primäre 247 ff, 291 ff
– postoperativ 125 f
– präklinische 254 ff
– Schilddrüsenhormonresistenz 49, 78, 247
– Schwangerschaft 321
– sekundäre 47, 256
– Störung der Hormonsynthese 74 f
– subklinische 254 ff
– Symptome 40, 248 ff
– Therapie 251ff
– TSH 48f

- Ursachen 245 f
- Wachstum 33
Hypoventilation 331

I

IGF I 36, 139
Immunglobuline, schilddrüsenstimulierende
- Immunhyperthyreose 60
- Nachweis 61
Immunhyperthyreose (Morbus Basedow) 185 ff
- Abort 315
- Akropachie 192, 206
- (und andere) Autoimmunkrankheiten 189
- chirurgische Therapie 125, 199 ff
- Diagnose 105 f, 191 ff
- Differentialdiagnose 187 f, 190, 192 f
- Epidemiologie 189
- extrathyreoidale Manifestation 185
- genetische Faktoren 185
- Geschlechtsverteilung 189
- HLA-Muster 185
- medikamentöse Therapie 195 ff
- Mißbildungsrate 319
- Nebenwirkungen Thyreostase 198 f
- Ophthalmopathie, endokrine 204 ff
- Pathogenese 185 ff
- prätibiales Myxödem, 192, 206
- Propranolol 195
- Radiojodtherapie 202 f
- Remission 194
- Rezidiv 194
- Schwangerschaft 63, 317 ff
- Sonographie 83
- Symptomatik 189 f
- Szintigraphie 89
- Therapie 121, 194 ff
- Therapiekontrolle 197, 201 f
- thyreostatische Therapie 197 f
Immunometrischer Test 44 ff
Immunsuppressiva 215

Immunthyreoiditis
s. Autoimmunthyreoiditis
Immunthyreopathie
s. Autoimmunthyreoiditis
s. Immunhyperthyreose
Interleukine 186
In-vitro-Diagnostik 42 ff
– Schwangerschaft 311 f
In-vivo-Diagnostik 78 ff

J

J-131
– Diagnostik 92 f
– Ganzkörperszintigraphie 280
– physikalische Eigenschaften 88
– Radiojodtest 93
– Radiojodtherapie 128 ff
– Strahlenexposition 130
Jodaufnahme,
– alimentäre 137
– empfohlene 136
– thyreoidale 23 ff
Jodausscheidung 133, 146
Jodbedarf 25, 137
Jodclearance, thyreoidale 25
Jodexzeß
– Hyperthyreose 220
– strumigener Effekt 143
Jodfehlverwertung 90
Jodgehalt
– Deklarationspflicht 136
– Nahrungsmittelproduktion 136
– Pharmaka 221, f, 337 ff
– Speisesalz 135
Jodination 86
Jodinduzierte Hyperthyreose 220 ff
– individuelles Risiko 222 f
– Therapie 224 f
– Prophylaxe 225 f
Jodisation 86

Jodkreislauf 23 ff
Jodlactone 139
Jodmangel 132 ff
— Folgen 136 ff
— Grade 133
— intrathyreoidaler 139 ff
— Jodidclearance, thyreoidale 25
— Struma 139 ff
— Tc-99m-Uptake 88
— thyreostatische Therapie 118
— Ursachen 132 f
Jodprophylaxe 132 ff
Jodsalz 134 ff
Jodsubstitution 137
— Kosten 137
Jodstoffwechsel 23 ff
Jodtherapie
— Nebenwirkungen 152
— Kontraindikationen 152
— Rezidivprophylaxe n. Operation 161 f
— Struma 149 ff
— Schwangerschaft 315 f
— Strumaprophylaxe 132 ff
Jodverluste 143
Jodversorgung 132 ff, 176
— Dosierung Thyreostatika 196

K

Kardiomyopathie 330
Kardiovaskuläres System 330
Karzinome
  s. Schilddrüsentumoren
Kinder 289 ff
— Autoimmunthyreoiditis 305 ff
— Hyperthyreose 301 f
— neonatale Hypothyreose 290 ff
— Levothyroxindosierung 294 f
— primäre Hypothyreose 291
— Schilddrüsenhormonresistenz 297 ff
— Schilddrüsentumoren 307 ff
— Struma 299 ff

Knochenstoffwechsel 33
Knotenstruma 157 ff
– Diagnostik 104 f, 157
– Feinnadelpunktion 96 f
– funktionelle Autonomie
– medikamentöse Therapie 157 f
– Operation 126 f, 158 f
– Pathogenese
– Schilddrüsenkarzinom 127
– Symptomatik 40 f
Kohlenhydratstoffwechsel 32 f
Kolloid 22
Kolloidtropfen 27
Koma
– hypothyreotes 257
Kombinationstherapie
– T_3/T_4 155
– T_4 und Jod 155
Kontrazeptiva 29, 40, 53
Konversion, periphere 30
Kortikosteroide
– Cushing-Syndrom 49, 51
– hypothyreotes Koma 257
– Ophthalmopathie, endokrine 214 f
– Strahlenthyreoiditis 161
– TBG-Spiegel 29
– Thyreoiditis des Quervain 236
– thyreotoxische Krise 228
– TRH-Test 51
– TSH 49
Kretinismus 34, 292
Kreuzallergie zwischen Thyreostatika 118
Kritisches Volumen
– bei funktioneller Autonomie 168
Krise, thyreotoxische
 s. thyreotoxische Krise

L

Laktation 313
LATS 60

L-Dopa 49
Levothyroxin 251 ff
– Hypothyreose 251 ff
– Koma, hypothyreotes 257 f
– Resorption 251 f
– Struma 152 ff
– Strumaresektion 161 f
– Suppressionsszintigramm 90 ff
Lithium 119, 143, 229
Lokale Beschwerden bei Struma 145
Lokale Komplikationen
– Operationsindikation 126
Low-T_3-Syndrom 259 ff
Low-T_4-Syndrom 259 f
Lupus erythematodes, systemischer 64
Lycopus 132
Lymphabfluß 23
Lymphadenektomie 271 f

M

Marine-Lenhart-Syndrom 174, 188
Medikamente
Jodgehalt 337
Medulläres Schilddrüsenkarzinom 73 f, 76 f, 283 ff
– Diagnostik 284 ff
– familiäres 76 f
– (bei) Kindern 308 ff
– sporadisches 77
– Therapie 286 ff
MEN
s. Neoplasie, multiple endokrine
Merseburger Trias 191
Metastasierungsformen 265
Methimazol
s. Thiamazol
Metoclopramid 49, 51
MIBG-Szintigramm 101
Mikrokarzinom
– papilläres 264
Mikrosomale Antikörper 63

Mißbildungsrate
— Schwangerschaftshyperthyreose 317 f
MIT
  s. Monojodtyrosin 26 f, 30
Möbius-Zeichen 207
Molekulargenetische Diagnostik 74 ff
— medulläres Schilddrüsenkarzinom 76
— multiple endokrine Neoplasie Typ II 76 f
— nukleärer Schilddrüsenhormonrezeptor 75
— Schilddrüsenhormonbindungssproteine 75
— Schilddrüsenhormonresistenz 78
— Schilddrüsenperoxidase-Gen 74 f
— Schilddrüsentumoren 75
— Thyreoglobulin-Gen 74 f
— TSH-Rezeptor-Gen 75
Monotherapie mit Schilddrüsenhormonen 153, 196
Morbus Addison, 49, 51
Morbus Basedow
  s. Immunhyperthyreose
Motorik
— (bei) Hyperthyreose 171
MRT
— bei Orbitopathie 212
Muskulatur 33 f
Mutation
— G-Proteine 166
— Keimbahn 166
— somatisch 166
— T_3-Rezeptor-Gen 247
— TSH-Rezeptor 166
Myasthenia gravis 332
Myxödem, prätibiales, 192, 206
Myxödemkoma
  s. Koma, hypothyreotes

N

Nachsorge
— bei Schilddrüsenkrebs 278, 287
— postoperative 179
— nach Radiojodtherapie 179, 184

Nahrungsmittel
— Jodgehalt 342 f
Natrium-Jodid-Symporter 24, 25
Nebennierenrindeninsuffizienz 49, 51
Nebenwirkungen
— allergische 118
— Thyreostatika 121 f
Neck-dissection 127
Neonatale Hypothyreose 290 ff
— Diagnose 293
— Therapie 293 f
— Screening 293 f
— Differentialdiagnose 295
Neoplasie, multiple endokrine, 283 ff
— Typ 2 (MEN 2) 76 f
— Subtypen 77
— RET-Protoonkogen 76 f
Nikotin
— endokrine Orbitopathie 214
— Struma 143
Nord-Süd-Gefälle 141 f

O

Oberlidretraktion 208
Korrekturoperation 219
Octreotide
— (bei) Hypophysentumoren 261
Östrogene 29, 40, 53
Oesophagus
— Einengung 126
Okkultes Karzinom 264
Onkogene 76, 264 f
Onkozytäres Adenom 98
Onkozytäres Karzinom 98, 265
— Radiojodtherapie 265
Operation
  s. Strumaresektion
  s. chirurgische Therapie
Ophthalmometer, Hertel'sches
  s. Exophthalmometrie nach Hertel

Orbita
- CT 212
- Dekompression 217 f
- Fettresektion 218
- MRT 212
- Sonographie 212

Orbitopathie, endokrine 217 ff
- Augenmuskelparesen 218
- Autoantikörper 59
- Blickrichtungssonographie 211 f
- Chirurgische Therapie 217 ff
- Computertomographie 102, 212
- Dekompressionsoperation 217
- Diagnose 210 ff
- Immunsuppressiva 215
- Kernspintomographie 102, 212
- Klassifikation 209, 211
- Kontrolluntersuchung 219 f
- Kortikosteroide 214 f
- Morbus Basedow 204 f
- Nikotinkarenz 215
- Pathogenese 204 f
- Prismenbehandlung 214
- Protrusio bulborum 207
- Radiojodtherapie 202
- Schieloperation 218
- Schweregrad 209
- Somatostatinanaloga 215
- Sonographie 212
- Strahlentherapie 216
- Symptomatik 42, 206 ff
- Therapie 213 ff

Oxyphiles Karzinom 265

P

Panhypopituitarismus 256
Palpitation 170
Papilläres Mikrokarzinom 264
Papilläres Schildrüsenkarzinom 269 ff
- Diagnostik 269 f

– Therapie 271 ff
Pendred-Syndrom 292
Pentagastrin-Calcium-Test 72
Pentagastrin-Test 72, 287
Perchlorat 24
Perchlorat-Test 90
Perkutane Strahlentherapie 277
Peroxidase, thyreoidale
  s. Schilddrüsenperoxidase
Pertechnetat 24, 86
PET 287
Phagolysosomen 27
Phäochromozytom 72, 77
Pharmaka, Jodgehalt 337 ff
Plasmajodidkonzentration 23
Plasmapherese 228
Plazentapassage 312 ff
  – Autoantikörper 21, 63, 301 f
  – Jod 21
  – Schilddrüsenhormone 21
  – Thyreostatika 21
  – TSH-R AK 301
Plummerung 200
Postpartale-Thyreoiditis
  – Differentialdiagnose 233
  – Klinik 240
  – Therapie 234
Primäre Hypothyreose 247 ff
  – Diagnostik 250 f
  – neonatale 290 ff
  – Therapie 251 f
  – Symptome 248 f
  – Ursachen 247 f
Probatorische Thyreostase 176
Propranolol
  – Dosierung 120
  – funktionelle Autonomie 177
  – T_4-T_3-Konversion 57
  – thyreotoxische Krise 228
Propylthiouracil 118
Protrusio bulborum
  s. Orbitopathie, endokrine

Psyche
— Hyperthyreose 171
Pulswellenerscheinungszeit 192

Q

Qualitätssicherung 42
Quervain-Krankheit
 s. Thyreoiditis de Quervain

R

Radiojodszintigraphie
— onkozytäres Karzinom 266
Radiojodtest 93
Radiojodtherapie 128 ff, 160 ff
— Aktivitätsmenge 129
— Altersgrenze 130
— Antikörper 204
— Dosis 182
— Durchführung 182
— endokrine Orbitopathie
— Ergebnisse 183 f
— funktionelle Autonomie der Schilddrüse 180 ff
— Grundlagen 128 f
— Herddosis 129
— Hypothyreose 184
— Indikationen 130 f, 181, 203
— Kontraindikationen 130 f
— medulläres Schilddrüsenkarzinom
— Morbus Basedow 202 ff
— Nebenwirkungen 276 f
— Schilddrüsenkarzinom 273 ff
— Schwangerschaft 130
— Strahlenexposition 130
— Strahlenthyreoiditis 161
— Struma 160 ff
— Testdosis 129
— Vorbereitung 181
— Wirkung 182

Radionuklide 344 f
Rauchen 143
Reaktorunfälle, Therapie 343 f
Recurrenzparese 159, 272
Regionen mit hohem Kropfvorkommen 142
RET-Protoonkogen, Mutationen 76 f, 264 f
Retrobulbärbestrahlung
  s. Strahlentherapie der endokrinen Ophthalmopathie
reverse-T_3 28, 58
Riedel-Struma 242 f
Ringversuche 42
Röntgendiagnostik 100
  – Trachea 127
  – Ösophagus 127
Röntgenkontrastmittel
  – Hyperthyreose 221
  – Radiojodtherapie 100
  – T_4/T_3-Konversion 30
  – Technetium-Uptake 88
  – Thyreostatika 119
rT_3
  s. reverse-T_3

S

Säugling 289 ff
Schieloperation 218
Schilddrüse
  – Alter 323 ff
  – Anatomie 21 ff
  – Autoregulation 24
  – extrathyreoidale Krankheiten 330 ff
  – Follikel 22
  – In-vitro-Diagnostik 42 ff
  – In-vivo-Diagnostik 78 ff
  – Kinder 289 ff
  – Schwangerschaft 311 ff
  – Zeiten hormoneller Umstellung 143
Schilddrüsenadenom, autonomes
  s. funktionelle Autonomie der Schilddrüse

Schilddrüsenantikörper
s. Autoantikörper, thyreoidale
Schilddrüsenagenesie 291
Schilddrüsenautonomie
s. funktionelle Autonomie der Schilddrüse
Schilddrüsenchirurgie
s. Strumaresektion
Schilddrüsendiagnostik
— Anamnese 39 ff
— Autoantikörper 58 ff
— Calcitonin 71 ff
— Empfehlungen 103 ff
— funktionelle Autonomie 103 ff
— Hypothyreose 106
— Hyperthyreose 105 f
— In-vitro-Diagnostik 42 ff
— In-vivo-Diagnostik 78 ff
— Molekulargenetische Diagnostik 74 ff
— Orbitopathie, endokrine
— Punktionszytologie 94 ff
— Röntgendiagnostik 100
— Schilddrüsenhormonbestimmung 52 ff
— Schilddrüsentumoren
— Sonographie 78 ff
— Struma mit Euthyreose 103
— Szintigraphie 86 ff
— Thyreoglobulin 68 ff
— Thyreoiditis
— Thyroxin im Serum 54 f
— TRH-Test 50 ff
— Trijodthyronin im Serum 56 f
— TSH 43 ff
Schilddrüsendysgenesien 291 ff
Schilddrüsenhormone
— Bestimmung 52 ff
— Bindungsproteine im Serum 28 ff
— Biosynthese 25 ff
— Sekretion 27 f
— Wirkung 31 ff
— Synthesestörung 291
s. Thyroxin
s. Trijodthyronin

371

Schilddrüsenhormontherapie
— Nebenwirkungen 154
— Kombination T_3/T_4 154
— Kombination Jod/T_4 154
Schilddrüsenhormon-responsible Elemente 32
Schilddrüsenhormonrezeptor, nukleärer 32, 247
Schilddrüsenisthmus 21
Schilddrüsenkarzinom
  s. Schilddrüsentumoren
Schilddrüsenknoten
— differentialdiagnostisches Vorgehen 164 f
—„kalter" 89, 163
— „heifler" 89
Schilddrüsenperoxidase 25, 63
Schilddrüsenpunktion 94 ff
Schilddrüsenrezeptoren
  s. TSH-Rezptor
Schilddrüsenszintigraphie
  s. Szintigraphie
Schilddrüsentumoren 262 ff
— anaplastisches Karzinom 281 ff
— Bestrahlung, perkutane 277
— C-Zell-Karzinom 76 f, 283 ff
— Chemotherapie 277 f
— Diagnose 268 f
— differenzierte Schilddrüsenkarzinome 268 ff
— Feinnadelpunktion 94 ff
— follikuläres Karzinom 270 f
— Häufigkeit 263 f
— histologische Charakterisierung 265 ff
— Kinder 307 ff
— Klassifikation 262 f
— Lymphom 97
— medulläres Schilddrüsenkarzinom 283 ff
— Metastasen 99, 288 f
— Metastasierungsverhalten 265
— Nachsorge 278
— Therapie okkultes papilläres Karzinom 128, 269 f
— onkozytäres Karzinom 98, 265
— operative Therapie 127 f, 271 ff
— oxyphile Tumoren 265
— papilläres Karzinom 269 f

- Pathogenese 264 f
- Radiojodtherapie 273 f
- Schilddrüsenhormontherapie 278
- Strahlentherapie, perkutane 277
- Symptomatik 266 ff
- Therapie 271 ff
- TNM-Klassifikation 273
- Tumorausbreitung 266
- undifferenzierte Karzinome 281 ff
- Zytologie 97 ff

Schilddrüsenvolumen
- Referenzwerte 81

Schilddrüsenzyste
- Sonographie 84 f
- Therapie 165 ff

Schlafapnoe-Syndrom 331
Schmidt-Syndrom 247
Schwangerschaft
- In-vitro-Diagnostik 311 f
- Hyperthyreose 317 ff
- Hypothyreose 321
- Jodidtherapie 315 f
- Operation 319
- Plazentapassage 312 f
- postpartale Thyreoiditis 240 ff, 322
- Radiojodtherapie 319
- Struma 316 f
- TBG 29
- Thyreostatika 124, 319
- Thyroxin-Bestimmung 53
- TPO AK-Bestimmung 66
- TSH-R AK-Bestimmung 63

Schwitzen 171
Selen 143
Silent thyroiditis 241
Skelettsystem 171
Skelettszintigramm 101
Somatostatin-Rezeptor-Szintigraphie 101
Sonographie der Schilddrüse
- akute Thyreoiditis 83
- apparative Voraussetzungen 79
- chronisch lymphozytäre Thyreoiditis 83

- Dokumentation 80
- Durchführung 79
- farbkodierte Dopplersonographie 85 f
- funktionelle Autonomie 82 ff
- Morbus Basedow 83
- Orbitopathie, endokrine 102
- Schilddrüsenkarzinom 83 f
- Schilddrüsenknoten 83 f
- Schilddrüsenvolumenbestimmung 80 f
- Struma 82, 146
- Thyreoiditis de Quervain 83
- Zyste 84 f

Speicheldrüsen 25

SRE
  s. Schilddrüsenhormon-responsible Elemente

Stellwag'sches Zeichen 208

Steroidtherapie
  s. Kortikosteroide

Stillperiode 313

Stimmbandfunktionsprüfung 127

Störfaktoren bei Hormonbestimmungen 345 ff

Strahlenthyreoiditis 242

Struma
- Alter 324 ff
- chirurgische Therapie 125 ff, 158 ff
- Diagnostik 103, 146
- differentialdiagnostisches Vorgehen 164 ff
- Epidemiologie 141 ff, 136, 141 ff
- euthyreote 138 ff
- funktionelle Autonomie 141
- Häufigkeit 136 f
- Jodtherapie 150 ff
- Jodmangel 139 ff
- „kalter" Knoten 94ff, 163 ff
- klinische Befunde 144 ff
- neonatale 124, 299 ff
- Neoplasie 163 ff
- nodosa, 157 ff
  s.a. Knotenstruma
- Pathogenese 138 ff
- Prophylaxe 132, 137, 149 ff
- Radiojodtherapie 160 ff

- Rezidivprophylaxe 161 ff
- Schilddrüsenhormontherapie 152 ff
- Schwangerschaft 316 f
- Sonographie 82 ff
- sonographische Volumenbestimmung 80 f
- strumigene Substanzen 143 f
- Symptomatik 40 f, 144 f
- Szintigraphie 89 f
- Therapie 149 ff
- WHO-Klassifikation 145

Strumaresektion
- euthyreote Struma 158 ff
- Enukleation 126
- funktionelle Autonomie 125 f
- Hypoparathyreoidismus 159, 272
- Hypothyreose, postoperative 125 ff
- Immunhyperthyreose 125
- Indikationen 125 ff
- Nebenschilddrüsen 159
- Recurrenzparese 159, 272
- Restgröße 125
- Rezidivprophylaxe 161 ff
- Thyreoidektomie, totale 126

Strumastadien (WHO) 145

Strumigene 142 f

Sturzsenkung
- bei akuter Thyreoiditis 230

Subakute lymphozytäre Thyreoiditis 235 ff
- Postpartale Thyreoiditis 240 f
- Silent Thyreoiditis 241

Subklinische Hyperthyreose 172

Subklinische Hypothyreose 254 ff

Suppressionstest 90 ff

Suppressionsszintigraphie 90 ff, 174

Szintigraphie
- 123-J 89 f
- 131-J 92 f
- 201-Thallium 280
- DMSA 101
- Gamma-Kamera 88
- Ganzkörperszintigraphie 92
- Hyperthyreose 105 f

- Indikationen 89 f
- Jodclearance, thyreoidale 25
- Jodexposition 88 f
- Jodmangel 88
- kalter Knoten 104 f
- Kinder 88
- MIBG 101, 286
- MIBI 280
- Morbus Basedow 89
- Perchlorattest 90
- Radiojodtest 93
- Radionukleide 86 ff
- Schilddrüsenkarzinom 92 f
- Skelettszintigraphie 101
- Struma, euthyreote 103
- Struma, retrosternale 89 f
- Suppressionsszintigramm 90 ff
- Tc-99m-MIBI 280
- Tc-99m-Pertechnetat 89
- Tc-99m-Uptake (TcU) 88 f
- Thyreoidits 89
- TSH 91

T

99m-TcO4
   s. Technetium-Pertechnetat
T-Lymphozyten 185 f, 205
T_3
   s. Trijodthyronin
T_4
   s. Thyroxin
T_4/T_3-Konversion, periphere 30
T_4/TBG-Quotient 53
Tagesrhythmik (TSH) 49
Tarsorhaphie 218
TBG
   s. Thyroxin bindendes Globulin
Tc-99m-Uptake 88 f
Technetium-Pertechnetat 86 f
TGFα 139

TGF-β 139
Therapie, allgemein 117 ff
Therapie, alternativ 132
Therapie, chirurgisch 125 ff, 158 ff, 178 ff
  – prophylaktisch 128
Therapie mit Radiojod 128 ff
Therapieverfahren 117 ff
Thiamazol (Methimazol) 117 ff
Thiocyanat 24, 134
Thionamide
  s. Thyreostatika
Thyreoglobulin
  – Bestimmungsmethoden 69
  – Hyperthyreosis factitia 70
  – konnatale Hypothyreose 70
  – Molekulargewicht 26
  – Onkozytäres Karzinom 266 f
  – Schildrüsenhormonsynthese 26
  – Schilddrüsenkarzinom 70
  – Tg-Antikörper 66 ff
  – Wiederfindung 69
Thyreoidektomie
  – Notfall 225, 228
  – totale 126, 228
  s. auch Strumaresektion
Thyreoiditis 229 ff
  – akute 229 ff
  – Antiphlogistika 236
  – atrophische 237
  – Autoantikörper 103, 106
  – Autoimmunthyreoiditis 237 ff
  – bakterielle 229 ff
  – chronische-lymphozytäre 237 ff
  – de Quervain 235 ff
  – Differentialdiagnostik 232 ff
  – Einteilung 231 f
  – Euthyreose 230
  – fibröse 242 f
  – Hashimoto 237 ff
  – Hyperthyreose 236, 238, 240, 241
  – Hypothyreose 237
  – iatrogene 241

- invasiv-sklerosierende 242
- Kortikosteroide 236
- postpartale 240
- Riedel 242
- Silent Thyroiditis 241
- spezifische 243 f
- Strahlenthyreoiditis 242
- subakute 235 ff
- Therapie 235 ff

Thyreostatika
- Agranulozytose 123
- Äquivalenzdosen 117
- Blutbild 197
- Carbimazol 117 f
- Dosierung 118 f, 176
- Erhaltungsdosis 119
- funktionelle Autonomie der Schildrüse 176 f
- Immunhyperthyreose (Morbus Basedow) 195
- Initialdosis 118, 120
- Jod in hohen Dosierungen 119
- Jodmangel 117
- Kombinationstherapie 120, 124
- Leberenzyme 197
- Monotherapie 120
- Nebenwirkungen 121f
- Perchlorat 119
- Plazentapassage 21
- probatorisch 176 f
- Propylthiouracil 117 f
- Radiojodtherapie 181
- Schwangerschaft 124
- Stillperiode 124
- Therapiedauer 121
- Therapiekontrollen 123
- Thiamazol 117
- Thionamide 117 f
- Thyreotoxische Krise 228
- Wirkungsmechanismen 118

Thyreotoxische Krise 226 ff
- Auslösung 226 f
- Letalität 226
- Symptome 227

– Therapie 228 f
Thyreotrope Peptide 262
Thyreotropin
  s. TSH
Thyroxin
  – Albumin-assoziierte Hyperthyroxinämie 55 f
  – Autoantikörper 57, 59
  – Bestimmung 52 ff
  – Bindungssproteine 28 ff
  – freies Thyroxin (fT4) 52 ff
  – fT_4-Bestimmung 52 ff
  – Halbwertszeit 28 f
  – Kinder 54
  – Normwerte 54 f
  – Plazentapassage 21
  – schwere nichtthyreoidale Erkrankungen 259
  – Sekretion 27 f
  – Synthese 25 ff
  – TBG 28 f
  – Therapie, s. Levothyroxin
  – Wirkungen 31 ff
Thyroxin bindendes Albumin (TBA) 28
Thyroxin bindendes Globulin (TBG) 28 f
  – Erniedrigung 259 f
TNF α 186
Toxisches Adenom
  s. funktionelle Autonomie der Schilddrüse
TPO
  s. Schilddrüsenperoxidase
Trachealeinengung 126, 161
Tracheomalalzie 126
TRAK
  s. TSH-Rezeptor Antikörper
Transiente Hypothyreose
  – Säugling 292
TRH 35
TRH-Test
  – Cushing-Syndrom 51
  – Durchführung 51
  – intravenöser 51
  – Kortikosteroide 51
  – nasaler 51

- Nebenwirkungen 51
- oraler 51

Trijodthyronin
- Autoantikörper 57, 59
- Bestimmung 52 ff
- Bindungsproteine 28 ff
- freies T_3 52 ff
- Halbwertszeit 28 f
- Kinder 56
- Niedrig-T_3-Syndrom 259 ff
- Normwerte 56 f
- Sekretion 27 f
- Synthese 25 ff
- T3-Hyperthyreose 58
- Therapie 252
- Wirkungen 31 ff

TSH
- Bestimmung 43 ff
- Einflußfaktoren 49
- Hypophysentumor 261 f
- immunometrischer Test 44 ff
- Molekulargewicht 35
- Neugeborenen-Screening 50, 293 ff
- Normbereich 48
- Regulation 35 f
- Rezidivprophylaxe 162
- sensitive Testverfahren 44 ff
- Strumawachstum 139 ff
- Suppressionsszintigramm 90 ff
- Tagesrhythmik 49
- Wirkung 35 f

TSH-Rezeptor 36, 1186 f
- Mutation 166

TSH-Rezeptor Antikörper (TSH-R AK)
- Bestimmungsmethoden 59 ff
- funktionelle Aktivität 60 f
- Indikationen 62
- prognostische Aussagekraft 61

TSI
s. Immunglobuline, schilddrüsenstimulierende

TT_4
s. Thyroxin

Tumormarker
- Calcitonin 71 ff, 285ff
- CEA 287
- Thyreoglobulin 68 ff, 279 f
- andere Tumormarker 74

U

Ultraschalluntersuchung
s. Sonographie
Undifferenziertes Schilddrüsenkarzinom 281 ff
Untersuchung, körperliche 41 f
Urinjodausscheidung 133

V

Virusinfektionen 235
Visusverschlechterung
- (und) Retrobulbärbestrahlung 217
Vitiligo 333

W

Wachstumsfaktoren 36
WHO-Klassifikation Struma 145
Wiederfindung (Tg) 67, 69
Wirkungsweise Thyreostatika 118
Wolff-Chaikoff-Effekt 24, 119
Wolfstrapp 132

Z

Zink 134
Zungengrundstruma 21, 90, 148
Zweischritt-Verfahren 53
Zyklusstörungen 171, 250
Zysten
- Punktion 165

– Therapie 165
Zytokine 186, 205
Zytologie
   s. Feinnadelpunktion
Zytostatika 278

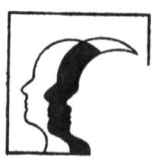

PRAXIS
DR. MED. BORIS KIRSCHSIEPER
FACHARZT FÜR NUKLEARMEDIZIN
FACHARZT FÜR DIAGNOSTISCHE RADIOLOGIE

BALGER STRASSE 50   TEL: (07221) 91 27 94
79532 BADEN-BADEN   FAX: (07221) 91 27 98

WEB: WWW.PRAXIS-KIRSCHSIEPER.DE
E-MAIL: INFO@PRAXIS-KIRSCHSIEPER.DE